全国中医药行业高等教育"十三五"创新教材

针 灸 学

（供医学院校基础、临床、预防、口腔医学等专业用）

主 编　王光义

中国中医药出版社
·北 京·

图书在版编目（CIP）数据

针灸学 / 王光义主编 . — 北京：中国中医药出版社 ,2020.4（2024.8重印）
全国中医药行业高等教育"十三五"创新教材
ISBN 978-7-5132-6041-1

Ⅰ.①针…　Ⅱ.①王…　Ⅲ.针灸学–医学院校–教材Ⅳ.①R245

中国版本图书馆 CIP 数据核字 (2020) 第 006262 号

中国中医药出版社出版
北京经济技术开发区科创十三街 31 号院二区 8 号楼
邮政编码　100176
传真　010-64405721
北京盛通印刷股份有限公司印刷
各地新华书店经销

开本 787×1092　1/16　印张 15.5　字数 338 千字
2020 年 4 月第 1 版　2024 年 8 月第 6 次印刷
书号　ISBN 978-7-5132-6041-1

定价　58.00 元
网址　www.cptcm.com

服 务 热 线　010-64405510
购 书 热 线　010-89535836
维 权 打 假　010-64405753

微信服务号　zgzyycbs
微商城网址　https://kdt.im/LIdUGr
官 方 微 博　http://e.weibo.com/cptcm
天猫旗舰店网址　https://zgzyycbs.tmall.com

如有印装质量问题请与本社出版部联系（010-64405510）
版权专有　侵权必究

全国中医药行业高等教育"十三五"创新教材

《针灸学》编委会

主　　编　王光义（贵州医科大学附属医院）

副 主 编　李丽红（贵州医科大学附属医院）

　　　　　　罗小光（贵州医科大学附属医院）

　　　　　　梁　欣（贵州医科大学附属医院）

　　　　　　陈　睿（贵州医科大学附属医院）

　　　　　　卢雨微（贵州医科大学）

编　　委　（按姓氏笔画排序）

　　　　　　文　茜（贵州医科大学附属医院）

　　　　　　孔婷婷（贵州医科大学附属医院）

　　　　　　孙苏闻（贵州医科大学附属医院）

　　　　　　李丹茂（贵州医科大学附属医院）

　　　　　　杨　红（贵州医科大学附属医院）

　　　　　　罗禹珩（贵州医科大学附属医院）

　　　　　　周梦丹（贵州医科大学附属医院）

　　　　　　周睿娴（贵州医科大学附属医院）

　　　　　　侯珣瑞（贵州医科大学附属医院）

　　　　　　莫礼华（贵州医科大学附属医院）

　　　　　　徐　明（贵州医科大学附属医院）

　　　　　　雷衍东（贵州医科大学附属医院）

　　　　　　樊同涛（贵州医科大学附属医院）

学术秘书　周睿娴（贵州医科大学附属医院）

前 言

余等学习岐黄，以一技之长救治患者甚众，每感欣慰。恰逢盛世，国家对发展中医药倍加重视，先后出台《中国慢性病防治工作规划（2012—2015）》《中医药发展战略规划纲要（2016—2030）》《中华人民共和国中医药法》等，实乃对中国文化、中华民族之精华传承、发展，国之幸事，民之幸事！余兢兢业业从事中医事业五十余载，年过七旬，虽已退休，但仍闲歇不下，继续救治患者、带教徒弟，将所学回馈社会，为中医药事业发展荡滴水之涟漪，添小草之新绿！

针灸学是中医药学的重要组成部分，是研究运用针刺和艾灸等方法以防治疾病的一门学科。其主要内容包括针灸的起源和发展、经络、腧穴、刺灸法、治疗学等，具有适应证广、操作简便、疗效显著及安全经济等优势，几千年来深受广大人民的欢迎。

贵州医科大学针灸学教研室成立于1956年，1982年获硕士学位授予权，几十年来培养硕士研究生100余名，本科生、进修生众以万计。教师们兢兢业业、刻苦认真、一丝不苟，积累了丰富的教学经验。本教材的前身《针灸学讲义》历经13年本科教学、进修培养及农村适宜技术培训，内容不断修改丰富，今作为全国中医药行业高等教育"十三五"创新教材出版，除了文字、图片内容的修订外，还增加了部分操作视频，使教学内容更生动、直观，以提高学生的学习积极性。

该教材编写根据医药院校教学要求，结合学生特点，既强调内容的全面系统，又考虑西医院校学生的专业特点，突出重点，以保证教材的适用性、专业性。教材的编写保持了传统中医理论的特色，注重理论和实践相结合；尤其是根据西医院校学生的特点，在继承与发扬、传统与现代、中医与西医方面进行了系统论述。在写作方法上大胆创新，使教材内容更为科学化、系统化、合理化，更便于教学，更利于学生系统掌握基本理论、基本知识和基本技能。该教材不仅可供医药院校学生使用，也是广大基层医务人员学习针灸学的良好读物。切盼编者不断努力，多多吸收各方意见及教学成果，不断修订提高，为中医药教学和中医药事业发展作出积极贡献。

吕明庄

2019 年 12 月 24 日

编写说明

针灸学是中医学的一门重要学科，针灸治疗具有"简、便、廉、效"的特点，深受广大患者的青睐。针灸治疗过程中不给机体添加外来成分，通过针灸刺激，对机体产生良性调节，因此被喻为"自然疗法"。

多年来，供医学院校生学习的针灸学内容散编在《中医学》教材中，且不够全面，教学和学习都十分不便，为此，我们编写了《针灸学讲义》。经过我校学生13年使用，反映良好。期间多次使用本教材对基层卫生人员进行"农村医疗适宜技术培训"，学员普遍反映能在较短时间内掌握针灸基本知识和基本技能，并初步应用于临床。根据教育部《关于进一步加强高等学校本科教学工作的若干意见》中"对发展迅速和应用性强的课程，要不断更新教材内容，积极开发新教材，并使高质量的新版教材成为教材选用的主体"的指示精神，依据教学反馈，结合多年来的教学总结，我们对"讲义"中存在的不足进行了修订，增加了操作的部分演示，作为全国中医药行业高等教育"十三五"创新教材正式出版。

本教材的特色和创新点体现在：

1.本教材既注重体现高等医药院校中医针灸学教育的要求，又注重教材的创新性，充分吸取教学中的成功经验总结，部分章节增加了3D视图，使教学内容更生动、直观，有助于调动学生的学习积极性。

2.本教材编写中注重专业特点，既强调内容的全面、系统性，又考虑西医院校学生的专业特点，突出重点，以保证教材的适用性、专业性。

本教材系统全面，重点突出，实用性强，适用于医学院校学生和基层医务人员。

本教材共分为六章。第一章绪言，概要介绍针灸的起源和发展，重点介绍《黄帝内经》《针灸甲乙经》和《针灸大成》对针灸学术的总结和发展。第二章经络，重点介绍经络系统的组成、各组成部分的含义及循行分布特点，经络的生理功能、病理变化及临床应用，并附对经络现代研究进展的介绍。第三章腧穴总论，介绍腧穴的分类、命名、定位方法、治疗作用和特定穴。第四章腧穴各论，介绍十四经脉临床常用腧穴。第五章刺灸法，重点介绍进针手法，常用补泻手法、灸法、耳针疗法，对其他疗法简要介绍。第六章针灸治疗，根据世界卫生组织公布的针灸适应证，结合临床，选取针灸疗效较好的病种进行介绍。

我们本着认真负责的态度对教材进行了多次修改，不足之处，敬请广大师生和读者指正，以便再版时修订提高。

《针灸学》编委会
2020 年 1 月

目 录

第一章　绪　言 ▷▷▷▷

　　针灸学是研究经络、腧穴，刺灸操作技能、治疗法则、疾病防治及其作用机制的一门学科。它以中医理论为指导，继承和发扬古代针灸学术思想和宝贵的实践经验，并不断采用现代科学技术，探究经络实质及其防治疾病的机制。针灸疗法具有适应证广、疗效明显、操作方便、经济安全等优点，对维护人类健康发挥了重大的作用。

一、针灸的起源

　　据考证，针灸疗法大约产生于我国原始时代的氏族公社时期。关于针灸的起源，古书中有着较多的记载。《礼记·内则》记载："古者以石为针，所以为刺病。"《山海经·东山经》言："高氏之山，其上多玉，其下多箴石。"箴，同"针"。皇甫谧在《针灸甲乙经·序》中指出："黄帝咨访岐伯、伯高、少俞之徒，内考五脏六腑，外综经络、血气、色候，参之天地，验之人物，本性命，穷神极变，而针道生焉。"

　　原始的针刺工具是石器，称为砭石，大约产生于新石器时代。《说文解字》解释："砭，以石刺病也。"故砭石又称为石针。它是远古时期人们在生活、劳动等实践中经验积累的产物，最初是用来刺痈排脓、放血的工具。在旧石器时代，人们从无意中发现石块按压或刺破体表可以治病到对石块加工形成砭石而专用于治疗疾病，经历了漫长的岁月。当人类进入新石器时代以后，精致的石针出现，并作为专门的医疗工具进一步拓展其用途。随着社会由奴隶社会进入封建社会，针刺工具由砭石、骨针发展到青铜针、铁针、金针、银针，如今则多为不锈钢针。为了满足治疗不同疾病的需要，古人制作了九针。《素问·三部九候论》言："九针……众多博大，不可胜数……天地之至数，始于一，终于九焉。一者天，二者地，三者人；因而三之，三三者九，以应九野。"《灵枢·外揣》言："夫九针者，小之则无内，大之则无外，深不可为下，高不可为盖，恍惚无穷，流溢无极，余知其合于天道、人事、四时之变也。"

　　人类知道用火以后，当身体某一部位发生病痛时，经过火的烘烤而感到舒适或缓解，于是认识到灸熨可以用于治病，逐渐从用各种树枝施灸发展到后来的艾灸。《素问·异法方宜论》记载："北方者，天地所闭藏之域也，其地高陵居，风寒冰冽，其民乐野处而乳食，脏寒生满病，其治宜灸焫。故灸焫者，亦从北方来。"说明灸法起源于我国北部以畜牧为主的民族。

二、针灸学理论的形成

　　针灸学术的发展经历了一个漫长的历史过程。近年来在甘肃，宁夏，河南淮阳、禹州，江苏镇江等地均发现了夏商时期骨制、铜制的医疗针具，从一个侧面反映了早期针灸医学的面貌。针刺工具由砭石、骨针发展到金属针具，特别是九针的出现，扩大了针灸实践的范围，促进了针灸学的快速发展，针灸理论也不断得以完善。据《左传》记载，春秋战国时期的医缓、医和均擅长针灸。先秦名医扁鹊（秦越人）在给虢太子治尸厥时，让其弟子子阳取外三阳五会而使太子复苏，又令弟子子豹药熨两胁下，而见太子坐起……证明在先秦时期针砭、火灸、热熨等均已广泛用于各种疾病的治疗，对临床实践的总结和提高及医学理论的形成和发展起到了重大的作用。1973 年长沙马王堆 3 号汉墓出土的医学帛书中，有两种古代关于经脉的著作——《足臂十一脉灸经》和《阴阳十一脉灸经》。书中简要论述了 11 条经脉（缺手厥阴心包经）的循行分布、病候表现和灸法治疗，反映了针灸学核心理论经络学说的早期面貌。

战国时代开始逐渐成书的《黄帝内经》（简称《内经》）标志着针灸理论体系的基本形成。《内经》包括《灵枢》和《素问》两部分，以阴阳、五行、脏腑、经络、精神、气血等为主要内容，从整体观阐述了人体的生理病理及疾病的诊断要领和防治原则。《灵枢》中因有大量篇幅专门论述针灸理论和针灸治疗而被称为《针经》，其中论述了经脉循行、经脉病候、十五别络、经别、经筋、经脉的气血传注，原穴、背俞穴、五输穴、气街四海、标本根结等，较为翔实地建立了以十二经脉理论为核心的脏腑－经络－气血循环传注理论体系，为后世的针灸学术发展奠定了基础。《素问》中也有多个篇章专门论述经络腧穴理论、针刺方法和针刺禁忌。因此，《内经》不仅为中医学的发展奠定了理论基础，也是对针灸理论第一次较全面的总结，现代针灸理论的框架大多源于此书。

秦、汉、三国、两晋时期，经济、文化、卫生方面有了进一步的发展。大约成书于汉代的《难经》，又名《黄帝八十一难经》，以阐明《内经》为要旨，其中关于奇经八脉和原穴的论述，更补充了《内经》的不足。《难经》还首次提出了"奇经八脉"和"八会穴"名称，并对五输穴按五行学说做了详细的解释。提出六经辨证的张仲景，在其著作《伤寒论》中，不仅在方药领域为后人留下了许多光辉的典范，而且在针灸学术方面也有许多卓越的见解和贡献。仅辨太阳病篇涉及针灸内容的就有 20 多条，主张针药结合，辨证施治。以外科闻名于世的华佗亦精于针灸，创立了著名的"华佗夹脊穴"。西晋时期，著名针灸学家皇甫谧深入钻研《灵枢》《素问》《明堂孔穴针灸治要》，并将这 3 部著作的针灸内容汇而为一，去其重复，择其精要，撰成《针灸甲乙经》一书。该书全面论述了脏腑经络学说，共收录 349 个腧穴，确定了每个腧穴的名称、归经、定位、刺灸和主治，介绍了针灸方法、宜忌和常见病的治疗，记载了交会穴，尤其是其中"头身分部，四肢分经"的腧穴排列形式，使后世形成了经络腧穴学密切相关、并行发展的格局。该书是继《内经》之后对针灸学的又一次总结，是我国现存最早的一部针灸学专著，在针灸学发展史上起到了承前启后的作用。该书于公元 6 世纪传到日本、朝鲜等国，为针灸走向世界起到了铺垫作用。西晋王叔和著有《脉经》10 卷，大篇幅地记载了针灸学的内容，补充了奇经八脉病候，对丰富我国针灸医学的理论宝库、促进针灸医学理论体系的发展起到了重要作用。擅长炼丹的葛洪撰有《肘后备急方》，收载针灸医方 109 条，其中 99 条为灸方，进一步推动了灸法的临床应用。葛洪之妻鲍姑也擅长用灸法，是我国历史上著名的女针灸家。

隋唐时期，随着经济文化的繁荣，针灸医学也有了很大的发展。唐代时针灸已成为一门专科，针灸教育也占有重要地位。唐太医署负责掌管医药教育，内设针灸医学专业。其中有针博士 1 人，针助教 1 人，针师 10 人，针工 30 人，针生 20 人。针博士掌教针生以经脉孔穴，使识浮、沉、滑、涩之候，又以九针为补泻之法。唐代对针灸医学的重视和在教学上的严格要求，促进了针灸学的全面发展和进步。这一时期，甄权、孙思邈都是精通中医各科的大医学家，在针灸学方面也有卓越成就。甄权著有《针方》《针经钞》和《明堂人形图》。孙思邈在其著作《备急千金要方》中绘制了五色"明堂三人图"，即正面、侧面及背面 3 幅，"其十二经脉以五色作之，奇经八脉以绿色为之，三人孔穴共六百五十穴"，是历史上最早的彩色经络腧穴图，书中同时创用"阿是穴"和"指寸法"。此外，唐代杨上善撰著《黄帝内经明堂类成》，共 13 卷，现仅存第一卷。从残存的内容看，该书已按经脉排列腧穴，开创了循经考穴的先河。这一时期灸法最为盛行，尤以王焘的《外台秘要》、崔知悌的《骨蒸病灸方》最享盛名。

五代、辽、宋、夏、金、元时期，继唐以后，建立了更为完整的针灸教学机构，设针科、灸科，《素问》《难经》《针灸甲乙经》为学员所必修。北宋时期著名针灸学家王惟一重新考订明堂经穴，于公元 1026 年撰成《铜人腧穴针灸图经》，全书分上、中、下 3 卷，后附《穴腧都数》1 卷，具有全书经穴的索引性质。1027 年由医官院木版刊行，并刻于石碑上，形成了经络腧穴国家文字标准。该书记载穴位 354 个，在《针灸甲乙经》的基础上增加了青灵、厥阴俞、膏肓 3 个双穴和灵台、阳关两个单穴。1028 年，在王惟一主持下，铸成针灸铜人两具，外刻经络腧穴，内置脏腑，是世界上最早的国家级经络穴位标准化模型。因针灸铜人在北宋天圣年间制成，故称其为"天圣铜人"。《铜人腧穴针灸图经》和天圣针灸铜人，集宋代之前腧穴经络之精华，使之形象化、规范化，供全国医者临床治疗取穴参考，并作为针灸教学的教本及对医生、学生进行考核的标准范本和用具，为针灸医学的发展作出了杰出贡献。南宋针灸学家王执中，于 1220 年撰写成《针灸资生经》，该书所载腧穴 365 个，详细介绍了腧穴的定位和针刺法，并配有 36 幅腧穴图，形象直观。元代何若愚创立了子午流注针法，提倡按时取穴，对后世影响较大。窦汉卿著有《针经指南》，内载《标幽赋》，是最著名的针灸歌赋之一，其将深奥的针灸理论以简明的歌赋形式表述，朗朗上口，便于记忆。窦氏还擅长应用八脉交会穴。马丹阳在临床腧穴应用方面有一定的研究，创用"天星十二穴"。元代滑伯仁于 1341 年著《十四经发挥》，将十二经脉与任、督二脉合称为十四经脉，对后人研究经脉很有裨益。这一时期由于金元四大家学派形成，对针灸医学也各有见地。再如子午流注针法兴起，使子午流注理论更趋系统。不仅如此，《十四经发挥》还流传到日本等国，对针灸学在海外的盛行起到了推动作用。

明代是针灸学术发展的高潮，名医辈出，理论研究深入，其继承了金元时期各个流派的不同特点而又推陈出新。其间尤以《针灸大成》（1601）影响最大，它是医家杨继洲在家传《卫生针灸玄机秘要》的基础上，汇集历代诸家学说和实践经验总结而成，是继《内经》《针灸甲乙经》后对针灸学的又一次总结。该书现有四十余种版本，并被译成英、法、德、日等多种文字，在国际上产生了深远影响，是后世学习、研究针灸的重要参考专著。此外，尚有徐凤撰的《针灸大全》，评述了针灸手法；汪机的《针灸问对》，针对针灸学术领域的主要内容设八十多条问答，对学习者很有启发。再如陈会的《神应经》、高武的《针灸聚英》等，均对针灸学的发展起了一定的促进作用。

清初至民国时期，针灸医学由兴盛逐渐走向衰落。1742年吴谦等撰《医宗金鉴》，其《医宗金鉴·刺灸心法要诀》不仅继承了历代前贤针灸要旨，并且加以发扬光大，通篇歌图并茂，自乾隆十四年（1749）以后定为清太医院医学生必修内容。针灸名医李学川1822年撰《针灸逢源》，强调辨证取穴、针药并重，并完整地列出了361个经穴，其仍为今之针灸学教材所取用。清代后期，以道光皇帝为首的清代统治者竟以"针刺火灸，究非奉君之所宜"的荒诞理由，于1827年废除了太医院的针灸科，使针灸的发展在一定程度上受到了阻碍。在清代统治者诋毁、阻挠针灸疗法的年代里，针灸仍以其简便、易用、有效的优势活跃在民间，为广大劳动人民解除疾苦，并一直流传至今。1840年鸦片战争以后，西方列强在各地设立教会医院和西医院校，排斥和歧视中医，民国时期竟有人提出废除中医的议案。然而，中医针灸疗法因其经济、方便和具有良好的疗效，深受广大群众的喜爱。因此，针灸依然在民间得到广泛的应用。近代著名针灸学家承淡安先生为振兴针灸学术做出了毕生努力。在此时期，中国共产党领导下的革命根据地，明确提倡中医学习和应用针灸治病，在延安的白求恩国际和平医院开设了针灸门诊，开创了针灸正式进入综合性医院的先河。

三、新中国成立后针灸学术发展状况

中华人民共和国成立以来，国家领导人十分重视继承和发扬祖国医学遗产，制定了一系列保护中医药的方针政策和支持中医药事业发展的措施，使针灸医学得到了前所未有的普及和发展。20世纪50年代初期，我国率先成立了卫生部直属的针灸疗法实验所，即当今中国中医科学院针灸研究所的前身；随后，全国各地相继成立了针灸的研究、医疗、教学机构，针灸学列入了中医院校学生的必修课，中医院校开设了针灸专业，继而针灸人才辈出。针灸研究者多年来在继承的基础上翻印、点校、注释了大批古代针灸书籍，结合现代医家的临床经验和科研成果，出版了大量的针灸学术专著和论文，还成立了中国针灸学会，学术交流十分活跃，并在"针刺镇痛"的基础上创立了"针刺麻醉"。针灸的研究工作也不单纯停留在文献的整理上，还对其治病的临床疗效进行了系统观察，并对经络理论、针刺镇痛机制、穴位特异性、刺法、灸法等进行探讨，结合现代生理学、解剖学、组织学、生物化学、免疫学、分子生物学，以及声、光、电磁等边缘学科中的新技术进行了实验研究。临床实践证实了针灸对内、外、妇、儿、骨伤、五官等科多种病证的治疗均有较好的效果。

1987年11月，世界针灸学会联合会在北京成立，标志着针灸已成为世界医学的一个组成部分。1989年10月，在中国专家的推动下，世界卫生组织（WHO）在日内瓦总部召开了"针刺术语标准化国际会议"，讨论并通过了有关14经脉、361经穴、奇经八

脉、48 奇穴和头针等的代号、汉字名称、汉语拼音等内容。这次会议对于中医针灸来说具有里程碑意义，说明针灸标准已走向世界。1990 年 11 月，我国颁发了中华人民共和国国家标准《经穴部位》（GB 12346-1990），对人体 361 个经穴及 48 个经外奇穴的定位进行了审定，制定出标准化方案，并于 1991 年 1 月 1 日起在全国范围内实施，这是我国第一部现代经络腧穴国家标准。后经修订，于 2006 年颁布了新的国家标准《腧穴名称与定位》（GB/T 12346-2006），新标准规定了人体腧穴体表定位的方法和 362 个经穴（在传统 361 个经穴的基础上，将印堂穴纳入督脉）、46 个经外奇穴的名称与定位。这些国家标准的颁布实施，对国内外针灸教学、科研、医疗及针灸学术交流产生了深远的影响。

四、针灸学的对外传播

针灸医学源于中国，几千年来不仅对我国人民的健康事业起了重大作用，而且早在公元 6 世纪我国针灸就传到了朝鲜、日本等国。552 年我国以《针经》赠日本钦明天皇；562 年吴人知聪携《明堂图》《针灸甲乙经》东渡扶桑；702 年日本人仿唐代的医学制度，设置针灸专业，至今还开办针灸大专及中等专业学校培养针灸医生。随着中外文化交流的不断深入，针灸也随之传到东南亚各国。第二次世界大战以后针灸开始向其他大洲发展，真正出现了国际化的热潮。现在世界上开展针灸医疗的国家和地区已达 140 多个。针灸在亚洲发展较好，如朝鲜、日本、越南、新加坡等国家以及中国的香港、澳门、台湾等地。美国估计有两万多人从事针灸医疗，奥地利有 5000 多人，估计全世界有 20 万 ~ 30 万人从事针灸医疗。

针灸的国际化得益于第二次世界大战后相对稳定的国际形势、科技的飞速发展，以及各地的信息交流更加快捷，主要起作用的因素有以下几个：

（1）针灸自身的疗效 第二次世界大战以后化学药品红极一时，但其毒副作用逐渐引起人们的关注与警惕。加上环境污染等问题，人们认识到不能盲目追求现代生活方式，要回归自然，在医疗上寻找既能解决问题又毒副作用小的治疗方法。针灸正好符合这些要求，因而首先被西方接受，并呈现加速发展趋势。

（2）中国起了关键性的作用 我国政府的重视，医疗机构多年的研究成果，成立的中医针灸高等院校与国际针灸培训中心，这些都为扩大针灸医学在国际上的影响和向国际输送针灸人才作出了贡献。

（3）世界卫生组织在针灸国际化中发挥的作用 世界卫生组织总部设有传统医学办公室，管理世界各种传统医学，针灸在其中占有重要位置。20 世纪 70 年代以来，世界卫生组织先后在我国北京、南京、上海和日本、越南建立了针灸研究培训合作中心，并在 1979 年公布推荐针灸治疗的 43 种疾病。世界卫生组织在针灸标准化工作的开展方面发挥了积极作用，2003 年 11 月 2 日，世界卫生组织西太区召开会议研究穴位位置标准化问题。世界卫生组织做的另外一项重要工作就是制定了《针灸临床研究方法指南》及《针灸基础培训与安全规范》。在其指导下，1987 年 11 月在北京成立了世界针灸学会联合会（简称"世界针联"），这是世界上最具代表性的针灸学术组织。世界针联成立以后，在促进世界针灸界之间的了解与合作、加强国际学术交流、确立针灸医学在世界卫生工作中的重要地位以及针灸为人类健康服务等方面，做了许多卓有成效的工作。

五、针灸学的学习方法

学习针灸，必须学好中医的基础理论，要在理解的基础上加深对经络的循行分布和腧穴定位、主治的掌握；要结合骨度分寸和解剖标志反复点穴；熟练掌握针灸的操作方法，加强针刺手法的练习；掌握好针灸治病的原则和常见病证的针灸配穴处方，为临床实践打好基础。

第二章 经 络 ▷▷▷▷

经络学说是中医学理论体系的重要组成部分，是针灸学的理论核心。经络学说是研究人体经络系统的生理功能、病理变化及其与脏腑相互关系的学说。经络学说是在古代医家长期医疗实践中产生并发展而来的，一直指导着中医各科的诊断和治疗。正如《灵枢·经脉》所说："经脉者，所以能决死生，处百病，调虚实，不可不通。"针灸临床治疗时的辨证归经、取穴、针刺补泻等都是以经络学说为依据的。

第一节 经络的含义和组成

一、经络的含义

经络是运行气血、联络脏腑、沟通内外、贯串上下、调节人体功能的通路系统。经络包括经脉和络脉。"经"有路径的含义，是经络系统的主干；"络"有网络的含义，是经络系统的细小分支。两者在体内的循行走向和分布深浅各不相同。从循行的走向来看，经脉是纵行的（带脉除外），络脉则纵横交错、网络全身；从分布的深浅来看，经脉分布在人体较深部，络脉分布在人体较浅部。

经络遍布全身，形成一个纵横交错的联络网，通过有规律的循行和复杂的联络交会，组成经络系统。经络内属于脏腑，外络于肢节，沟通于脏腑与体表之间，把人体的五脏六腑、四肢百骸、五官九窍、皮肉筋脉等组织器官联结成一个有机的整体，使人体各部的功能活动保持相对的协调和平衡，从而保证了人体生命活动的正常进行。

二、经络（经络系统）的组成

经络作为运行气血的通路，是以十二经脉为主，其"内属于腑脏，外络于肢节"（《灵枢·海论》），将人体内外连贯起来，成为一个有机的整体。十二经别是十二经脉在胸腹及头部的重要支脉，起着沟通脏腑、加强表里联系的作用。十五络脉是十二经脉在四肢部及躯干前、后、侧三部的重要支脉，起着沟通表里和渗灌气血的作用。浮络和孙络是络脉的小分支，遍布全身。奇经八脉是具有特殊作用的经脉，对其余经络起统率、联络和调节气血盛衰的作用。此外，经络的外部，筋肉受经络支配分为十二经筋，皮肤也按经络的分布分为十二皮部（图2-1）。

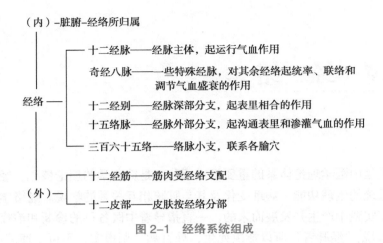

图 2-1　经络系统组成

（一）十二经脉的命名和组成

十二经脉的名称是结合手足、阴阳、脏腑三个方面而命名的。十二经脉的组成包括手三阴经（手太阴肺经、手厥阴心包经、手少阴心经）、手三阳经（手阳明大肠经、手少阳三焦经、手太阳小肠经）、足三阴经（足太阴脾经、足厥阴肝经、足少阴肾经）、足三阳经（足阳明胃经、足少阳胆经、足太阳膀胱经），这是经脉系统的主体，故又称为"正经"或"十二正经"。即上肢（手）或下肢（足）均为三阴（太阴、厥阴、少阴）和三阳（阳明、少阳、太阳），手足三阴三阳共十二条经脉。

（二）十二经脉与脏腑的关系、循行分布特点及其在四肢的排列规律

根据脏属阴、腑属阳和内侧为阴、外侧为阳的原则，凡是属于脏的经脉称为阴经，多循行于四肢内侧和胸腹，上肢内侧者为手三阴经，下肢内侧者为足三阴经。凡是属于腑的经脉称为阳经，多循行于四肢外侧和头面、躯干，上肢外侧者为手三阳经，下肢外侧者为足三阳经。按立正姿势，大指在前、小指在后的体位，将上下肢的内外侧均分成前、中、后 3 个区域，十二经脉在四肢的排列规律为：手足阳经为阳明在前、少阳在中、太阳在后；手三阴经为太阴在前、厥阴在中、少阴在后。其中足三阴经在足内踝上 8 寸以下的排列为厥阴在前、太阴在中、少阴在后，至内踝上 8 寸以上，太阴交出于厥阴之前，排列特点同手三阴经，即太阴在前、厥阴在中、少阴在后。

（三）十二经脉的表里属络关系

十二经脉在体内与脏腑相连属，其中阴经属脏主里、阳经属腑主表，一脏配一腑，一阴配一阳，形成了脏腑阴阳表里属络关系。即手太阴肺经与手阳明大肠经相表里，足阳明胃经与足太阴脾经相表里，手少阴心经与手太阳小肠经相表里，足太阳膀胱经与足少阴肾经相表里，手厥阴心包经与手少阳三焦经相表里，足少阳胆经与足厥阴肝经相表里。互为表里的两经在生理上密切联系，病变时相互影响，治疗时相互为用。

（四）十二经脉的走向规律

十二经脉有一定的走向，并且相互衔接，其规律是：手三阴经从胸部起始，经上肢内侧至手，与手三阳经相交；手三阳经从手部起始，经上肢外侧上达于头，与足三阳经相交；足三阳经从头起始，过躯干，经下肢外侧走于足，与足三阴经相交；足三阴经从足部起始，经下肢内侧过腹部，抵达胸部，与手三阴经相交（图2-2）。如此就构成一个周而复始、如环无端的传注系统。《灵枢·逆顺肥瘦》说："手之三阴，从脏走手；手之三阳，从手走头。足之三阳，从头走足；足之三阴，从足走腹。"这是对十二经脉走向规律的高度概括。

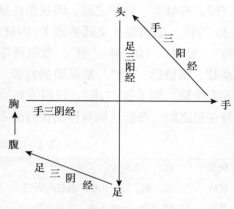

图2-2 十二经脉走向示意图

（五）十二经脉的交接及气血流注次序

十二经脉分布在人体的内外，其中的气血运行是循环相贯的。即从手太阴肺经开始，依次传至足厥阴肝经，再传至手太阴肺经，首尾相贯，环流不止。十二经脉都在四肢和头面、躯干部相交接，这样组成了一个贯联的循环通路，气血能在其中循环流注（图2-3）。

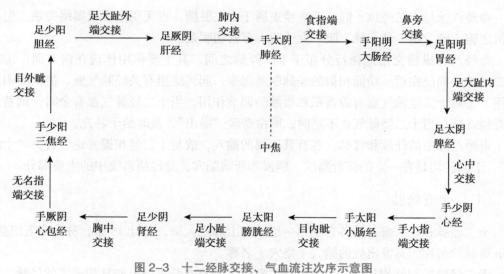

图2-3 十二经脉交接、气血流注次序示意图

（六）奇经八脉

奇经八脉即别道奇行的、与十二经脉不同的八条经脉，包括督脉、任脉、冲脉、带脉、阴跷脉、阳跷脉、阴维脉、阳维脉共8条，简称"奇经"。奇经八脉的特点是：①督脉："督"，有督率的意思，因这条经脉循行于背部正中，督率诸阳经。②任脉：

"任"，有妊养、担任之意，因这条经脉循行于腹部正中，有总任全身阴经的作用。③冲脉："冲"，意指要（交通要道），因这条经脉主通行十二经之气血，称为"十二经脉之海""血海"。④带脉："带"，意指腰带，因这条经脉横于腰腹，主约束纵行诸经。⑤阳跷脉、阴跷脉："跷"，是足跟的意思，其起于外踝下者称阳跷，起于内踝下者称阴跷。⑥阳维脉、阴维脉："维"，是网维和维系的意思，阳维联络一身在表之阳，阴维联络一身在里之阴。奇经八脉具体的循行分布和功能见表2-1。

表2-1　奇经八脉循行分布和功能

脉名	循行分布概况	功　能
任脉	腹、胸、颏下正中，总任六阴经	调节全身阴经经气，故称"阴脉之海"
督脉	腰、背、头面正中，总督六阳经	调节全身阳经经气，故称"阳脉之海"
带脉	起于胁下，环腰一周，状如束带	约束纵行躯干的诸条经脉
冲脉	与足少阴经相并上行，环绕口唇，且与任、督、足阳明等有联系	涵蓄十二经气血，故称"十二经之海"或"血海"
阴维脉	小腿内侧，并足太阴经、足厥阴经上行至咽喉，合于任脉	调节六阴经经气
阳维脉	足跗外侧，并足少阳经上行，至项后会合于督脉	调节六阳经经气
阴跷脉	足跟内侧，伴足少阴等经上行，至目内眦与阳跷脉会合	调节肢体运动，司眼睑开阖
阳跷脉	足跟外侧，伴足太阳等经上行，至目内眦与阴跷脉会合	

奇经八脉与十二经脉不同，不直接隶属于十二脏腑，也无阴阳表里属络关系。但与奇恒之腑（脑、髓、骨、脉、胆、女子胞）有密切联系。

奇经八脉纵横交错地循行分布于十二经脉之间，其主要作用体现在两方面：①将十二经脉中部位相近、功能相似的经脉联系起来，起到统摄有关经脉气血、协调阴阳的作用。②对十二经脉气血有着蓄积和渗灌的调节作用。当十二经脉气血有余时，则蓄藏于奇经八脉；当十二经脉气血不足时，则由奇经"溢出"，及时给予补充。

奇经八脉中的任脉和督脉，各有其所属的腧穴，故与十二经相提并论，合称"十四经"。十四经均具有一定的循行路线、病候和所属腧穴，是经络系统中的主要部分。

（七）十五络脉

十二经脉和任、督二脉各自别出一络，加上脾之大络，总计15条，称为十五络脉。十五络脉的名称同其发出处的腧穴（络穴）名称。

十二经脉的别络均从本经四肢肘膝关节以下的络穴分出，走向其相表里的经脉，即阴经别络于阳经，阳经别络于阴经；任脉的别络从鸠尾分出以后散布于腹部；督脉的别络从长强分出以后散布于头，左右别走足太阳经；脾之大络从大包分出以后散布于胸胁。此外，还有从络脉分出的浮行于浅表部位的不计其数的浮络和细小的孙络遍布全身。

四肢部的十二络脉，加强了十二经中表里两经的联系，从而沟通了表里两经的经气，补充了十二经脉循行的不足。躯干部的任脉络、督脉络和脾之大络，分别沟通了身前、身后和身侧经气。

（八）十二经别

十二经别是十二正经离、入、出、合的别行部分，是正经别行深入体腔的支脉，故又称"别行的正经"。

十二经别多从四肢肘膝关节以上的正经别出（离），经过躯干深入体腔与相关的脏腑联系（入），再浅出于体表上行头项部（出），在头项部阳经的经别合于本经的经脉，阴经的经别合于其表里的阳经经脉，此称为"一合"，手足三阴三阳各组成六对，称为"六合"。

由于十二经别有离、入、出、合于表里之间的特点，不仅加强了十二经脉的内外联系，更加强了经脉所属络的脏腑在体腔深部的联系，补充了十二经脉在体内外循行的不足。由于十二经别通过表里相合的"六合"作用，使得十二经脉中的阴经与头部发生了联系，从而扩大了手足三阴经穴位的主治范围，如手足三阴经穴位之所以能主治头面和五官疾病，与阴经经别合于阳经而上头面的循行是分不开的。

（九）十二经筋

十二经筋是十二经脉之气濡养筋肉骨节的体系，是附属于十二经脉的筋膜系统，其循行分布均起始于四肢末端，结聚于关节骨骼部，而走向头面躯干，行于体表，不入内脏。其具体分布特点为：足三阳经筋起于足趾，循股外上行结于顺（面）；足三阴经筋起于足趾，循股内上行结于阴器（腹）；手三阳经筋起于手指，循臑外上行结于角（头）；手三阴经筋起于手指，循臑内上行结于贲（胸）。

经筋具有约束骨骼、屈伸关节、维持人体正常运动功能的作用。

（十）十二皮部

十二皮部是十二经脉功能活动反映于体表的部位，也是络脉之气散布之所在。

十二皮部的分布区域是以十二经脉体表的分布范围为依据的，也就是十二经脉在皮肤上的分属部分。故《素问·皮部论》指出："欲知皮部，以经脉为纪者，诸经皆然。"

由于十二皮部居于人体最外层，又与经络气血相通，故是机体的卫外屏障，起着保卫机体、抗御外邪和反映病证的作用。

第二节　经络的功能与临床应用

一、经络的生理功能

（一）联络脏腑，沟通肢窍

《灵枢·海论》指出："夫十二经脉者，内属于腑脏，外络于肢节。"人体的五脏六腑、四肢百骸、五官九窍、皮肉筋骨等组织器官，之所以保持相对的协调与统一，完成正常的生理活动，是依靠经络系统的联络沟通而实现的。经络中的经脉、经别与奇经八脉、十五络脉纵横交错、入里出表、通上达下，联系了人体各脏腑组织，经筋、皮部联系了肢体筋肉皮肤，加之细小的浮络和孙络，形成了一个统一的整体。

（二）运行气血，濡养周身

《灵枢·本脏》指出："经脉者，所以行气血而营阴阳，濡筋骨，利关节者也。"气血是人体生命活动的物质基础，全身各组织器官只有得到气血的濡润才能完成正常的生理功能。经络是人体气血运行的通路，能将精微物质（营养物质）输布到全身各组织器官，从而完成和调于五脏、洒陈于六腑的生理功能。

（三）抗御外邪，保卫机体

由于经络能"行气血而营阴阳"，营气行于脉中，卫气行于脉外，使营卫之气密布周身。外邪侵犯人体由表及里，先从皮毛开始，卫气充实于络脉，络脉散布于全身、密布于皮部，当外邪侵犯机体时，孙络与卫气首当其冲发挥其抗御外邪、保卫机体的屏障作用。

二、经络的病理变化

（一）传注病邪

正常生理情况下，经络有"内属于腑脏，外络于肢节""运行气血"的功能，当机体处在正虚邪实的情况下，经络则是病邪传注的途径。如《素问·缪刺论》说："夫邪之客于形也，必先舍于皮毛，留而不去，入舍于孙脉，留而不去，入舍于络脉，留而不去，入舍于经脉，内连五脏，散于肠胃。"《素问·皮部论》则说："邪客于皮则腠理开，开则邪入客于络脉，络脉满则注于经脉，经脉满则入舍于腑脏也。"指出外邪侵犯人体时，可以借经络通路由浅入深、由表及里传变。如风寒之邪侵犯肌表，初见恶寒、发热、头身疼痛，继而入舍于肺而咳嗽、胸闷、气促等。由于经络在人体内有多种联络途径，故可成为病变互相影响的渠道，如肝脉夹胃上行，若肝气失于疏泄，则肝胃不和而出现嗳气、吞酸、呃逆、呕吐等；至于互为表里的两经，在病理上则常常互相影响，如心火可下移小肠导致小便赤数，大肠实热，腑气不通，可使肺气不利而喘咳胸满。

（二）反映病候

由于经络在人体有内外相联的特点，故内脏发生病变时可通过经络由里达表，在其相应的体表部位出现不同的症状和体征。故在病理情况下，经络又是病理变化的反映系统，如肝病胁痛、目赤肿痛，肾病腰痛、耳聋，心火上炎致口舌生疮等。

三、经络学说的临床运用

（一）指导疾病的诊断

由于经络有一定的循行部位及属络的脏腑，故临床上可根据体表相关部位发生的病理变化，推断疾病所在的经脉及所属脏腑。如头痛一症，痛在前额者多与阳明经有关，痛在两侧者多与少阳经有关，痛在后项者多与太阳经有关，痛在颠顶者多与督脉、足厥阴经有关。临床上亦可根据所出现的证候，结合其所联系的脏腑、经脉进行辨证归经。如咳嗽、鼻流清涕、胸闷，或胸外上方、上肢内侧前缘疼痛等，与手太阴肺经有关；脘腹胀满、胁肋疼痛、食欲不振、嗳气吞酸等，与足阴明胃经和足厥阴肝经有关。

临床实践中还发现，在经络循行的通路上，或在经气聚集的某些穴位处，有明显的压痛或结节状、条索状反应物，或局部皮肤发生颜色或形态变化，也有助于疾病的诊断。如肺脏有病时，可能在手太阴肺经的中府穴上有压痛。

（二）指导疾病的治疗

经络学说被广泛地用于指导临床各科疾病的治疗，在针灸、按摩和药物治疗方面均具有重要的指导意义。针灸与按摩疗法主要是根据某一经或某一脏腑的病变，在病变的临近部位或循行的远隔部位上取穴，通过针灸（包括皮肤针、埋针、埋线、穴位注射、刺络等多种治疗手段）或按摩，以疏通经气，调节人体脏腑气血功能活动，进而达到治疗疾病的目的。治疗时穴位的选取，须先按经络学说进行辨证归经，判断疾病属于何经后，通常根据经脉循行及其主治特点进行循经取穴。《四总穴歌》所载"肚腹三里留，腰背委中求，头项寻列缺，面口合谷收"，就是循经取穴的典型代表。

药物治疗也是以经络为渠道，通过经络的传导转输，才能使药到病所，发挥其治疗作用。古代医家在长期医疗实践中，根据某些药物对某一脏腑、经络有特殊作用，确定了"药物归经"理论，金元时期的张洁古、李杲发展前述理论，提出"引经报使"药，如治头痛，属太阳经的可用羌活，属阳明经的可用白芷，属少阳经的可用柴胡。羌活、白芷、柴胡不仅分别归手足太阳、阳明、少阳经，且能引他药归入上述各经而发挥作用。

附：经络的现代研究

近年来，随着科学技术的进步和现代生物医学的发展，人类对自身形态结构和生命过程的认识不断深化，那么经络的实质到底是什么？它是生物机体内尚未被发现的新结构还是已知结构的未知功能，对此，国内外学者在各个科学领域内用不同的手段和方法、从不同的角度对经络进行了深入的研究。

（一）循经感传现象与规律的研究

循经感传是针灸临床中最为常见的一种经络现象，是指用毫针、脉冲电、按压及其他方法刺激人体穴位时，所产生的一种酸、麻、胀、重等感觉沿着古典经脉路线传导的现象，一直被人们认为是古人创立经络学说的主要依据。

1973 ~ 1978 年，中国共有 20 多个省、市、自治区的有关单位按照统一规定的普查方法和分型标准，对不同民族、性别、年龄和健康情况的人群进行了 6 万多人次的普查，结果发现：感传出现率为 5.6% ~ 45.2%，大多数在 12% ~ 24% 之间，其中显著型最高达 2.2%，多数在 0.2%。大规模的调查结果还表明：循经感传广泛存在于人群之中，基本上无种族、地域、年龄等方面的差别。

1. 循经感传的主要特征

（1）循经感传的性质　因刺激方法不同和受试者个体差异而多种多样，多数为酸、麻、胀、重感，也有虫爬感、麻跳感、流水感、冷感等。

（2）循经感传的宽度和深度　感传的宽度与不同个体、不同经脉、不同部位及刺激的方法强度有关，多数感传为线状，粗细在 2 ~ 5mm，部分为横径 1 ~ 3cm 的带状，一般四肢远端较窄，近端和躯干部较宽；感传尚有一定的深度，肌肉浅薄处较浅，肌肉丰厚处较深。

（3）循经感传的方向和回流　刺激四肢末端的井穴，感传向躯干、头面部方向单向传导；刺激经脉中途的穴位，感传大多向上下方双向传导。大多数受试者在停止刺激后，感传又能由原传导路线向刺激穴位回流，直至消失。

（4）循经感传的速度　循经感传的出现有一定的滞后期，一般在腧穴受到数秒或十几秒的持续刺激之后，才会出现循经感传。循经感传的速度远较神经传导速度慢，从每秒数毫米至数厘米不等，一般在 0.10m/s 左右，但个体差异很大。有的人在感传过程中还有走走停停的"间歇"现象，或越过某一部位的"跨越式"传导。

（5）循经感传对脏腑器官活动的影响　循经感传过程中，出现的感传与脏腑、五官九窍功能活动相联系的现象极为普遍。如感传沿肺经到达胸部时，受试者觉胸部紧迫、呼吸困难，到达上腹部时觉胃部灼热、发胀等。如此这些不胜枚举，为循经感传现象的客观存在提供了佐证。

（6）循经感传的趋病性　经过对大量循经感传现象的观察发现，在病理状态下，当感传邻近某一病灶时，常可偏离经脉，折向病灶部位，使局部症状即时缓解，这种传导的路线和方向有"趋向病所"的特征，有重要的治疗学意义。

（7）循经感传的可阻滞性　在循经感传线上附加一个阻滞刺激，可使正在传导的感传不再向前传导。当阻滞因素撤除后，感传又可恢复并继续向前传导，这就是感传的可阻滞性。引起感传阻滞的因素很多，有机械压迫、局部冷冻、局部注射生理盐水或轻触觉刺激。此外，感传延伸的前方如遇手术切口、瘢痕、肿块时，可因此而被阻断。

2. 隐性感传

在感传"阴性"者的井穴上给予脉冲电刺激，然后用特制的小型叩诊锤从原穴以上各个不同水平面沿着经脉的垂直线在体表进行连续、均匀地叩击，结果可找到一个最明显的阳性点。把这些阳性点连起来，恰与古典经线相符合。研究者们对这种需经附加刺激才能使受试者出现感传感觉的现象称为"隐性感传"。1977 ~ 1987年的 10 年间，各地先后对 1030 人做了调查，其隐性感传出现率最低为 58%，最高则达 100%。

3. 循经感传的激发

（1）传统针刺手法导气　手法激发经气的传导，一直为针灸学家所重视，传统的导气手法主要从针刺方向、捻转角度和押手按压三个方面实施。近年来，有人用针触易感点，捻转、动摇、搓弹的催气法，行针加灸等对 1019 例患者进行激发，感传率达 87.54%。

（2）电针短程接力　采用电针刺激井穴，出现短程感传时即在其终止处再加刺激，如此多次刺激接力，可使感传达到全程。多次进行上述接力刺激，感传循一条经脉全程传导所需的接力刺激次数会越来越少，最后仅刺激井穴，感传即可贯通全程。

（3）入静诱发　入静诱发是指通过诱导入静改变人体的功能状态，结合穴位刺激以诱发感传。有人曾在 118 例战士和中小学生中入静诱发，其感传出现率达 85.6%。

（4）药物激发　有人对 67 名受试者应用 ATP、辅酶 A、细胞色素 C、活血化瘀中药等肌内注射、口服或静脉给药，发现这些药物都可在一定程度上提高循经感传的显著程度。

4. 循经感传与临床疗效的关系　中医学认为，"刺之要，气至而有效"（《灵枢·九针十二原》），指出"气至病所"能收到较好的临床疗效。大量的临床观察资料证明，感传越显著，疗效越好。有人对 170 例近期心电图 ST 段、T 波有不同程度改变的冠心病患者观察针刺内关穴时心脏收缩间期、心输出量等 8 项指标的变化，结果发现，170 例患者感传与针效之间的相关系数为 0.893（P < 0.01），说明感传显著程度和针刺效应的优劣之间存在高度正相关。还有人运用手法激发循经感传并使之到达病所，治疗 102 例久治不愈的面肌痉挛患者，取得了良好疗效，其中感传上达头面者效果更佳。无数的临床事实提示循经感传与临床疗效是息息相关的。

此外，国内还有不少学者对循经感传与针刺镇痛及针麻效果的关系进行了广泛的研究，结果发现两者也呈正相关。

5. 其他经络现象　除循经感传现象外，还有一些其他的经络现象，如循经性皮肤病、循经性疼痛和感觉异常，以及循经出现的红线、白线、丘疹、出血带、汗毛坚立、肌肉跳动、出汗等现象。

（1）循经性皮肤病　循经性皮肤病是一种十分引人注目的经络现象，由于它行程清楚，肉眼可见，直观地显示了经的特殊循行路线，是可见的经络现象。迄今为止，我国学者总计观察了 25 个病种、346 名患者，从中观察到 478 条循经性皮肤病，分布于经络全程或接近全程的共 137 条，占总数的 28.67%。循经性皮肤病涉及的病种较多，常见的有神经性皮炎、扁平苔藓和贫血痣，尚可见疣状痣、色素痣、色素沉着、白癜风、湿疹、银屑病、硬皮病、皮肤腺痣等。它以其直观的形态学变化，从一个侧面证实了古人所描述的经络循行路线是客观存在的。

（2）循经性感觉障碍 循经性感觉障碍是指沿着经脉循行路线自发出现的疼痛、异常感觉及其他感觉障碍，如感觉麻痹、感觉异常和感觉过敏。感觉麻痹，即感觉消失或减退；感觉异常，是指在无外来刺激的情况下机体出现的蚁行、虫爬、电麻等异常感觉；感觉过敏，是指刺激的异常敏感，如以棉花触及皮肤即引起不适，甚至疼痛等。循经性感觉障碍的性质可多种多样，如麻、痛、冷、热、痒、胀、跳动、虫行等，其中以循经性麻痛最为多见，临床上常表现为循经性的麻木反应带和痛敏反应带，两者与脏腑病变程度呈正相关关系。

6.伴随感传出现的一些功能反应 循经感传作为一种主观感觉，从生理学的角度虽不能直接加以记录或显示，但某些循经感传显著者针刺时常可伴随感传而出现一些功能反应，如红线、白线、红疹、皮丘带等。其循经出现的长短不一，红线、白线的宽度为 1 ~ 2cm 不等，红疹、皮丘疹宽度约1cm。有偶尔出现一次的，有重复出现的，出现时持续的时间为几十分钟至十几小时不等。也有研究者在观察过程中发现针刺时循经出现的发汗、立毛现象和沿经皮肤温度、肌电发放及血流图的变化，循经出现的这些功能变化，目前虽然还仅只是在部分受试者身上记录到，但它无可辩驳地说明循经感传并不只是一种单纯的主观感觉，其循经部位还会出现各种复杂的功能反应，它的路线是有迹可寻的。

（二）循经感传现象检测方法的研究

经络现象研究结果证明，人体确实存在着某种与古典医籍记载基本一致的轨迹，但只有以客观的方法将这些特殊的轨迹检测出来，才有可能对它进行深入的研究。这项工作从 1980 年开始逐渐被重视，长期以来，国内外经络研究者们在这方面做了不懈的努力，取得了一些重要研究成果和进展。

1.循经低电阻测定 皮肤电阻检测是在经络循行路线的客观检测中应用最多的方法之一。1950 年，日本中谷义雄在检测一名肾病患者的皮肤导电量时，发现患者下肢皮肤导电量有较高点，这些点的连线与足少阴肾经路线相似。继中谷义雄之后，国内许多研究人员开展了大量的经络电阻检测研究工作，其中绝大部分工作是从穴位皮肤电阻入手，而对经络循行路线皮肤电阻的测定工作开展得还不多。由于方法上的缺陷，测定结果不稳定，各家报道差异较大，但总体上肯定了穴位和经络的低阻（高导电量）特性。福建省中医药研究院在前臂内侧皮肤低阻点的循经分布研究中，观测 12 名受试者前臂内侧皮肤低阻点的分布状况，所测得的 391 个皮肤低阻点相当于分布在手三阴经的循经路线上及旁开数毫米范围内。在此实验中，皮肤低阻点是随机出现，但从总体上看，结果却是循经的。这一事实说明皮肤低阻点的循经分布的确是一种客观存在的生命现象，绝非实验误差或其他人为因素造成的。

2.放射性同位素示踪 早在 20 世纪 60 年代初期，我国就有人开始应用放射性同位素检测经络的循经路线。20 世纪 80 年代中期有人将过锝酸钠洗脱液（此液为小分子结构，能透过生物膜，半衰期为 6 小时）注入健康受试者或患者的穴位（主要是腕踝部穴位），然后以大视野 γ - 闪烁照相机自动扫描，记录放射性同位素迁移过程的图像，将示踪轨迹与古典经线进行比较，结果发现放射性同位素示踪轨迹在四肢肘膝关节以下与古典经线基本一致，肘膝关节以上部分也大致吻合。但对身体其他部位经络路线的显示还有待进一步研究。

3.循经声传导特性检测　20世纪80年代初期有人率先以弹簧压力计在穴位上施加恒定的压力激发声信号，以声电换能器在预定的部位接收，发现在该穴所属经脉的循行线上可以记录到相应的声发射信号（低频机械振动波）。近年来有研究人员用4个探头同时记录，对大肠经的循行路线进行检测，根据多次观察的结果，本经穴位的声信号出现率均显著高于两侧旁开的对照点，显示了低频声信号循经传播的特点。此外，亦有人在羊体的"胃经"（模拟人的胃经循行路线和经穴位置）也可记录到循经声信号，其在"胃经"诸穴的出现率为80.05%，而在对照部位的出现率则为43.68%。但由于体内产生低频振动的声源较多，且传导这种信号的基质目前也尚不清楚，故这项工作还有许多问题有待进一步解决。

在体表循行线检测方法的研究中，还有人对皮肤经穴的超微发光进行了研究，发现人体经穴能发出较强冷光，发光强度在一定程度上反映了机体生命活动能力的强弱。另有人借助红外成像技术、液晶热象图、辐射场照相术、磁信号、粒子分布检测等开展了一些研究，但尚待进一步深入。

（三）循经感传现象形成机制的研究

对于循径感传现象的形成机制，有各种不同的看法，大体上可概括为以下两种观点。

1."中枢兴奋扩散"　持这种观点的人认为：循经感传形成的根本环节在中枢神经系统内部，是由于针刺穴位时产生的兴奋在中枢神经系统，特别是大脑皮层内的定向扩散所致。也就是说，感传循行于外周，实质则在中枢。其主要依据是：

（1）皮层感觉功能　循经感传现象是以皮层感觉功能为基础，一旦大脑皮层感觉功能或高级中枢神经系统损害后，循经感传现象就不再发生。例如，有人发现脊髓完全横断者在损伤水平以下不能引出感传；腰麻后刺激麻醉水平以上穴位，25例感传显著者均有感传，且有半数以上的感传进入麻醉区直达足趾。但刺激麻醉水平以下的足趾井穴时，24例麻醉完全者有22例未感觉到刺激，也未出现感传。

（2）幻肢存在感传　在对55例截肢患者用低频脉冲电刺激残肢端穴位后，有34例出现患肢感传，并且也具有循经性、可阻滞性和传导速度较慢等特征。由于这些截肢者出现循经感传的部位已失去了"外周"的特质基础，说明是"中枢"因素发挥了重要作用。

（3）气功可诱发感传　气功入静锻炼过程中的入静沉思，实际上是大脑的一种特殊功能状态。采用入静诱发感传的方法，在改变中枢功能状态的条件下，可大幅度提高循经感传的出现率。

以上依据均为循经感传形成机制的"中枢兴奋扩散"假说提供了佐证，但"中枢兴奋扩散"说难以对足三阳经、任脉、督脉等跨越身体多个部位的循经感传路线做出合理的解释。

2. **"外周动因激发"** 持这种观点的人认为：循经感传现象形成的根本环节在体表，它可能是由于体表的神经感受装置被针刺时沿经传导的某种"动因"依次兴奋，冲动相继传入中枢神经系统，从而产生了主观感受到的感传。其主要依据是：

（1）感传线与已知结构不同 循经感传的路线与已知的神经、血管、淋巴管分布不一致，感传的速度较周围神经的传导速度慢。

（2）感传可伴形态学改变 感传不仅是一种主观感觉上的变化，一部分人可继发产生循经的红线、白线、丘疹、水疱和皮下出血等，还可发生循经性皮肤病。

（3）感传可被阻滞 循经线上的低阻抗、高发光等其他生物物理学特性，以及在感传线上施加压迫、局部冷冻或注射液体能直接阻断感传的现象，而对周围神经动作电位和皮层体感诱发电位则无明显影响。

（4）在体表感觉缺失区感传会改变 感传在肌肉、肌腱手术后改道行走，遇到创伤、关节或瘢痕时也会受阻或绕道，还有截瘫患者身上出现"跨越式"传导等，恰能说明在体表某些失去感觉的区域内，仍有某种依照某固定路线而进行的传递过程继续通过，当传导跨出感觉障碍区后，又再度被高级中枢感知。

但是，"外周动因激发"的理论又无法解释幻肢感传、自发感传、气功入静提高感传率，以及情绪变化能影响感传等事实，同时在形态结构、物质基础方面至今仍未发现循经线与其他部位的差别。

经络作为一个完整的调节系统，不应是独立于中枢之外的一个孤立的外周系统，也不应是和外周隔离的一个孤立中枢系统，而应有从外周到中枢、从低级到高级的谱系。外周有循经感传的实质过程，中枢则有感传的功能联系。感传在中枢内的某种特定联系，实际是感传的外周实质过程的反映和投射，没有外周的循经性实质过程，也就不可能出现中枢的特定功能联系。

（四）经穴脏腑相关的调整作用及其联系途径的研究

中医学认为，"夫十二经脉者，内属于腑脏，外络于肢节"，指出经络是人体运行气血、沟通内外、贯串上下的径路。腧穴是脏腑、经络之气输注于体表的部位，它既是脏腑疾病在体表的反映点，又是针灸时疏通气血、调整经脉、脏腑功能的刺激点，故而是人们研究经络和脏腑关系的一个重要环节。

通过长期的医疗实践，结合动物实验，人们对穴位功能的特异性及经穴与脏腑相关的调整作用与联系途径进行了大量、深入的研究，结果发现，经穴具有相对的特异性和双向的调整功能，经穴、脏腑之间确有相对的特异联系。从已有的实验资料看，神经系统特别是自主神经系统是实现经穴脏腑相关的一个重要途径，但单用自主神经系统的功能活动并不能完全概括经络系统的所有功能和经络现象。目前已有大量研究结果提示，经络脏腑之间可能还有其他的联系方式，有待于进一步研究。

（五）关于经络实质的几种主要观点和假说

近些年来，大量的临床资料观察和实验研究，特别是循经感传现象的研究，证实了经络是客观存在的，但经络的实质是什么？一些学者从不同的角度进行探索，提示了各种假说。他们都从某一侧面涉及了经络的实质，但尚需大量的、扎实的实验依据予以验证。

目前对经络实质的看法大体上有以下3种观点：①经络是以神经系统为主要基础，包括血管、淋巴系统等已知结构的人体功能调节系统。②经络是独立于神经、血管、淋巴系统等已知结构之外（但又与之密切相关）的另一个功能调节系统。③经络可能是既包括已知结构也包括未知结构的综合功能调节系统。

这些观点虽然都还不能对经络做出十分圆满的解释，但毕竟是某一时期对经络这种复杂生命现象的一种认识，从某个侧面反映了经络的实质。围绕经络实质的研究所提出的各种假说很多，就其主要者归纳如下：

1. 经络与神经系统相关说　经络的形态学研究结果表明，在穴位或其附近，常有神经干或较大的分支通过。不少学者认为刺激体表经穴要引起循经感传，并迅速地引起相应的脏腑器官功能的变化，只有在神经系统的参与下才有可能完成。因此，经络与神经系统的功能是分不开的。

有人根据尸体解剖的结果指出十二经脉与外周神经有非常密切的关系，如手太阴肺经循行线与肌皮神经的外侧束和前臂外侧皮神经的走行几乎一致，手少阴心经的循行线与尺神经及前臂内侧皮神经走行相应，手厥阴心包经循行线与正中神经的走行基本一致等。

在躯干部，虽然经络主要呈纵行分布，而神经呈横向分布，但如果进一步分析经络所属腧穴的作用，则可看出，经络在纵行联系之中还包含有横向的前后关系。躯干部腧穴，特别是背俞、腹募、任脉穴与其所主治的内脏在神经所属节段上有相当一致性。如膻中属第4胸神经，主治呼吸系统（第2颈神经至第4胸神经）疾患；中脘属第8胸神经，主治消化系统（第8、第9胸神经）疾患。通过对十四经穴的综合对比发现，各经穴的主治证候绝大部分与节段反射联系相一致。

还有人认为，针刺之所以具有双向调节作用，机制之一是因为经络与自主神经系统关系密切。如观察200只雄性大白鼠、少量猫、猴和外科手术中取得的小块人体组织，在荧光显微镜下看到其组织中的小血管周围有肾上腺素能神经和胆碱能神经终末分布，这些神经绝大部分属于交感节后纤维。因此认为，交感神经系统是经络实质的重要组成部分。

根据经络能运行气血的特点和针刺对机体各系统功能的调节作用，有人认为神经体液的综合性调节功能，可能就是经络的功能和物质基础。

近些年来，又有人根据现代生理学证实了人类主观感觉的发生是大脑皮层的一种功能表现，以及针刺狗的足三里穴可以建立食物性条件反射等，说明经络与皮层之间有着密切的联系，从而提出经络－皮层－内脏相关的假说，但这一传导系统的结构基础有待于继续阐明。

2. 经络与血管、淋巴管相关说　根据古代文献记载："经脉者，受血而营之。"（《灵枢·经水》）"经之动脉，其至也，亦时陇起……其至寸口中手也，时大时小。"（《素问·离合真邪论》）说明古人把"脉"作为经络形态的依据。故近些年来，有人在经络研究中观察了各经脉循行部位的血管分布状况，如手太阴肺经循行部位与腋动脉、腋静脉、胸肩峰动脉、胸肩峰静脉、头静脉、肱动脉、肱静脉、桡返动脉、桡返静脉的分支等所形成的动、静脉网等血管系统有关。另有人在 18 个截肢的新鲜肢体的太冲、涌泉、商丘等穴注入墨汁，然后将肢体以甲醛溶液固定，逐层解剖，其中 13 个肢体出现了被墨汁充盈的纤细管道向上或向下延伸，大部分可循经直达肢体的断面，这种结构系管径为 40 ~ 300μm 的小静脉。如此等等，证明经脉、络脉与血管系统有密切关系。

有人根据古典医籍对经络的描述，对比了经脉循行路线和淋巴系统的关系，观察了穴位处脉管的 X 线显微结构、脉管的传导功能和穴位经络电泳显示点的形态，认为经脉指的是淋巴管，而络脉则与血管有关。并在 16 例 6 ~ 7 个月胎儿尸体的上肢观察到，注入少商穴的碳素墨水所显示的淋巴管的行程与手太阴肺经的主干一致，由此提出了"经络＝经脉＋络脉＝淋巴管系统和血管"。

3. 第三平衡系统说　根据现代生理学知识，已经知道人体内的平衡调节系统有 3 种，且其组织结构已经明了。第一平衡系统保持快速姿势平衡，其传导速度为 70 ~ 120m/s；第二平衡系统为自主神经系统，保持内脏活动较慢的动态平衡，其传导速度约为 1m/s；第四平衡系统为内分泌系统，控制机体的慢平衡，其活动速度以分钟计算。根据大量循经感传现象的研究资料，我国学者孟昭威提出了有关经络实质的第三平衡系统假说，且经络系统的调节速度刚好介于自主神经功能和内分泌这两个相差甚大的平衡系统之间，填补了两者之间的空白，即第三平衡系统为经络系统，传递体表刺激对内脏的影响，保持更慢的动态平衡，其传导速度为 0.1m/s。他还提出人体正常活动是通过这 4 个系统的联合行动完成的。但经络这个平衡系统的形态学基础尚未清楚。

4. 其他假说　基于生理学已知事实和国内经络现象的研究结果，我国学者汪桐于 1977 年提出经络实质的二重反射假说。他认为，针刺穴位，一方面可以通过中枢神经系统引起通常的反射效应（即长反射）；另一方面，由于局部组织损伤而产生的一些酶、化学物质作用于游离神经末梢，引起一系列的局部短反射，通过神经丛（网）相互作用，一个局部短反射的效应成为另外一个局部反射的原因，依次相继激发，从而引起了循经出现的各种经络现象。

在对针刺时循经出现的红线、皮丘带等经络现象与皮肤三联反应的特点进行对比分析的基础上，张保真教授在 1980 年提出了"轴索反射接力联动假说"。他认为，针刺穴位时，一个感觉神经元的轴索反射可以引起下一个神经元的轴索反射传到远方，从而引起循经感传等经络现象，并推断接力联动的物质基础可能是相邻近皮节在皮肤中的轴突样连接。这一假说试图从组织生理学的角度对循经皮肤反应等经络现象的产生机制和组织结构基础做出合理的解释。针对这一假说，目前正在开展深入的实验观察。

有人分析了人体内的 3 种细胞间信息传递方式，即长程通讯、短程通讯和直接通讯，认为经络与细胞间直接通讯关系密切，认为经络可能是特化的细胞间隙连接直接通讯系统。这个假说的依据是：①循经感传的速度与离子等物质在细胞间隙连接中的传导速度是相近的。②实验证明，经络线上细胞间隙连接的数目、直径比非经线处要多、要大。③经络线上细胞间隙连接的启闭与经络表皮的低电阻密切相关。④影响间隙连接通道启闭的因素可影响针刺效应。此假说是从细胞通讯角度探讨经络实质的一个新尝试。

除此以外，尚有脊髓前角运动神经元反射假说、经络电通路假说和经络波动假说等，旨在从生物物理学的角度去探索和提示经络实质的奥秘。

第三章　腧穴总论 ▷▷▷▷

腧穴是人体脏腑经络之气输注于体表的特殊部位，也是针灸推拿及其他一些外治法的部位。"腧"与"输"相通，有转输的含义；"穴"即孔隙的意思。腧穴不是孤立于体表的一些点，而是与深部脏腑、组织、器官有着不可分割的密切联系的一些特殊部位。在历代文献中，腧穴有"砭灸处""节""会""骨孔""气穴""穴位"等不同名称。

腧穴既是疾病的反应点，也是针灸防治疾病的刺激点。腧穴与经络、脏腑、气血密切相关。《灵枢·九针十二原》云："欲以微针通其经脉，调其血气，营其逆顺出入之会。"说明针刺腧穴后，通过疏通经脉，调理气血，可达到治疗疾病的目的。

"腧""输""俞"三种穴名均指腧穴，但在应用时各有所指。所谓"腧穴"是指穴位的统称；"输穴"是指特定穴中五输穴（井、荥、输、经、合）中的第三个穴位；"俞穴"是指脏腑之气输注于背部的腧穴，即五脏俞和六腑俞的背俞穴。

在临床上要正确运用针灸治疗疾病，首先必须掌握好腧穴的定位、归经、主治等基本知识。

第一节　腧穴的发展、分类和命名

一、腧穴的发展

腧穴是人们在长期的医疗实践中陆续发现的。远古时代，当人体某一部位或脏器发生疾病时，在病痛局部砭刺、叩击、按摩、针刺、火灸等，发现可减轻或消除疼痛，这种"以痛为输"所认识的腧穴，既无定位又无定名，是认识腧穴的最初阶段。其后，当人们对体表施术部位及其治疗作用的了解逐步深入，积累了较多的经验时发现，有些腧穴有确定的位置和主治的病证，并给予位置的描述和命名，这是腧穴发展的第二阶段，即定位、定名阶段。随着对经络及腧穴主治作用认识的不断深化，古代医家对腧穴的主治作用进行了归纳，并与经络联系，说明腧穴不是体表孤立的点，而是与经络脏腑相通的。通过不断总结、分析和归纳，古代医家逐步将腧穴分别归属各经。这是腧穴发展的成熟阶段，即定位、定名、归经阶段。

关于腧穴的数量也是经过不断发展、凝练而最后确定下来的。《内经》论及穴名约160个，并有腧穴归经的记载。晋代皇甫谧所著的《针灸甲乙经》记载了周身经穴名349个，除论述了腧穴的定位、主治、配伍、操作要领外，还对腧穴的排列顺序进行了整理，为腧穴学理论和临床应用作出了重要贡献。北宋王惟一对腧穴重新进行修订，撰写了《铜人腧穴针灸图经》，记载腧穴354个，详载穴位的名称、部位、主治、刺灸等。

元代滑伯仁所著《十四经发挥》记载的经穴亦为 354 个，并将全身经穴按循行顺序排列，成"十四经穴"。清代李学川《针灸逢源》完整地列出了 361 个经穴，为今针灸学教材所依从。

二、腧穴的分类

人体的腧穴很多，总体上可分为十四经穴、奇穴、阿是穴三类。

（一）十四经穴

十四经穴简称"经穴"，即归属（分布）于十二经脉及任、督二脉循行线上的腧穴，有固定的名称、位置和归经。共有 361 个，其中双穴 309 对，单穴 52 个，绝大部分是晋代以前发现的。这些腧穴与经络关系十分密切，具有主治本经病证的共同作用，而且能反映十四经及其所属脏腑的病证。

（二）奇穴

奇穴是指没有归属十四经的腧穴，因其有奇效，故称"奇穴"。又因其在十四经以外，故又称"经外奇穴"。它是在阿是穴的基础上发展起来的，有一定的名称，也有明确的位置。这类腧穴的主治范围比较单纯，多数对某些病证有特殊疗效，如四缝穴治小儿疳积。

（三）阿是穴

阿是穴又称"压痛点""天应穴""不定穴"等。这类腧穴即无具体名称，又无固定位置，而是以压痛点或其他反应点作为针灸施术部位，即所谓"以痛为腧"。唐代孙思邈的《备急千金要方》载："有阿是之法，言人有病痛，即令捏其上，若里当其处，不问孔穴，即得便快成（或）痛处，即云阿是，灸刺皆验，故曰阿是穴也。"阿是穴无固定的部位和数目。

三、腧穴的命名

腧穴的名称均有一定的含义，它是历代医家以其所居部位和作用为基础，结合自然界现象和医学理论等，采用取类比象的方法而定的。了解腧穴命名的含义，有助于熟悉、记忆腧穴的部位和治疗作用。其命名根据有以下几个方面：

（一）根据所在部位命名

即根据腧穴所在的人体解剖部位命名，如腕旁的腕骨、乳下的乳根、面部颧骨下的颧髎、第七颈椎棘突下的大椎等。

（二）根据治疗作用命名

即根据腧穴对某种病证的特殊治疗作用命名，如治疗目疾的睛明、光明，治水肿的水分、水道，治口眼㖞斜的牵正等。

（三）利用天体地貌命名

即根据自然界的天体名称如日、月、星、辰等和地貌名称如山、陵、丘、墟、溪、谷、沟、泽、池、泉、海、渎等，结合腧穴所在部位的形态或气血流注的状况而命名，如日月、上星、太乙、承山、大陵、商丘、丘墟、太溪、合谷、水沟、曲泽、涌泉、小海、四渎等。

（四）参照动植物命名

即根据动植物的名称，以形容腧穴所在部位的形象而命名，如伏兔、鱼际、犊鼻、鹤顶、攒竹、口禾髎等。

（五）借助建筑物命名

即根据建筑物名称来形容某些腧穴所在部位的形态或作用特点而命名，如天井、印堂、巨阙、脑户、屋翳、库房、地仓、气户、梁门等。

（六）结合中医学理论命名

即根据腧穴部位或治疗作用，结合阴阳、脏腑、经络、气血等中医学理论命名，如阴陵泉、阳陵泉、心俞、三阴交、三阳络、百会、气海、血海、神堂、魄门等。

第二节　腧穴的主治特点和规律

腧穴不仅是气血输注的部位，当人体生理功能失调时，又是邪气所客之处，在防治疾病时又是针灸的刺激点。针灸防治疾病是通过刺激局部的腧穴，发挥经络的调整和传导功能，给脏腑乃至机体以整体性的影响，使阴阳趋于平衡，邪去正复。

一、腧穴的主治特点

（一）近治作用

腧穴的近治作用，是指全身所有腧穴均有治疗该穴所在部位及邻近组织、器官的病证的作用。这是所有腧穴主治作用所具有的共同特点，是"腧穴所在，主治所在"规律的体现。如眼区的睛明、承泣、四白等穴均能治眼病；鼻旁的迎香穴能治鼻疾；胃脘部的中脘、天枢等穴能治胃肠疾患；足跟的大钟穴可治足跟痛；等等。

（二）远治作用

腧穴的远治作用，是指在十四经腧穴中，尤其是十二经脉在四肢肘、膝关节以下的腧穴，不仅能治局部病证，而且能治本经循行所涉及的远隔部位的组织、器官、脏腑的病证，有的甚至具有影响全身的作用。这是十四经腧穴主治作用的基本规律。如列缺穴不仅能治上肢病，而且能治肺系的疾患，如咳嗽、咽痛、头痛等；足三里不但能治下肢病证，而且对调整消化系统的功能，甚至对人体防卫、免疫反应方面都有很大作用。

（三）特殊作用

腧穴的特殊作用，是指腧穴的相对特异性和双重性的良性调整作用。

1. 相对特异性　指穴位与非穴位、这一腧穴与那一腧穴在治疗作用上所具有的不同特点，即每一个腧穴对不同脏器与部位所发生的各种病变所具有的特殊作用。如针大椎穴可退热、灸至阴穴可矫正胎位均是其特殊的治疗作用。

2. 双向良性调整作用　指机体在不同状态下，针刺同一腧穴出现两种相反的治疗作用。如针刺天枢，机体泄泻时可止泻，机体便秘时可通便；针刺内关，心动过速时可减慢心率，心动过缓时可使之恢复正常。

二、腧穴的主治规律

腧穴（主要指十四经穴）的主治呈现出一定的规律性，主要有分经主治和分部主治两大规律。大体上，四肢部经穴以分经主治为主，头身部经穴以分部主治为主。

（一）分经主治规律

分经主治，是指某一经脉所属的经穴均可治疗该经循行部位及其相应脏腑的病证。十四经穴的主治作用归纳起来大体是：本经腧穴能治本经病，表里经腧穴能治疗互为表里的经脉脏腑病，邻近经穴能配合治疗局部病。各经腧穴的主治既有其特殊性，又有其共同性（表 3-1）。

表 3-1　十四经腧穴主治异同表

经名		本经主治特点	二经相同主治	三经相同主治
手三阴经	手太阴经	肺、喉病		胸部病
	手厥阴经	心、胃病	神志病	
	手少阴经	心病		
手三阳经	手阳明经	前头、鼻、口、齿病		眼病、咽喉病、热病
	手少阳经	侧头、胁肋病	耳病	
	手太阳经	后头、肩胛病、神志病		
足三阳经	足阳明经	前头、口齿、咽喉、胃肠病		眼病、神志病、热病
	足少阳经	侧头、耳、项、胁肋、胆病		
	足太阳经	后头、项、背腰、肛肠病		

续表

经名		本经主治特点	二经相同主治	三经相同主治
足三阴经	足太阴经	脾胃病		前阴病、妇科病
	足厥阴经	肝病		
	足少阴经	肾、肺、咽喉病		
任、督二脉	任脉	中风脱证、虚寒证	神志病、脏腑病、妇科病	
	督脉	中风昏迷、热病、头面病		

（二）分部主治规律

十四经腧穴的分部主治各有其特点。如头、面、颈项部的腧穴，绝大多数治局部病；胸腹部腧穴，大多可治脏腑及急性疾患；背腰部腧穴，大多治局部病证、脏腑和慢性疾患；少腹部腧穴，能主治脏腑及全身性疾患；四肢肘膝以上的腧穴，以治局部病证为主；肘膝至腕踝部的腧穴，能治局部及脏腑疾患；腕踝以下的腧穴，能治局部、头面、五官病证及发热、神志病等全身性疾患（图3-1至图3-6）。

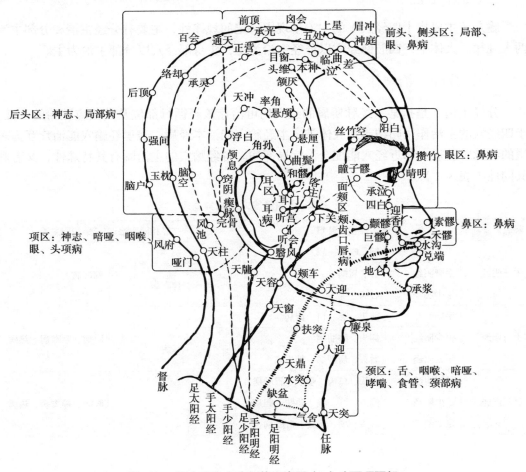

图 3-1　经穴分布主治规律示意图（1）头面项颈部

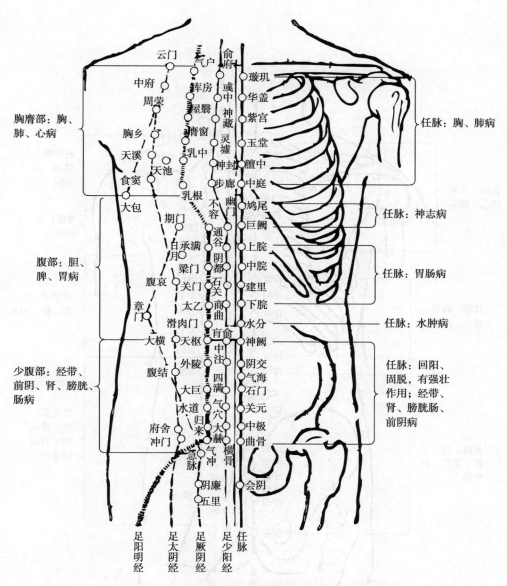

图 3-2 经穴分布主治规律示意图（2）胸膺胁腹部

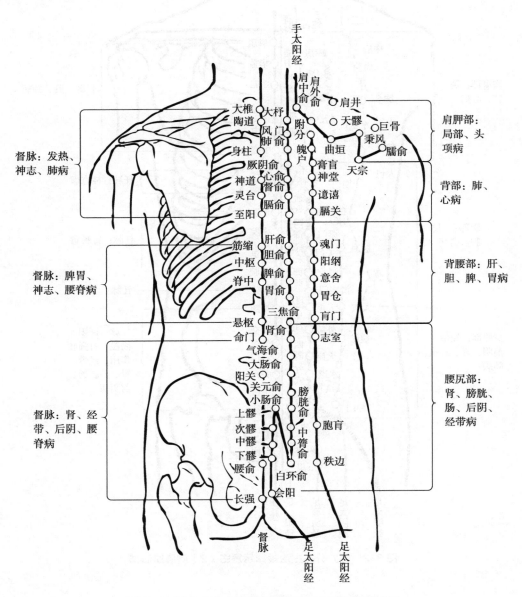

图 3-3　经穴分布主治规律示意图（3）肩背腰尻部

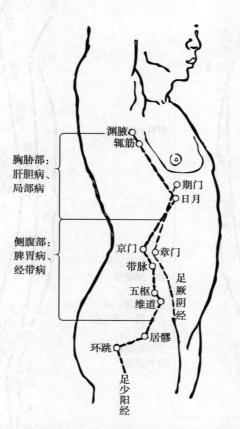

图 3-4　经穴分布主治规律示意图（4）腋胁侧腹部

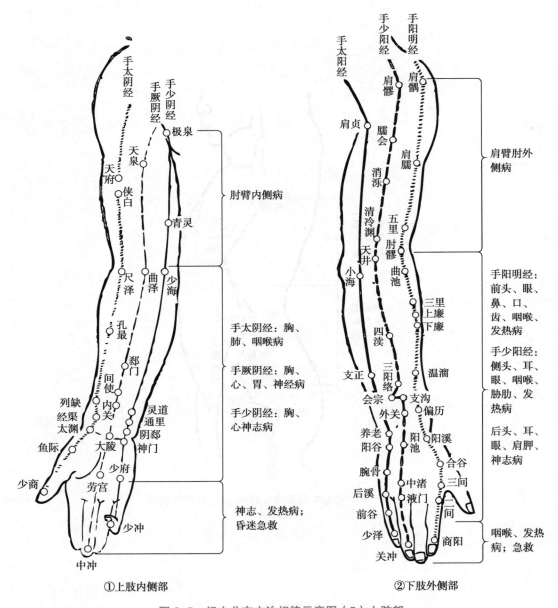

①上肢内侧部

②下肢外侧部

图 3-5　经穴分布主治规律示意图（5）上肢部

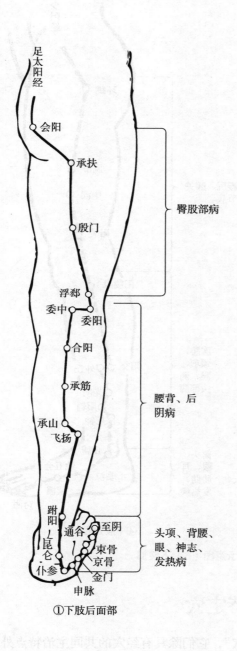

①下肢后面部

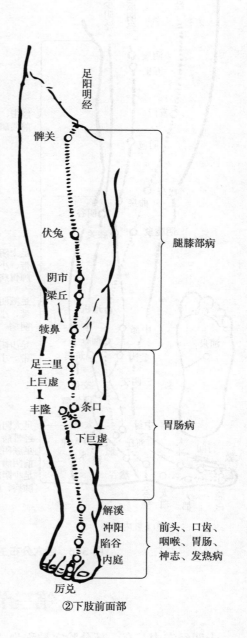

②下肢前面部

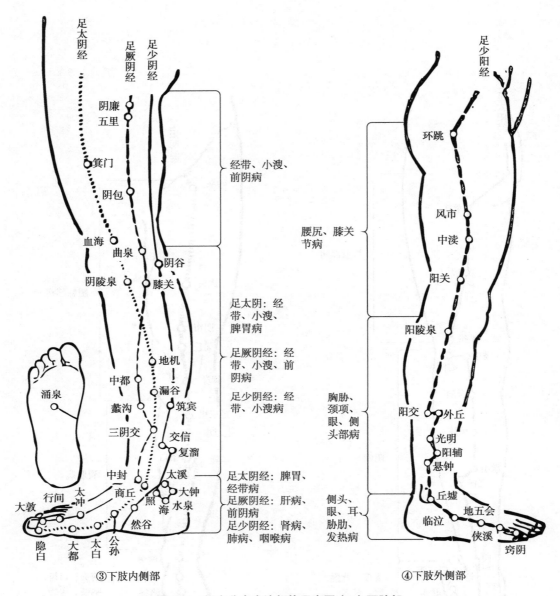

图 3-6　经穴分布主治规律示意图（6）下肢部

第三节　特定穴

十四经穴中，有一部分腧穴被称为"特定穴"，它们除具有经穴的共同主治特点外，还有其特殊的性能和治疗作用，故又有特别的称号，其对针灸临床治疗有着重要意义。

一、特定穴的意义

十四经中具有特殊性能和治疗作用，并有特定称号的腧穴即为特定穴。根据其不同的分布特点、含义和治疗作用，分成"五输穴""原穴""络穴""郄穴""下合穴""俞穴""募穴""八会穴""八脉交会穴"和"交会穴"等 10 类。

二、特定穴的分类及特点

（一）五输穴

十二经脉分布在肘、膝关节以下的 5 个特定穴，即"井、荥、输、经、合"穴，称为"五输穴"，简称"五输"（表 3-2）。"井"穴分布在指、趾末端，为经气所出，像水的源头；"荥"穴分布于掌指或跖趾关节之前，像刚出的泉水微流；"输"穴分布于掌指或跖趾关节之后，喻作水流由小到大，由浅入深，经气渐盛；"经"穴多位于前臂、胫部，如水流变大畅通无阻，经气盛行；"合"穴多位于肘膝关节附近，如江河水流汇入湖海，经气充盛入合于脏腑。《灵枢·九针十二原》所说的"所出为井，所溜为荥，所注为输，所行为经，所入为合"是对五输穴经气流注特点的概括。五输穴与五行相配，故又有"五行输"之称。

表 3-2　五输穴

经脉	井	荥	输	经	合
手太阴肺经	少商	鱼际	太渊	经渠	尺泽
手阳明大肠经	商阳	二间	三间	阳溪	曲池
足阳明胃经	厉兑	内庭	陷谷	解溪	足三里
足太阴脾经	隐白	大都	太白	商丘	阴陵泉
手少阴心经	少冲	少府	神门	灵道	少海
手太阳小肠经	少泽	前谷	后溪	阳谷	小海
足太阳膀胱经	至阴	足通谷	束骨	昆仑	委中
足少阴肾经	涌泉	然谷	太溪	复溜	阴谷
手厥阴心包经	中冲	劳宫	大陵	间使	曲泽
手少阳三焦经	关冲	液门	中渚	支沟	天井
足少阳胆经	足窍阴	侠溪	足临泣	阳辅	阳陵泉
足厥阴肝经	大敦	行间	太冲	中封	曲泉

（二）原穴、络穴

脏腑原气输注、经过和留止的部位，称为原穴，又称"十二原"。十二经的原穴多分布于腕踝部附近。

"络"有联络和散布的意思。十五络脉从十四经脉分出处各有 1 个腧穴，称为络穴。十四经脉的络脉表里相通，各有 1 个络穴，位于四肢肘膝关节以下，加上任脉络穴鸠尾位于腹部，督脉络穴长强位于尾骶，脾之大络大包位于胸胁，合称"十五络穴"。

十二原穴和十五络穴见表3-3。

表3-3 原穴与络穴

经脉	原穴	络穴	经脉	原穴	络穴
手太阴肺经	太渊	列缺	手太阳小肠经	腕骨	支正
手厥阴心包经	大陵	内关	足阳明胃经	冲阳	丰隆
手少阴心经	神门	通里	足少阳胆经	丘墟	光明
足太阴脾经	太白	公孙	足太阳膀胱经	京骨	飞扬
足厥阴肝经	太冲	蠡沟	任脉		鸠尾
足少阴肾经	太溪	大钟	督脉		长强
手阳明大肠经	合谷	偏历	脾之大络		大包
手少阳三焦经	阳池	外关			

（三）郄穴

"郄"有空隙之意，郄穴是各经经气深聚的部位。郄穴临床多用于治疗急性病证。十二经脉和奇经八脉中的阴跷脉、阳跷脉、阴维脉、阳维脉各有1个郄穴，共16个郄穴（表3-4），除胃经的梁丘外，都分布于四肢肘膝部以下。

表3-4 郄穴

经脉	郄穴	经脉	郄穴
手太阴肺经	孔最	手阳明大肠经	温溜
足阳明胃经	梁丘	足太阴脾经	地机
手少阴心经	阴郄	手太阳小肠经	养老
足太阳膀胱经	金门	足少阴肾经	水泉
手厥阴心包经	郄门	手少阳三焦经	会宗
足少阳胆经	外丘	足厥阴肝经	中都
阴跷脉	交信	阳跷脉	跗阳
阴维脉	筑宾	阳维脉	阳交

（四）下合穴

六腑之气下合于足三阳经的6个腧穴，称为下合穴，又称六腑下合穴（表3-5）。下合穴临床多用于治疗腑病，如胃病取足三里，肠痈取上巨虚，泻痢取下巨虚等。下合穴共有6个，其中胃、胆、膀胱的下合穴位于本经，大肠、小肠的下合穴同位于胃经，三焦的下合穴位于膀胱经。

表 3-5 下合穴

六腑	下合穴	六腑	下合穴
胃	足三星	三焦	委阳
大肠	上巨虚	膀胱	委中
小肠	下巨虚	胆	阳陵泉

（五）俞穴、募穴

俞穴是脏腑之气输注于背腰部的腧穴，又称"背俞穴"。五脏六腑各有 1 个背俞穴，位于足太阳膀胱经第 1 侧线上。

募穴是脏腑之气汇聚于胸腹部的腧穴，又称"腹募穴"。五脏六腑各有 1 个腹募穴。

俞穴、募穴见表 3-6。

表 3-6 俞穴、募穴

脏腑	背俞穴	募穴	脏腑	背俞穴	募穴
肺	肺俞	中府	大肠	大肠俞	天枢
心包	心包俞	膻中	三焦	三焦俞	石门
心	心俞	巨阙	小肠	小肠俞	关元
脾	脾俞	章门	胃	胃俞	中脘
肝	肝俞	期门	胆	胆俞	日月
肾	肾俞	京门	膀胱	膀胱俞	中极

（六）八会穴

八会穴是指脏、腑、气、血、筋、脉、骨、髓之气所聚会的 8 个腧穴（表 3-7）。

表 3-7 八会穴

八会	腧穴	八会	腧穴
脏会	章门	筋会	阳陵泉
腑会	中脘	脉会	太渊
气会	膻中	骨会	大杼
血会	膈俞	髓会	绝骨

（七）八脉交会穴

十二经脉与奇经八脉相通的 8 个腧穴，称八脉交会穴（表 3-8）。

表 3-8　八脉交会穴

经属	八穴	通八脉	会合部位
足太阴脾经	公孙	冲脉	胃、心、胸
手厥阴心包经	内关	阴维脉	
手少阳三焦经	外关	阳维脉	目外眦、颊、颈、耳后、肩
足少阳胆经	足临泣	带脉	
手太阳小肠经	后溪	督脉	目内眦、颈、耳、肩胛
足太阳膀胱经	申脉	阳跷脉	
手太阴肺经	列缺	任脉	胸、肺、膈、喉咙
足少阴肾经	照海	阴跷脉	

（八）交会穴

交会穴是指两条经或数经交会通过的腧穴，其分布以头身部为主，一般阴经多与阴经相交，阳经多与阳经相交。交会穴不仅能治疗本经（脏腑）的病证，而且还能兼治交会经脉及其脏腑的病证。如三阴交，本属于足太阴脾经，与足少阴肾经、足厥阴肝经交会，为足三阴经的交会穴，是治疗足三阴经及肝、脾、肾三脏的重要腧穴。

第四节　腧穴的定位方法

取穴是否准确，直接影响针灸的疗效。因此，针灸治疗强调准确取穴。《灵枢·邪气脏腑病形》指出："刺此者，必中气穴，无中肉节。"《备急千金要方》亦云："灸时孔穴不正，无益于事，徒破好肉耳。"为了准确取穴，必须掌握好腧穴的定位方法。中医（针灸）学对人体部位与方位的描述与现代解剖学不完全相同。传统的取穴姿势是：人体自然站立，两手下垂，掌心向内，两足与肩同宽。常用的腧穴定位方法有以下4种：体表解剖标志定位法、骨度分寸法定位、手指同身寸取穴法和简便取穴法。

一、体表解剖标志定位法

体表解剖标志定位法是根据人体自然解剖标志而定取穴位的方法。人体自然标志有两种：

体表解剖标志
定位法视频

（一）固定的标志

固定的标志是指不受人体活动影响、固定不移的标志，如五官、骨节、指（趾）、毛发、乳头、肚脐等。如鼻尖定素髎、腓骨小头前下方定阳陵泉、脐中定神阙等。

（二）活动的标志

活动的标志是指需要采取相应的动作姿势才会出现的标志，如关节、肌肉、肌腱、皮肤随活动而出现的孔隙、凹陷、皱纹等。如张口取听宫、听会、耳门，闭口取下关，翘起大拇指时腕背横纹上拇长伸肌腱与拇短伸肌腱之间的凹陷处取阳溪穴，这些都是在动态下作为取穴的标志。

二、骨度分寸定位法

骨度分寸定位法是指以体表骨节为主要标志测量全身各部的长短、宽窄、大小，依其长度和宽度，定出分寸。主要方法是将设定的两骨节点之间的长度折量为一定的等分，每 1 等分为 1 寸，10 等分为 1 尺。也就是说，"寸"不是绝对的长度，而是代表等分中的 1 分。依据国家标准（GB/T12346–2006），全身主要骨度分寸见表 3–9 和图 3–7。

骨度分寸法视频

表 3–9　常用骨度分寸表

部位	起止点	折量寸	度量法	说明
头面部	前发际正中至后发际正中	12	直寸	用于确定头部经穴的纵向距离
	眉间（印堂）至前发际正中	3	直寸	
	第 7 颈椎棘突下（大椎）至后发际正中	3	直寸	用于确定前或后发际及其头部经穴的纵向距离
	眉间（印堂）至第 7 颈椎棘突下（大椎）	18	直寸	
	前额两发角（头维）之间	9	横寸	用于确定头前部经穴的横向距离
	耳后两乳突（完骨）之间	9	横寸	用于确定头后部经穴的横向距离
胸腹胁肋部	胸骨上窝（天突）至胸剑联合中点（歧骨）	9	直寸	用于确定胸部任脉经穴的纵向距离
	胸剑联合中点（歧骨）至脐中	8	直寸	用于确定上腹部经穴的纵向距离
	脐中至耻骨联合上缘（曲骨）	5	直寸	用于确定下腹部经穴的纵向距离
	两乳头之间	8	横寸	用于确定胸腹部经穴的横向距离
	腋窝顶点至第 11 肋游离端（章门）	12	直寸	用于确定胁肋部经穴的纵向距离
背腰部	肩胛骨内缘（近脊柱侧点）至后正中线	3	横寸	用于确定背腰部经穴的横向距离
	肩峰缘至后正中线	8	横寸	用于确定肩背部经穴的横向距离
上肢部	腋前、后纹头至肘横纹（平肘尖）	9	直寸	用于确定上臂部经穴的纵向距离
	肘横纹（平肘尖）至腕掌（背）侧横纹	12	直寸	用于确定前臂部经穴的纵向距离
下肢部	耻骨联合上缘至股骨内上髁上缘	18	直寸	用于确定下肢内侧足三阴经穴的纵向距离
	胫骨内侧髁下方至内踝尖	13	直寸	
	股骨大转子至腘横纹	19	直寸	用于确定下肢外后侧足三阳经穴的纵向距离（臀沟至腘横纹相当于 14 寸）
	腘横纹至外踝尖	16	直寸	用于确定下肢外后侧足三阳经穴的纵向距离

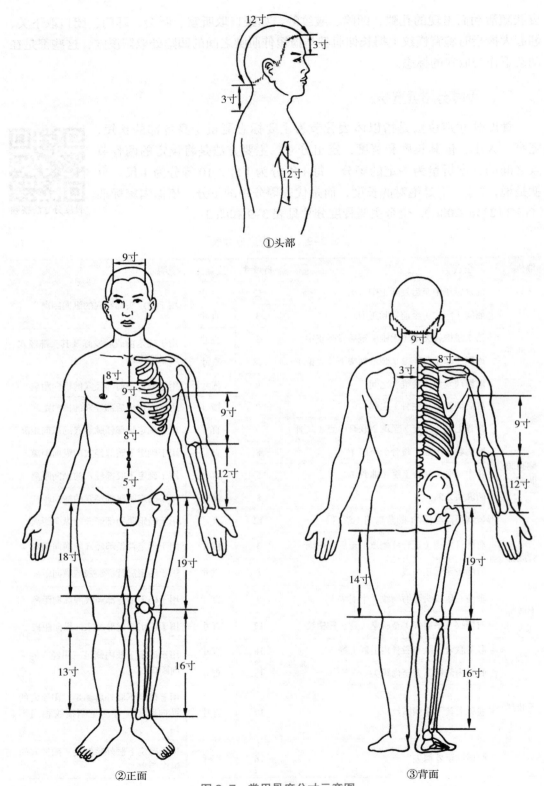

①头部

②正面　③背面

图 3-7　常用骨度分寸示意图

三、手指同身寸取穴法

手指同身寸取穴法，是指以取穴者本人的手指所规定的分寸为标准的取穴位方法。常用的有 3 种。

手指同身寸取穴法使用方便，但易有误差，必须在骨度分寸法的基础上应用。

（一）中指同身寸

以被取穴者的中指中节桡侧两端纹头（拇指、中指屈曲成环形）之间的距离作为 1 寸（图 3–8）。

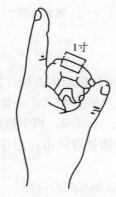

图 3–8　中指同身寸

（二）拇指同身寸

被取穴者伸直拇指，以拇指指间关节的宽度作为 1 寸（图 3–9）。

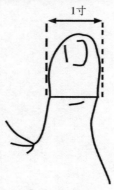

图 3–9　拇指同身寸

（三）横指同身寸（一夫法）

将被取穴者手食指、中指、无名指和小指并拢，以中指中节横纹为标准，其四指的

手指同身寸法
视频

宽度作为 3 寸（图 3-10）。

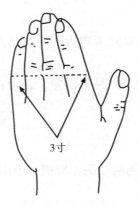

图 3-10 横指同身寸

四、简便取穴法

简便取穴法视频

简便取穴法是临床上一种简便易行的取穴方法，常用的腧穴有列缺、劳宫、风市、百会等。如两虎口自然平直交叉，一食指压在另一手腕后高骨的上方，当食指尽端处取列缺；半握拳，当中指指端所指处取劳宫；立正姿势，两手自然下垂，于中指尖处取风市；两耳尖连线中点取百会等。此法是一种辅助取穴方法。

腧穴定位需要以上 4 种取穴方法相互配合应用。

第四章　　腧穴各论 ▷▷▷▷

　　十二经脉和奇经八脉都有一定的循行路线，十二经脉的循行主要记载于《灵枢·经脉》。经脉的循行分布与该经腧穴的主治有内在的联系，熟悉经脉的体表循行路线及其在体内与脏腑等组织的联系，就能更好地掌握各经所属腧穴的主治范围和特点。

　　腧穴是针灸治疗疾病的特定部位，只有掌握了它的定位、主治和操作，才能为针灸临床打下扎实的基础。

第一节　十二经脉常见腧穴

一、手太阴肺经（lung meridian of hand-taiyin，LU）

（一）经脉循行

　　手太阴肺经起于中焦，向下联络大肠，联系胃及肺系；从肺系出来，外行线起于侧胸上部，循行于上肢内侧前缘，经过寸口，止于拇指桡侧端；分支从腕后分出，止于食指桡侧端（图4-1）。

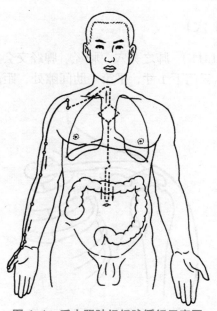

图4-1　手太阴肺经经脉循行示意图

【原文】

《灵枢·经脉》：肺手太阴之脉，起于中焦[1]，下络大肠，还循胃口[2]，上膈属肺。从肺系[3]，横出腋下，下循臑[4]内，行少阴[5]、心主[6]之前，下肘中，循臂内[7]上骨[8]下廉，入寸口[9]，上鱼[10]，循鱼际，出大指之端。

其支者[11]：从腕后，直出次指[12]内廉，出其端。

【注释】

［1］中焦：上腹胃脘所在部。

［2］胃口：指胃之上口，贲门部。

［3］肺系：系是系带的意思，指相连的部分。肺系指喉咙、气管。

［4］臑（nào）：指上臂。屈侧称臑内，当肱二头肌部；伸侧称臑外，当肱三头肌部。

［5］少阴：指手少阴心经。

［6］心主：指手厥阴心包经。

［7］臂内：臂是指前臂，内指内侧。

［8］上骨：指桡骨。

［9］寸口：腕后桡动脉搏动处。

［10］鱼：指大鱼际部。

［11］支者：由以上分出的支脉，仍属于经脉部分。

［12］次指：食指。

（二）主治概要

本经腧穴主治肺系疾病如咳、喘、咯血、咽喉肿痛等，以及经脉循行部位的其他病证。

（三）本经腧穴（11穴）

1. 中府（Zhōngfǔ，LU1） 肺之募穴，肺经、脾经交会穴

［定位］在胸外侧部，云门下1寸，平第一肋间隙处，距前正中线6寸（图4-2）。

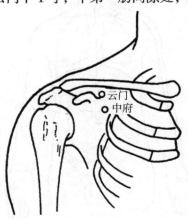

图4-2 中府、云门穴的定位

［主治］①咳嗽、气喘、胸满痛等肺系病证；②肩背痛。

［操作］向外斜刺或平刺 0.5 ~ 0.8 寸，不可向内深刺，以免伤及肺脏。

说明：本教材各穴［操作］部分，除禁针穴外，一般主要介绍毫针的常规针法。一般腧穴皆可用灸法。除特殊情况说明，不再一一列示。

［配伍］配尺泽，治咳嗽；配肩髎，治肩痛。

2. 云门（Yúnmén，LU2）

［定位］在胸外侧部，肩胛骨喙突上方，锁骨下窝凹陷处，距前正中线 6 寸（图 4-2）。

［主治］①咳嗽、气喘、胸痛等肺系病证；②肩背痛。

［操作］向外斜刺 0.5 ~ 0.8 寸，不可向内深刺。

［配伍］云门配中府、隐白、期门、肺俞、魂门、大陵，治胸中痛。

3. 天府（Tiānfǔ，LU3）

［定位］在臂内侧面，肱二头肌桡侧缘，腋前纹头下 3 寸处（图 4-3）。

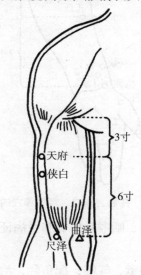

图 4-3 天府、侠白、尺泽穴的定位

［主治］①咳嗽、气喘、鼻衄等肺系病证；②瘿气；③上臂痛。

［操作］直刺 0.5 ~ 1 寸。

［配伍］配曲池，治疗臂痛。

4. 侠白（Xiábái，LU4）

［定位］在臂内侧面，肱二头肌桡侧缘，腋前纹头下 4 寸，或肘横纹上 5 寸处（图 4-3）。

［主治］①咳嗽、气喘等肺系病证；②干呕；③上臂痛。

［操作］直刺 0.5 ~ 1 寸。

［配伍］配曲池、肩髎，治肩臂痛。

5. 尺泽（Chǐzé，LU5） 合穴

［定位］在肘横纹中，肱二头肌腱桡侧凹陷处（图4-3）。

［主治］①咳嗽、气喘、咯血、咽喉肿痛等肺系实热性病证；②肘臂挛痛；③急性吐泻、中暑、小儿惊风等急症。

［操作］直刺0.8～1.2寸，或点刺出血。

［配伍］配太渊、经渠，治咳嗽、气喘；配孔最，治咯血、潮热；配曲池，治肘臂挛痛。

6. 孔最（Kǒngzuì，LU6） 郄穴

［定位］在前臂掌面桡侧，尺泽与太渊连线上，腕横纹上7寸处（图4-4）。

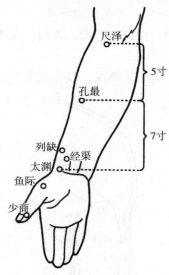

图4-4 孔最、列缺、经渠等穴的定位

［主治］①咳嗽、气喘、咯血、咽喉肿痛等肺系病证；②肘臂挛痛。

［操作］直刺0.5～1寸。

［配伍］配肺俞、尺泽，治咳嗽、气喘；配鱼际，治咯血。

7. 列缺（Lièquē，LU7） 络穴；八脉交会穴（通于任脉）

［定位］在前臂桡侧缘，桡骨茎突上方，腕横纹上1.5寸，当肱桡肌与拇长展肌腱之间（图4-4）。简便取穴法：两手虎口自然平直交叉，一手食指按在另一手桡骨茎突上，指尖下凹陷中是穴（图4-5）。

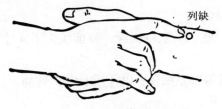

图4-5 列缺简便取穴法

［主治］①咳嗽、气喘、咽喉肿痛等肺系病证；②头痛、齿痛、项强、口眼㖞斜等头项部疾患。

［操作］向上斜刺 0.3 ~ 0.5 寸。

［配伍］配合谷，治伤风、头痛、项强；配肺俞，治咳嗽、气喘。

8. 经渠（Jīngqú，LU8） 经穴

［定位］在前臂掌面桡侧，桡骨茎突与桡动脉之间凹陷处，腕横纹上 1 寸（图 4-4）。

［主治］①咳嗽、气喘、胸痛、咽喉肿痛等肺系病证；②手腕痛。

［操作］避开桡动脉，直刺 0.3 ~ 0.5 寸。

［配伍］配肺俞、尺泽，治咳嗽。

9. 太渊（Tàiyuān，LU9） 输穴；原穴；八会穴之脉会

［定位］在腕掌侧横纹桡侧，桡动脉搏动处（图 4-4）。

［主治］①咳嗽、气喘等肺系疾患；②腕臂痛；③无脉症。

［操作］避开桡动脉，直刺 0.3 ~ 0.5 寸。

［配伍］配尺泽、鱼际、肺俞，治咳嗽、咯血、胸痛；配人迎，治无脉症。

10. 鱼际（Yújì，LU10） 荥穴

［定位］在手拇指本节（第 1 掌指关节）后凹陷处，约当第 1 掌骨中点桡侧，赤白肉际处（图 4-4）。

［主治］①咳嗽、咯血、咽干、咽喉肿痛、失音等肺系热性病证；②小儿疳积。

［操作］直刺 0.5 ~ 0.8 寸。

［配伍］配孔最、尺泽，治咳嗽、咯血；配少商，治咽喉肿痛。

11. 少商（Shàoshāng，LU11） 井穴

［定位］在手拇指末节桡侧，距指甲角 0.1 寸（图 4-4）。

［主治］①咽喉肿痛、鼻衄、高热等肺系实热证；②癫狂、昏迷。

［操作］浅刺 0.1 寸，或点刺出血。

［配伍］三棱针点刺出血，配合谷，治咽喉肿痛；配中冲，治昏迷、发热。

本经腧穴汇总详见图 4-6。

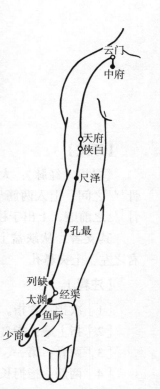

图 4-6 手太阴肺经腧穴总图

二、手阳明大肠经（large intestine meridian of hand-yangming，LI.）

（一）经脉循行

手阳明大肠经起于食指桡侧端，循行于上肢外侧的前缘，上走肩，入缺盆，络肺属

大肠；从缺盆上走颈，经颈部入下齿，过人中沟，止于对侧鼻旁（图4-7）。

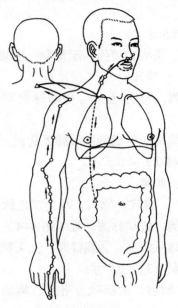

图 4-7　手阳明大肠经经脉循行示意图

【原文】

《灵枢·经脉》：大肠手阳明之脉，起于大指次指[1]之端，循指上廉[2]，出合谷两骨[3]之间，上入两筋[4]之中，循臂上廉[5]，入肘外廉[6]，上臑外前廉，上肩，出髃骨[7]之前廉，上出于柱骨之会[8]上，下入缺盆[9]，络肺，下膈，属大肠。

其支者：从缺盆上颈，贯颊[10]，入下齿中；还出夹口，交人中[11]——左之右、右之左，上夹鼻孔。

【注释】

［1］次指：食指。

［2］指上廉：指食指的桡侧边。

［3］两骨：第一、二掌骨。

［4］两筋：指拇长伸肌腱与拇短伸肌腱。

［5］臂上廉：前臂桡侧。

［6］肘外廉：肘横纹外侧。

［7］髃骨：此指肩峰部。

［8］柱骨之会：柱骨是指颈椎；柱骨之会，此处指大椎。

［9］缺盆：锁骨上窝处。

［10］颊：下颌角部。

［11］交人中：人中又名水沟，位于人中沟中央近鼻孔处。经脉在人中穴左右交叉。

（二）主治概要

本经腧穴主治头面、五官、咽喉疾患，皮肤病，肠胃病，热病，神志病，以及经脉循行部位的其他病证。

（三）本经腧穴（20穴）

1. 商阳（Shāngyáng，LI1）　井穴

［定位］在手指，食指末节桡侧，指甲根角侧上方约0.1寸（图4-8）。

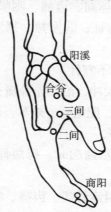

图4-8　商阳、二间、三间等穴的定位

［主治］①咽喉肿痛、齿痛等五官疾患；②热病、昏迷等热证、急症；③手指麻木。

［操作］浅刺0.1～0.2寸，或点刺出血。

［配伍］配少商点刺出血，治热病、昏迷。

2. 二间（Èrjiān，LI2）　荥穴

［定位］微握拳，在第二掌指关节前缘桡侧，当赤白肉际处（图4-8）。

［主治］①鼻衄、齿痛等五官疾患；②热病。

［操作］直刺0.2～0.3寸。

［配伍］配合谷，治齿痛。

3. 三间（Sānjiān，LI3）　输穴

［定位］微握拳，当第二掌指关节后，第二掌骨小头桡侧近端凹陷中（图4-8）。

［主治］①齿痛、咽喉肿痛等五官疾患；②腹满、肠鸣等肠腑疾患；③嗜睡。

［操作］直刺0.5～0.8寸。

［配伍］配伍攒竹，治目痛。

4. 合谷（Hégǔ，LI4）　原穴

［定位］手背，第一、二掌骨间，第二掌骨桡侧中点处（图4-8）。简便取穴法：以一手的拇指指间关节横纹，放在另一手拇、食指之间的指蹼缘上，当指尖下是穴（图4-9）。

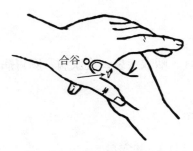

图 4-9 合谷简便取穴法

[主治] ①头痛、目赤肿痛、鼻衄、齿痛、咽喉肿痛、牙关紧闭、口眼㖞斜、耳聋、痄腮等头面五官疾患；②诸痛证；③发热、恶寒等外感病证，热病无汗或多汗；④经闭、滞产等妇产科病证。

[操作] 直刺 0.5 ~ 1 寸。孕妇不宜针。

[配伍] 配太阳，治头痛；配太冲，治目赤肿痛；配迎香，治鼻疾；配少商，治咽喉肿痛；配三阴交，治经闭、滞产；配地仓、颊车，治口眼㖞斜。

5. 阳溪（Yángxī，LI5） 经穴

[定位] 腕背横纹桡侧端，拇指翘起时，拇短伸肌腱与拇长伸肌腱之间的凹陷中（图 4-8）。

[主治] ①手腕痛；②头痛、目赤肿痛、齿痛、咽喉肿痛、耳鸣、耳聋、痄腮等头面五官疾患。

[操作] 直刺 0.5 ~ 0.8 寸。

[配伍] 配合谷，治头痛。

6. 偏历（Piānlì，LI6） 络穴

[定位] 在阳溪穴与曲池穴连线上，阳溪穴上 3 寸处（图 4-10）。

[主治] ①耳鸣、耳聋、鼻衄等五官疾患；②手臂酸痛；③腹部胀满；④水肿。

[操作] 直刺或斜刺 0.5 ~ 0.8 寸。

[配伍] 配曲池，治手臂疼痛。

7. 温溜（Wēnliū，LI7） 郄穴

[定位] 在前臂，腕背侧远端横纹上 5 寸，在阳溪穴与曲池穴连线上（图 4-10）。

[主治] ①急性肠鸣、腹痛等肠腑病证；②疔疮；③头痛、面肿、咽喉肿痛等头面病证；④肩背酸痛。

[操作] 直刺 0.5 ~ 1 寸。可灸。

[配伍] 配合谷，治头痛。

8. 下廉（Xiàlián，LI8）

[定位] 前臂，肘横纹下 4 寸，在阳溪穴与曲池穴连线上

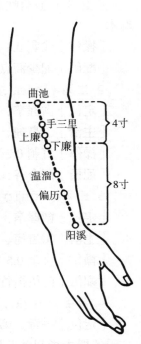

图 4-10 偏历、温溜、下廉等穴的定位

（图 4–10）。

［主治］①肘臂痛；②头痛、眩晕、目痛；③腹胀、腹痛。

［操作］直刺 0.5 ~ 1 寸。

［配伍］配足三里，治腹胀、腹痛。

9. 上廉（Shànglián，LI9）

［定位］在阳溪穴与曲池穴连线上，曲池穴下 3 寸处（图 4–10）。

［主治］①肘臂疼痛、半身不遂、手臂麻木等上肢病证；②腹痛、腹泻；③齿痛、颊肿。

［操作］直刺 0.5 ~ 1 寸。可灸。

［配伍］配曲池，治手臂麻木。

10. 手三里（Shǒusānlǐ，LI10）

［定位］在前臂，肘横纹下 2 寸，阳溪穴与曲池穴连线上（图 4–10）。

［主治］①手臂无力、疼痛、上肢不遂等上肢病证；②腹痛、腹泻；③齿痛、颊肿。

［操作］直刺 0.8 ~ 1.2 寸。

［配伍］配曲池，治上肢不遂。

11. 曲池（Qūchí，LI11）　合穴

［定位］屈肘，成直角，当肘横纹外侧端与肱骨外上髁连线的中点处（图 4–10）。

［主治］①上肢不遂、手臂肿痛等上肢病证；②热病；③头痛、眩晕；④癫狂；⑤腹痛、吐泻、痢疾等肠胃疾患；⑥咽喉肿痛、齿痛、目赤痛等五官热性病证；⑦瘾疹、湿疹、瘰疬等皮肤及外科疾患。

［操作］直刺 1 ~ 1.5 寸。可灸。

［配伍］配血海、足三里，治瘾疹；配手三里，治上肢不遂；配太冲、大椎，治高血压。

12. 肘髎（Zhǒuliáo，LI12）

［定位］屈肘成直角，曲池穴外上方 1 寸，当肱骨边缘处（图 4–11）。

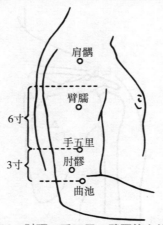

图 4–11　肘髎、手五里、臂臑等穴的定位

［主治］肘臂酸痛、麻木、挛急等局部病证。

［操作］直刺 0.5～1 寸。

［配伍］配曲池，治肘臂疾病。

13. 手五里（Shǒuwǔlǐ，LI13）

［定位］在臂部，肘横纹上 3 寸，在曲池穴与肩髃穴连线上（图 4-11）。

［主治］①肘臂挛痛；②瘰疬。

［操作］避开动脉，直刺 0.5～1 寸。

［配伍］配曲池，治肘臂挛痛。

14. 臂臑（Bìnào，LI14）　大肠经、小肠经、膀胱经、阳维脉之交会穴

［定位］在臂部，曲池上 7 寸，在曲池穴与肩髃穴连线上，当三角肌下端（图 4-11）。

［主治］①肩臂疼痛不遂、颈项拘挛等肩颈项病证；②瘰疬；③目疾。

［操作］直刺或向上斜刺 0.8～1.5 寸。

［配伍］配光明，治目疾。

15. 肩髃（Jiānyú，LI15）　大肠经、小肠经、三焦经、阳跷脉之交会穴

［定位］在三角肌区，肩峰外侧缘前端与肱骨大结节两骨间凹陷中（图 4-11）。简便取穴法：屈臂外展时，肩峰外侧缘呈现前后两个凹陷，前下方的凹陷即是本穴（图 4-12）。

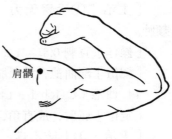

图 4-12　肩髃简便取穴法

［主治］①肩臂挛痛、上肢不遂、手臂挛急等肩、上肢病证；②瘾疹、瘰疬等皮肤病及外科疾患。

［操作］直刺或向下斜刺 0.8～1.5 寸。

［配伍］配肩髎治肩臂疼痛。

16. 巨骨（Jǔgǔ，LI16）　手阳明经与阳跷脉交会穴

［定位］在肩胛区，锁骨肩峰端与肩胛冈之间凹陷处（图 4-13）。

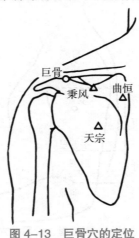

图 4-13　巨骨穴的定位

［主治］①肩臂挛痛不遂等局部病证；②瘰疬、瘿气。

［操作］直刺，微斜向外下方，进针 0.5 ~ 1 寸。直刺不可过深，避免刺入胸腔造成气胸。

［配伍］配肩髃、肩髎，治肩痛。

17. 天鼎（Tiāndǐng, LI17）

［定位］正坐，微仰头，扶突穴直下 1 寸，胸锁乳突肌后缘（图 4-14）。

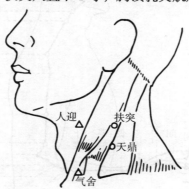

图 4-14　天鼎、扶突穴的定位

［主治］①暴喑气哽、咽喉肿痛、吞咽困难等咽喉病证；②瘰疬、瘿气。

［操作］直刺 0.5 ~ 0.8 寸。

［配伍］配少商，治咽喉肿痛；配合谷，治瘿气。

18. 扶突（Fútū, LI18）

［定位］胸锁乳突肌区，平喉结旁开 3 寸，当胸锁乳突肌的胸骨头与锁骨头之间（图 4-14）。

［主治］①咽喉肿痛、暴喑、吞咽困难、呃逆等咽喉病证；②瘰疬、瘿气；③咳嗽、气喘。

［操作］直刺 0.5 ~ 0.8 寸。注意避开颈动脉，不可过深。临床不宜使用电针刺激，以免引起迷走神经反应。

［配伍］配合谷，治瘿气。

19. 口禾髎（KǒuHéLiáo, LI19）

［定位］水沟穴旁 0.5 寸，鼻孔外缘直下，与水沟穴相平处取穴（图 4-15）。

［主治］①鼻塞、鼽衄；②口㖞、口噤。

［操作］直刺或斜刺 0.3 ~ 0.5 寸。

20. 迎香（Yíngxiāng, LI20）　大肠经、胃经之交会穴

［定位］鼻翼外缘中点，旁开 0.5 寸，当鼻唇沟中间（图 4-15）。

［主治］①鼻塞、鼽衄、口㖞等局部病证；②胆道蛔虫症。

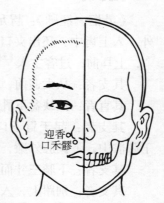

图 4-15　口禾髎、迎香穴的定位

[操作] 略向上方斜刺或平刺 0.3 ~ 0.5 寸。不宜灸。

本经腧穴汇总详见（图 4-16）。

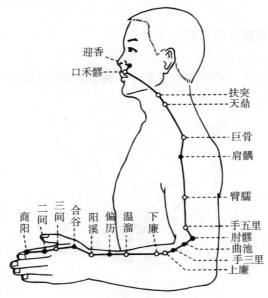

图 4-16　手阳明大肠经腧穴总图

三、足阳明胃经（stomach meridian of foot-yangming，ST.）

（一）经脉循行

足阳明胃经起于鼻旁，上行鼻根，沿着鼻外侧（承泣穴）下行，入上齿，环绕口唇，交会承浆，循行过下颌、耳前，止头角；主干线从颈下胸，内行部分入缺盆，属胃络脾；外行部分循行于胸腹第二侧线，抵腹股沟处，下循下肢外侧前缘，止于第 2 趾外侧缘；分支从膝下 3 寸和足背分出，分别到中趾和足大趾（图 4-17）。

【原文】

《灵枢·经脉》：胃足阳明之脉，起于鼻，交頞[1]中，旁约太阳之脉[2]，下循鼻外，入上齿中，还出夹口，环唇，下交承浆[3]，却循颐[4]后下廉，出大迎[5]，循颊车[6]，上耳前，过客主人[7]，循发际，至额颅[8]。

其支者：从大迎前，下人迎[9]，循喉咙，入缺盆，下膈，属胃，络脾。

其直者：从缺盆下乳内廉，下夹脐，入气街[10]中。

其支者：起于胃下口[11]，循腹里，下至气街中而合。以下髀关[12]，抵伏兔[13]，下膝髌中，下循胫外廉，下足跗，入中指内间[14]。

其支者：下膝三寸而别，下入中指外间。

其支者：别跗上，入大指间，出其端。

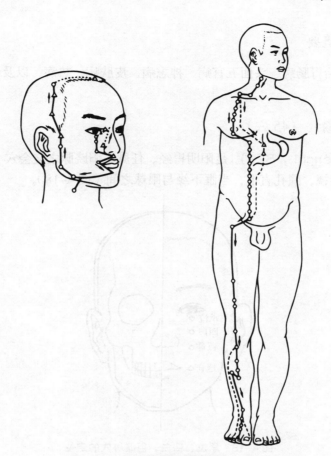

图 4-17 足阳明胃经经脉循行示意图

【注释】

[1] 頞：指鼻根的凹陷处。

[2] 旁约太阳之脉：指足太阳膀胱经，指与足太阳交会于眼睛。

[3] 承浆：任脉腧穴名。

[4] 颐：口角后，下颌部。

[5] 大迎：本经腧穴名。

[6] 颊车：本经腧穴名。

[7] 客主人：指足少阳胆经上的上关穴。

[8] 额颅：即前额骨部，在发下眉上处。

[9] 人迎：穴在结喉两侧，颈动脉搏动处。

[10] 气街：此处指气冲部，当股动脉搏动处。

[11] 胃下口：指胃之下口，指幽门部。

[12] 髀关：本经腧穴名。

[13] 伏兔：本经腧穴名。

[14] 中指内间："指"通"趾"，此处指足第 2、3 趾之间。

（二）主治概要

本经腧穴主治胃肠病、头面五官病、神志病、皮肤病、热病，以及经脉循行部位的其他病证。

（三）本经腧穴（45 穴）

1. 承泣（Chéngqì，ST1） 足阳明胃经、任脉、阳跷脉之交会穴

［定位］目正视，瞳孔直下，当眶下缘与眼球之间（图 4-18）。

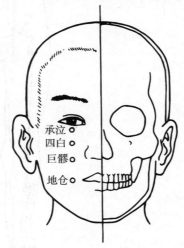

图 4-18　承泣、四白、巨髎等穴的定位

［主治］①目赤肿痛、眼睑润动、夜盲、迎风流泪、近视等目疾；②口眼喎斜、面肌痉挛。

［操作］嘱患者闭目，以押手向上轻推固定眼球，刺手紧靠眶缘缓慢直刺 0.5 ～ 1.0寸，不宜施提插或捻转，以防刺破血管引起血肿。出针时应稍加按压，以防出血。禁灸。

［配伍］配太阳，治目赤肿痛；配阳白，治口眼喎斜。

2. 四白（Sìbái，ST2）

［定位］目正视，瞳孔直下，当眶下孔凹陷中（图 4-18）。

［主治］①目赤痛痒、目翳、眼睑润动、迎风流泪等目疾；②口眼喎斜、面痛、面肌痉挛等面部疾患；③头痛、眩晕。

［操作］直刺或微向外上斜刺 0.3 ～ 0.5 寸。

［配伍］配阳白、地仓、颊车、合谷，治口眼喎斜；配攒竹，治眼睑润动。

3. 巨髎（Jùliáo，ST3） 足阳明胃经与阳跷脉之交会穴

［定位］目正视，瞳孔直下，平鼻翼下缘处（图 4-18）。

［主治］①口眼喎斜、面痛、鼻衄、齿痛、唇颊肿等局部五官病证。

［操作］斜刺或平刺 0.3 ～ 0.6 寸。

［配伍］配合谷，治齿痛；配地仓、颊车，治口喎。

4. 地仓（Dìcāng，ST4） 胃经、大肠经、阳蹻、任脉之交会穴

［定位］目正视，瞳孔直下，口角旁 0.4 寸（图 4-18）。

［主治］①口喎、流涎；②面痛、齿痛。

［操作］斜刺或平刺 0.5 ~ 0.8 寸。

［配伍］配颊车、合谷，治口喎、流涎。

5. 大迎（Dàyíng，ST5）

［定位］在下颌角前下 1.3 寸，当咬肌附着部前缘凹陷中（图 4-19）。简便取穴法：当闭口鼓气时下颌角前下方即出现一沟形凹陷，即于凹陷下端取之。

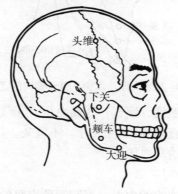

图 4-19　大迎、颊车、下关等穴的定位

［主治］①口喎、口噤；②颊肿、齿痛、面肿、面痛等局部五官病证。

［操作］避开动脉，斜刺或平刺 0.3 ~ 0.5 寸。

［配伍］配颊车，治齿痛。

6. 颊车（Jiáchē，ST6）

［定位］下颌角前上方一横指（中指）凹陷中，咀嚼时咬肌隆起最高点处（图 4-19）。

［主治］①齿痛、牙关不利、口角喎斜、颊肿等局部病证。

［操作］直刺 0.3 ~ 0.5 寸，平刺 1 ~ 1.5 寸。

［配伍］配地仓，治口眼喎斜。

7. 下关（Xiàguān，ST7） 胃经、胆经之交会穴

［定位］颧弓下缘凹陷处，当下颌骨髁状突之前方，闭口取穴（图 4-19）。

［主治］①牙关开合不利、齿痛、面痛；②口眼喎斜；③耳聋、耳鸣、聤耳等耳疾。

［操作］直刺 0.5 ~ 1 寸。

［配伍］配翳风，治耳疾。

8. 头维（Tóuwéi，ST8） 胃经、胆经、阳维脉之交会穴

［定位］额角发际直上 0.5 寸，头部正中线旁 4.5 寸（图 4-19）。

［主治］头痛、目眩、目痛等目病证。

［操作］平刺 0.5 ~ 1 寸。

［配伍］配合谷，治头痛；配太冲，治目眩。

9. 人迎（Rényíng，ST9） 胃经、胆经之交会穴

［定位］平喉结，在胸锁乳突肌的前缘，距喉结旁 1.5 寸取穴（图 4-20）。

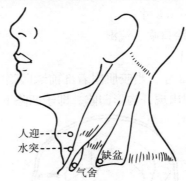

图 4-20 人迎、水突、气舍等穴的定位

［主治］①咽喉肿痛；②瘰疬、瘿气；③高血压；④气喘。

［操作］避开颈总动脉，直刺 0.3 ~ 0.8 寸。不宜灸。

［配伍］配大椎、太冲，治高血压。

10. 水突（Shuǐtū，ST10）

［定位］人迎穴与气舍穴连线的中点，当胸锁乳突肌的前缘（图 4-20）。

［主治］①咽喉肿痛；②咳嗽、气喘；③瘰疬、瘿瘤。

［操作］直刺 0.3 ~ 0.8 寸。

［配伍］配天突，治咳嗽、气喘。

11. 气舍（Qìshě，ST11）

［定位］人迎穴直下，锁骨上缘，在胸锁乳突肌的胸骨头与锁骨头之间（图 4-20）。

［主治］①咽喉肿痛；②瘿瘤、瘰疬；③气喘、呃逆；④颈项强。

［操作］直刺 0.3 ~ 0.5 寸。可灸。本经气舍至乳根诸穴，深部有大动脉及肺、肝等重要脏器，不可深刺。

［配伍］配水突，治瘿瘤。

12. 缺盆（Quēpén，ST12）

［定位］锁骨上窝中央，前正中线旁开 4 寸（图 4-20）。

［主治］①咳嗽、气喘、咽喉肿痛、缺盆中痛等肺系及局部病证；②瘰疬。

［操作］直刺或斜刺 0.3 ~ 0.5 寸。可灸。孕妇禁针。

［配伍］配肺俞，治咳嗽。

13. 气户（Qìhù，ST13）

［定位］胸部，锁骨下缘，距前正中线旁开 4 寸（图 4-21）。

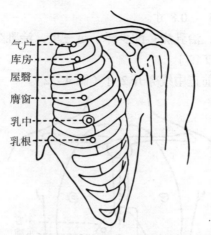

图 4-21 气户、库房、屋翳等穴的定位

［主治］①咳嗽、气喘、呃逆、胸胁满痛等气机升降失常性病证；②胸痛。

［操作］斜刺或平刺 0.5 ~ 0.8 寸。

［配伍］配肺俞，治咳喘。

14. 库房（Kùfáng, ST14）

［定位］当第一肋间隙，前正中线旁开 4 寸（图 4-21）。

［主治］①咳嗽、气喘、咳唾脓血等肺系病证；②胸胁胀痛。

［操作］斜刺或平刺 0.5 ~ 0.8 寸。

［配伍］配屋翳，治胸胁胀痛。

15. 屋翳（Wūyì, ST15）

［定位］在第二肋间隙，前正中线旁开 4 寸（图 4-21）。

［主治］①咳嗽、气喘、咳唾脓血等肺系病证；②胸胁胀痛；③乳痈、乳癖等乳疾。

［操作］斜刺或平刺 0.5 ~ 0.8 寸。

［配伍］配天宗，治乳痈。

16. 膺窗（Yīngchuāng, ST16）

［定位］第三肋间隙，前正中线旁开 4 寸（图 4-21）。

［主治］①咳嗽、气喘；②胸胁胀痛；③乳痈。

［操作］斜刺或平刺 0.5 ~ 0.8 寸。

［配伍］配屋翳，治乳痈。

17. 乳中（Rǔzhōng, ST17）

［定位］乳头中央（图 4-21）。

［操作］本穴不针不灸，只作胸腹部腧穴的定位标志。

18. 乳根（Rǔgēn, ST18）

［定位］第五肋间隙，乳头直下（图 4-21）。

［主治］①乳痈、乳癖、乳汁少等乳部疾患；②咳嗽、气喘、呃逆；③胸痛。

［操作］斜刺或平刺 0.5 ~ 0.8 寸。

［配伍］配少泽、膻中，治乳痈；配少泽、足三里，治乳少。

19. 不容（Bùróng, ST19）

［定位］脐中上 6 寸，前正中线旁开 2 寸（图 4-22）。

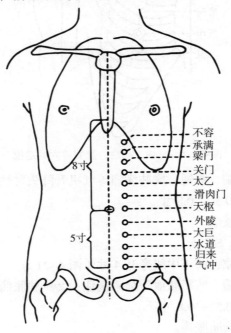

图 4-22　不容、承满、梁门等穴的定位

［主治］①呕吐、胃痛、腹胀；②食少纳呆等胃疾。

［操作］直刺 0.5 ~ 0.8 寸。可灸。过饱者禁针，肝大者慎针或禁针，不宜做大幅度提插。

［配伍］配中脘，治胃病。

20. 承满（Chéngmǎn, ST20）

［定位］脐中上 5 寸，前正中线旁开 2 寸（图 4-22）。

［主治］①胃痛、呕吐、腹胀、肠鸣；②食少纳呆。

［操作］直刺 0.8 ~ 1 寸。肝脾大者慎针或禁针，不宜做大幅度提插。

［配伍］配足三里，治胃痛。

21. 梁门（Liángmén, ST21）

［定位］脐中上 4 寸，前正中线旁开 2 寸（图 4-22）。

［主治］纳少、胃痛、呕吐等胃疾。

［操作］直刺 0.8 ~ 1.2 寸。

［配伍］配梁丘、中脘、足三里，治胃痛。

22. 关门（Guānmén, ST22）

［定位］脐中上 3 寸，前正中线旁开 2 寸（图 4-22）。

［主治］腹胀、腹痛、肠鸣泄泻等胃疾。

［操作］直刺 0.8 ~ 1.2 寸。

［配伍］配足三里、水分，治肠鸣腹泻。

23. 太乙（Tàiyǐ，ST23）

［定位］脐中上 2 寸，前正中线旁开 2 寸（图 4-22）。

［主治］①腹痛、腹胀、胃痛、食少纳呆；②心烦、癫狂等神志疾患。

［操作］直刺 0.8 ~ 1.2 寸。

［配伍］配中脘，治胃痛。

24. 滑肉门（Huáròumén，ST24）

［定位］脐中上 1 寸，前正中线旁开 2 寸（图 4-22）。

［主治］①腹痛、腹胀、胃痛、呕吐；②癫狂。

［操作］直刺 0.8 ~ 1.2 寸。

［配伍］配足三里，治胃痛。

25. 天枢（Tiānshū，ST25）大肠募穴

［定位］横平脐中，前正中线旁开 2 寸（图 4-22）。

［主治］①腹痛、腹胀、肠鸣泄泻、便秘、痢疾等胃肠疾病；②月经不调、痛经等妇科疾患。

［操作］直刺 1 ~ 1.5 寸。孕妇不可灸。

［配伍］配足三里，治腹胀肠鸣；配气海，治绕脐痛；配上巨虚、下巨虚，治便秘、泄泻。

26. 外陵（Wàilíng，ST26）

［定位］脐中下 1 寸，前正中线旁开 2 寸（图 4-22）。

［主治］①腹痛、疝气；②痛经。

［操作］直刺 1 ~ 1.5 寸。

［配伍］配子宫、三阴交，治痛经。

27. 大巨（Dàjù，ST27）

［定位］脐下 2 寸，前正中线旁开 2 寸（图 4-22）。

［主治］①小腹胀满；②小便不利等水液输布失常性疾患；③疝气；④遗精、早泄等男科疾患。

［操作］直刺 1 ~ 1.5 寸。

［配伍］配中极、次髎，治小便不利。

28. 水道（Shuǐdào，ST28）

［定位］脐中下 3 寸，前正中线旁开 2 寸（图 3-22）。

［主治］①小腹胀满、腹痛；②小便不利等水液输布失常性疾患；③疝气；④痛经、不孕等妇科疾患。

［操作］直刺 1 ~ 1.5 寸。

［配伍］配三阴交、中极，治痛经、不孕。

29. 归来（Guīlái，ST29）

［定位］脐中下 4 寸，前正中线旁开 2 寸（图 4–22）。

［主治］①小腹痛、疝气；②月经不调、痛经、经闭、带下、阴挺等妇科疾患。

［操作］直刺 1～1.5 寸。

［配伍］配大敦，治疝气；配三阴交、中极，治月经不调。

30. 气冲（Qìchōng，ST30）

［定位］脐中下 5 寸，前正中线旁开 2 寸（图 4–22）。

［主治］①肠鸣腹痛；②疝气；③月经不调、不孕、阳痿、阴肿等妇科及男科疾患。

［操作］直刺 0.5～1 寸。可灸。避开动脉。

［配伍］配气海，治肠鸣腹痛。

31. 髀关（Bìguān，ST31）

［定位］在股前区，髂前上棘与髌骨外缘连线上，平臀横纹处（与承扶穴相对）（图 4–23）。

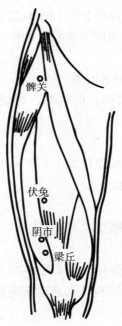

图 4–23　髀关、伏兔、阴市等穴的定位

［主治］下肢痿痹、腰痛、膝冷等腰及下肢病证。

［操作］直刺 1～2 寸。

［配伍］配伏兔，治痿痹。

32. 伏兔（Fútù，ST32）

［定位］在髂前上棘与髌骨外缘连线上，髌骨外上缘上 6 寸（图 4–23）。

［主治］①下肢麻痹、腰痛、膝冷等腰及下肢病证；②疝气；③脚气。

［操作］直刺 1 ~ 2 寸。

［配伍］配髀关、阳陵泉，治下肢痿痹。

33. 阴市（Yīnshì，ST33）

［定位］在髂前上棘与髌骨外缘连线上，髌骨外上缘上 3 寸（图 4-23）。

［主治］①下肢痿痹、膝关节屈伸不利；②疝气。

［操作］直刺 1 ~ 1.5 寸。

［配伍］配足三里、阳陵泉，治腿膝痿痹。

34. 梁丘（Liángqiū，ST34）郄穴

［定位］在髂前上棘与髌骨外缘连线上，髌骨外上缘上 2 寸，股外侧肌与股直肌肌腱之间（图 4-23）。

［主治］①急性胃痛；②膝肿痛、下肢不遂等下肢病证；③乳痈、乳痛等乳疾。

［操作］直刺 1 ~ 1.2 寸。

［配伍］配足三里、中脘，治胃痛。

35. 犊鼻（Dúbí，ST35）

［定位］髌骨下缘，髌韧带外侧凹陷中（图 4-24）。

［主治］①膝痛、屈伸不利、下肢麻木、疼痛等下肢、膝关节病证。

［操作］屈膝 90°向后内斜刺 0.5 ~ 1 寸。

［配伍］配阳陵泉、足三里，治膝痛。

36. 足三里（Zúsānlǐ，ST36）合穴，胃之下合穴

［定位］在小腿外侧，犊鼻穴下 3 寸，胫骨前脊外一横指（中指）处，犊鼻与解溪连线上（图 4-24）。

［主治］①胃痛、呕吐、噎膈、腹胀、泄泻、消化不良、痢疾、便秘等胃肠诸疾患；②下肢痹痛；③癫狂等神志病；④乳痈、肠痈等外科疾患；⑤虚劳诸症，本穴有强壮作用，为保健要穴。

［操作］直刺 1 ~ 2 寸。

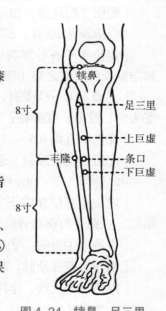

图 4-24 犊鼻、足三里、上巨虚等穴的定位

［配伍］配中脘、梁丘，治胃痛；配内关，治呕吐；配气海，治腹胀；配膻中、乳根，治乳痈；配阳陵泉、悬钟，治下肢痹痛。

37. 上巨虚（Shàngjùxū，ST37）大肠之下合穴

［定位］小腿外侧，犊鼻穴下 6 寸（图 4-24）。

［主治］①肠鸣、腹痛、泄泻、便秘、肠痈等肠胃疾患；②下肢痿痹。

［操作］直刺 1 ~ 2 寸。

［配伍］配足三里、气海，治便秘、泄泻。

38. 条口（Tiáokǒu，ST38）

［定位］小腿外侧，犊鼻穴下 8 寸，犊鼻与解溪连线上（图 4-24）。

［主治］①下肢痿痹、转筋；②肩臂痛不能举；③脘腹疼痛。

［操作］直刺 1 ~ 1.5 寸。

［配伍］配肩髃、肩髎，治肩臂痛。

39. 下巨虚（Xiàjuxū，ST39） 小肠之下合穴

［定位］小腿外侧，犊鼻穴下 9 寸，犊鼻与解溪连线上（图 4-24）。

［主治］①泄泻、痢疾、小腹痛等胃肠疾患；②下肢痿痹；③乳痈。

［操作］直刺 1 ~ 1.5 寸。

［配伍］配天枢、气海，治腹痛。

40. 丰隆（Fēnglóng，ST40） 络穴

［定位］外踝高点上 8 寸，胫骨前肌外缘，条口穴旁 1 寸（图 4-24）。

［主治］①头痛、眩晕；②癫狂、痫证等神志病；③咳嗽痰多等痰饮证；④下肢痿痹。

［操作］直刺 1 ~ 1.5 寸。

［配伍］配风池，治眩晕；配膻中、肺俞，治痰多咳嗽。

41. 解溪（Jiěxī，ST41） 经穴

［定位］平齐外踝高点，足背踝关节横纹的中央，当拇长伸肌腱与趾长伸肌腱之间（图 4-25）。

［主治］①下肢痿痹、踝关节病、足下垂等下肢、踝关节疾患；②头痛、眩晕；③癫狂；④腹胀、便秘。

［操作］直刺 0.5 ~ 1 寸。

［配伍］配阳陵泉、悬钟，治下肢痿痹。

42. 冲阳（Chōngyáng，ST42） 原穴

［定位］在解溪穴下方，当拇长伸肌腱和趾长伸肌腱之间，当第二、三跖骨与楔状骨间，足背动脉搏动处（图 4-25）。

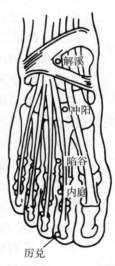

图 4-25 解溪、冲阳、陷谷等穴的定位

［主治］①胃痛；②口眼㖞斜；③癫狂痫；④足痿无力。

［操作］避开动脉，直刺 0.3 ~ 0.5 寸。

［配伍］配大椎、丰隆，治癫狂痫。

43. 陷谷（Xiàngǔ，ST43） 输穴

［定位］足背，第二、三跖骨之间，第二跖趾关节近端凹陷处（图 4-25）。

［主治］①面目浮肿、水肿等水液输布失常性疾患；②足背肿痛；③肠鸣腹痛。

［操作］直刺或斜刺 0.3 ~ 0.5 寸。

［配伍］陷谷配上星、囟会、前顶、公孙，治卒面肿。

44. 内庭（Nèitíng，ST44） 荥穴

［定位］足背，第二跖趾关节前方，第二、三趾间缝纹端（图 4-25）。

［主治］①齿痛、咽喉肿痛、鼻衄等五官热性疾患；②热病；③胃病吐酸、腹胀、泄泻、痢疾、便秘等胃肠疾患；④足背肿痛。

［操作］直刺或斜刺 0.5 ~ 0.8 寸。

［配伍］配合谷，治齿痛；配地仓、颊车，治口㖞。

45. 厉兑（Lìduì，ST45）井穴

[定位] 第二趾外侧，距趾甲根角旁约 0.1 寸（图 4-25）。

[主治] ①鼻衄、齿痛、咽喉肿痛等实热性五官疾患。②热病。③多梦、癫狂等神志疾患。

[操作] 浅刺 0.1 寸 ~ 0.2 寸，或点刺出血。

[配伍] 配内关、神门，治多梦。

本经腧穴汇总详见图 4-26。

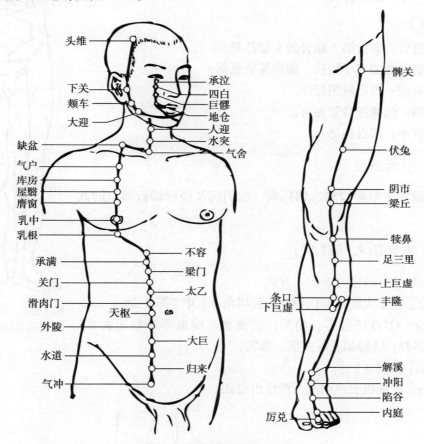

图 4-26　足阳明胃经腧穴总图

四、足太阴脾经（spleen meridian of foot-taiyin，SP.）

（一）经脉循行

足太阴脾经起于足大趾，循行于小腿内侧的中间，至内踝上 8 寸后循行于小腿内侧的前缘，经膝股部内侧前缘，入腹属脾络胃，上膈，经过咽，止于舌；分支从胃注心中；另有一条分布于胸腹部第三侧线，经锁骨下，止于腋下大包穴（图 4-27）。

【原文】

《灵枢·经脉》：脾足太阴之脉，起于大指之端，循指内侧白肉际，过核骨[1]后，上内踝前廉，上腨[2]内，循胫骨后，交出厥阴[3]之前，上膝股内前廉，入腹，属脾，络胃，上膈，夹咽[4]，连舌本[5]，散舌下。

其支者：复从胃，别上膈，注心中（脾之大络，名曰大包，出渊腋下三寸，布胸胁）。

【注释】

[1] 核骨：即指第1跖骨的头部凸起。
[2] 腨：通踹，小腿肚，即指腓肠肌部。
[3] 厥阴：指足厥阴肝经。
[4] 咽：此兼指食管而言。
[5] 舌本：指舌根部。

（二）主治概要

本经腧穴主治脾胃病、妇科病、前阴病及经脉循行部位的其他病证。

（三）本经腧穴（21穴）

1.隐白（Yǐnbái，SP1）井穴

［定位］在足大趾末节内侧，距趾甲角0.1寸（图4-28）。

［主治］①月经过多、崩漏；②便血、尿血等慢性出血证；③癫狂、多梦；④惊风；⑤腹满、暴泻。

［操作］浅刺0.1寸。

［配伍］配地机、三阴交，治疗出血证。

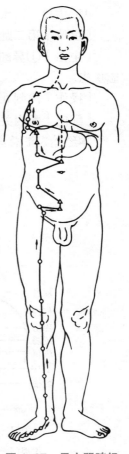

图4-27 足太阴脾经经脉循行示意图

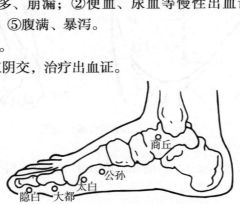

图4-28 隐白、大都、太白等穴的定位

2.大都（Dàdū，SP2）荥穴

［定位］在足内侧缘，当足大趾本节（第1跖趾关节）前下方赤白肉际凹陷处（图4-28）。

［主治］①腹胀、胃痛、呕吐、泄泻、便秘等脾胃疾患；②热病，无汗。

［操作］直刺 0.3 ~ 0.5 寸。

［配伍］配足三里，治腹胀。

3. 太白（Tàibái, SP3） 输穴，原穴

［定位］在足内侧缘，当足大趾本节（第 1 跖骨关节）后下方赤白肉际凹陷处（图 4-28）。

［主治］①胃痛、腹胀、肠鸣、泄泻、便秘等脾胃病证；②体重节痛。

［操作］直刺 0.5 ~ 0.8 寸。

［配伍］配中脘、足三里，治胃痛。

4. 公孙（Gōngsūn, SP4） 络穴，八脉交会穴（通于冲脉）

［定位］在足内侧缘，当第一跖骨基底部的前下方（图 4-28）。

［主治］①胃痛、呕吐、腹痛、腹泻、痢疾等脾胃肠腑病证；②心烦失眠、狂证等神志病；③逆气里急、气上冲天（奔豚气）等冲脉病证。

［操作］直刺 0.6 ~ 1.2 寸。

［配伍］配中脘、内关，治胃酸过多、胃痛。

5. 商丘（Shāngqiū, SP5） 经穴

［定位］在足内踝前下方凹陷中，当舟骨结节与内踝尖连线的中点处（图 4-28）。

［主治］①腹胀、泄泻、便秘等脾胃疾患；②黄疸；③足踝痛。

［操作］直刺 0.5 ~ 0.8 寸。

［配伍］配气海、足三里，治腹胀肠鸣。

6. 三阴交（Sānyīnjiāo, SP6）

［定位］在小腿内侧，当足内踝尖上 3 寸，胫骨内侧缘后方（图 4-29）。

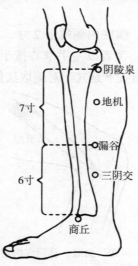

图 4-29 三阴交、漏谷、地机等穴的定位

［主治］①肠鸣腹胀、腹泻等脾胃虚弱诸症；②月经不调、带下、阴挺、不孕、滞产等妇科病证；③遗精、阳痿、遗尿等泌尿系疾患；④心悸、失眠、高血压；⑤下肢痿

痹；⑥阴虚诸症。

［操作］直刺 1 ~ 1.5 寸。孕妇禁针。

［配伍］配足三里，治肠鸣泄泻；配中极，治月经不调；配子宫，治阴挺；配大敦，治疝气；配内关、神门，治失眠。

7. 漏谷（Lòugǔ，SP7）

［定位］在小腿内侧，当内踝尖与阴陵泉的连线上，距内踝尖 6 寸，胫骨内侧缘后方（图 4-29）。

［主治］①腹胀、肠鸣；②小便不利、遗精；③下肢痿痹。

［操作］直刺 1 ~ 1.5 寸。

［配伍］配足三里，治腹胀肠鸣。

8. 地机（Dìjī，SP8） 郄穴

［定位］在小腿内侧，当内踝尖与阴陵泉的连线上，阴陵泉下 3 寸（图 4-29）。

［主治］①腹痛、泄泻等脾胃疾患；②痛经、崩漏、月经不调等妇科疾患；③小便不利、水肿等脾不运化水湿病证。

［操作］直刺 1 ~ 1.5 寸。

［配伍］配三阴交，治痛经；配隐白，治崩漏。

9. 阴陵泉（Yīnlíngquán，SP9） 合穴

［定位］在小腿内侧，当胫骨内侧髁后下方凹陷处（图 4-29）。

［主治］①腹胀、泄泻、水肿、黄疸、小便不利等脾不运化水湿病证；②膝痛。

［操作］直刺 1 ~ 2 寸。

［配伍］配肝俞、至阳，治黄疸；阴陵泉透阳陵泉，治膝痛。

10. 血海（Xuèhǎi，SP10）

［定位］屈膝，在大腿内侧，髌底内侧端上 2 寸，当股四头肌内侧头的隆起处（图 4-30）。简便取穴法：患者屈膝，医者以左手掌心按于患者右膝髌骨上缘，2 ~ 5 指向上伸直，拇指约呈 45°斜置，拇指尖下是穴。对侧取法仿此。

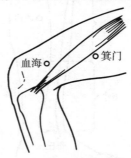

图 4-30 血海、箕门穴的定位

［主治］①月经不调、痛经、经闭等月经病；②瘾疹、湿疹、丹毒等血热性皮肤病。

［操作］直刺 1 ~ 1.5 寸。

［配伍］配三阴交，治月经不调；配曲池，治瘾疹（皮肤病）。

11. 箕门（Jìmén，SP11）

［定位］在大腿内侧，当血海与冲门连线上，血海上6寸（图4-30）。

［主治］①小便不利、遗尿；②腹股沟肿痛。

［操作］避开动脉，直刺0.5～1寸。

［配伍］配太冲，治腹股沟疼痛。

12. 冲门（Chōngmén，SP12）

［定位］在腹股沟外侧，距耻骨联合上缘中点3.5寸，当髂外动脉搏动处的外侧（图4-31）。

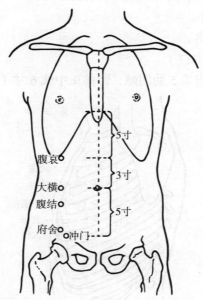

图4-31　冲门、府舍、腹结等穴的定位

［主治］①腹痛、疝气；②崩漏、带下、胎气上冲等妇科病证。

［操作］避开动脉，直刺0.5～1寸。

［配伍］配大敦，治疝气。

13. 府舍（Fùshě，SP13）

［定位］在下腹部，当脐中下4寸，冲门上方0.7寸，距前正中线4寸（图4-31）。

［主治］腹痛、疝气、积聚等下腹部病证。

［操作］直刺1～1.5寸。

［配伍］配气海，治腹痛。

14. 腹结（Fùjié，SP14）

［定位］在下腹部，大横穴下1.3寸，距前正中线4寸（图4-31）。

［主治］①腹痛、泄泻、食积；②疝气。

［操作］直刺1～2寸。

［配伍］配气海、天枢，治腹痛。

15. 大横（Dàhéng，SP15）

［定位］在腹中部，距脐中 4 寸（图 4–31）。

［主治］腹痛、泄泻、便秘等脾胃病证。

［操作］直刺 1 ~ 2 寸。

［配伍］配天枢、足三里，治腹痛。

16. 腹哀（Fù'āi，SP16）

［定位］在上腹部，当脐中上 3 寸，距前正中线 4 寸（图 4–31）。

［主治］消化不良、腹痛、便秘、痢疾等脾胃疾患。

［操作］直刺 1 ~ 1.5 寸。

［配伍］配气海，治肠鸣。

17. 食窦（Shídòu，SP17）

［定位］在胸外侧部，当第 5 肋间隙，距前正中线 6 寸（图 4–32）。

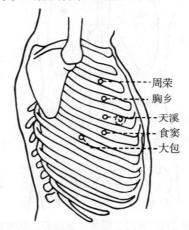

图 4–32　食窦、天溪、胸乡等穴的定位

［主治］①胸胁胀痛；②噫气、反胃、腹胀等胃气失降性病证；③水肿。

［操作］斜刺或向外平刺 0.5 ~ 0.8 寸。深部为肺脏，不可深刺。

［配伍］配膻中，治胸胁胀痛。

18. 天溪（Tiānxī，SP18）

［定位］在胸外侧部，当第 4 肋间隙，距前正中线 6 寸（图 4–32）。

［主治］①胸胁疼痛、咳嗽；②乳痛、乳汁少。

［操作］斜刺或向外平刺 0.5 ~ 0.8 寸。

［配伍］配膻中，治胸胁疼痛。

19. 胸乡（Xiōngxiāng，SP19）

［定位］在胸外侧部，当第 3 肋间隙，距前正中线 6 寸（图 4–32）。

［主治］胸胁胀痛。

［操作］斜刺或向外平刺 0.5 ～ 0.8 寸。

［配伍］配膻中，治胸胁胀痛。

20. 周荣（Zhōuróng，SP20）

［定位］在胸外侧部，当第 2 肋间隙，距前正中线 6 寸（图 4-32）。

［主治］①咳嗽、气逆；②胸胁胀满。

［操作］斜刺或向外平刺 0.5 ～ 0.8 寸。

［配伍］配膻中，治胸胁胀满。

21. 大包（Dàbāo，SP21）　脾之大络

［定位］在侧胸部，腋中线上，当第 6 肋间隙处（图 4-32）。

［主治］①气喘；②胸胁痛；③全身疼痛；④岔气；⑤四肢无力。

［操作］斜刺或向后平刺 0.5 ～ 0.8 寸。

［配伍］配足三里，治四肢无力。

本经腧穴汇总详见图 4-33。

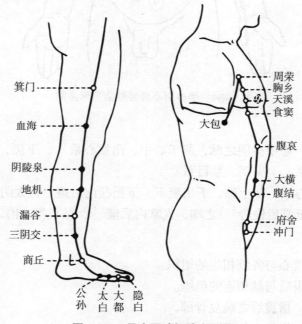

图 4-33　足太阴脾经腧穴总图

五、手少阴心经（heart meridian of hand-shaoyin，HT.）

（一）经脉循行

手少阴心经起于心中，联系心系、肺、咽及目系，属心络小肠，从肺部浅出腋下，循行于上肢内侧后缘，至掌后豌豆骨部，入掌内，止于小指桡侧端（图 4-34）。

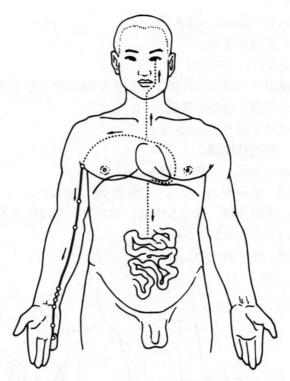

图 4-34　手少阴心经经脉循行示意图

【原文】

《灵枢·经脉》：心手少阴之脉，起于心中，出属心系[1]，下膈，络小肠。

其支者：从心系，上夹咽，系目系[2]。

其直者：复从心系，却上肺，下出腋下，下循臑内后廉，行太阴、心主之后，下肘内，循臂内后廉，抵掌后锐骨[3]之端，入掌内后廉[4]，循小指之内，出其端。

【注释】

[1] 心系：是指心与各脏相连的组织。

[2] 目系：指眼后与脑相连的组织。

[3] 掌后锐骨：指腕后之豌豆骨部。

[4] 掌后内廉：指掌心的后边（尺侧）。

（二）主治概要

本经腧穴主治心、胸、神志及经脉循行部位的其他病证。

（三）本经腧穴（9穴）

1. 极泉（Jíquán，HT1）

[定位] 在腋窝顶点，腋动脉搏动处（图4-35）。

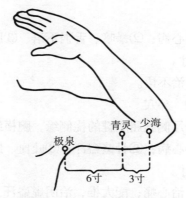

图 4–35　极泉、青灵、少海穴的定位

［主治］①心痛、心悸等心疾；②胸闷气短、胁肋疼痛；③肩臂疼痛、上肢不遂等局部痛证；④瘰疬。

［操作］避开腋动脉，直刺或斜刺 0.3 ~ 0.5 寸。

［配伍］配肩髃、曲池，治肩臂痛。

2. 青灵（Qīnglíng，HT2）

［定位］在臂内侧，当极泉与少海的连线上，肘横纹上 3 寸，肱二头肌的内侧沟中（图 4–35）。

［主治］①头痛、振寒；②肩臂疼痛、胁痛。

［操作］直刺 0.5 ~ 1 寸。

［配伍］配肩髃、曲池，治肩臂痛。

3. 少海（Shàohǎi，HT3）　合穴

［定位］屈肘，当肘横纹内侧端与肱骨内上髁连线的中点处（图 4–35）。

［主治］①心痛、癔症等心病、神志病；②肘臂挛痛、臂麻手颤；③头项痛、腋胁部痛；④瘰疬。

［操作］直刺 0.5 ~ 1 寸。

［配伍］配曲池，治肘臂挛痛。

4. 灵道（Língdào，HT4）　经穴

［定位］在前臂掌侧，当尺侧腕屈肌腱的桡侧缘，腕横纹上 1.5 寸（图 4–36）。

［主治］①心痛；②暴喑；③肘臂挛痛。

［操作］直刺 0.3 ~ 0.5 寸。

［配伍］配心俞，治心痛。

5. 通里（Tōnglǐ，HT5）　络穴

［定位］在前臂掌侧，当尺侧腕屈肌腱的桡侧缘，腕横纹

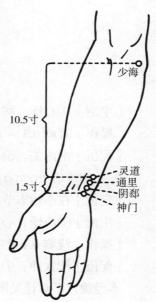

图 4–36　灵道、通里、阴郄等穴的定位

上 1 寸（图 4–36）。

［主治］①心悸、怔忡等心病；②暴喑、舌强不语；③腕臂痛。

［操作］直刺 0.3 ~ 0.5 寸。

［配伍］配廉泉、哑门，治不语。

6. 阴郄（Yīnxì，HT6） 郄穴

［定位］在前臂掌侧，当尺侧腕屈肌腱的桡侧缘，腕横纹上 0.5 寸（图 4–36）。

［主治］①心痛、惊悸等心病；②骨蒸盗汗；③吐血、衄血。

［操作］直刺 0.3 ~ 0.5 寸。

［配伍］配心俞、巨阙，治心痛；配大椎，治阴虚盗汗。

7. 神门（Shénmén，HT7） 输穴；原穴

［定位］在腕部，腕掌侧横纹尺侧端，尺侧腕屈肌腱的桡侧凹陷处（图 4–36）。

［主治］①心痛、心烦、惊悸、怔忡、健忘、失眠、痴呆、癫狂病等心与神志病证；②高血压；③胸胁痛。

［操作］直刺 0.3 ~ 0.5 寸。

［配伍］配内关、心俞，治心痛；配内关、三阴交，治健忘、失眠。

8. 少府（Shàofǔ，HT8） 荥穴

［定位］在手掌面，第 4、5 掌骨之间，握拳时当小指尖处（图 4–37）。

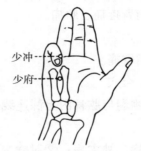

图 4–37 少府、少冲穴的定位

［主治］①心悸、胸痛等心胸病；②阴痒、阴痛；③小指挛痛。

［操作］直刺 0.3 ~ 0.5 寸。

［配伍］配内关，治心悸。

9. 少冲（Shàochōng，HT9） 井穴

［定位］在小指末节桡侧，距指甲角 0.1 寸（图 4–37）。

［主治］①心悸、心痛、癫狂、昏迷等心及神志病证；②热病；③胸胁痛。

［操作］浅刺 0.1 寸或点刺出血。

［配伍］配太冲、中冲、大椎，治热病、昏迷。

本经腧穴汇总详见图 4–38。

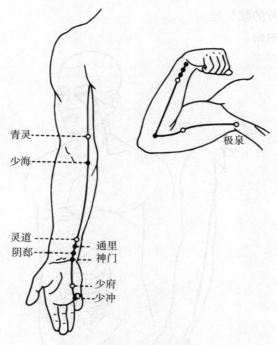

图 4-38　手少阴心经腧穴总图

六、手太阳小肠经（small intestine meridian of hand-taiyang，SI.）

（一）经脉循行

手太阳小肠经起于小指尺侧端，循行于上肢外侧的后缘，绕行肩胛部，内行线从缺盆进入，下行络心，属小肠，联系胃、咽；上行线从缺盆至目外眦、耳，分支从面颊抵鼻，止于目内眦（图 4-39）。

【原文】

《灵枢·经脉》：小肠手太阳之脉，起于小指之端，循手外侧上腕，出踝[1]中，直上循臂骨[2]下廉，出肘内侧两骨之间[3]，上循臑外后廉，出肩解[4]，绕肩胛，交肩上，入缺盆，络心，循咽下膈，抵胃，属小肠。

其支者，从缺盆循颈，上颊，至目锐眦[5]，却入耳中。

其支者，别颊上䪼[6]，抵鼻，至目内眦[7]（斜络于颧）。

【注释】

［1］踝：此处指手腕后方的尺骨小头隆起处。

［2］臂骨：尺骨。

［3］两骨之间：尺骨鹰嘴与肱骨内上髁之间。

［4］肩解：肩关节。

［5］目锐眦：目外角。

［6］颧：眼眶下方的颧骨处。
［7］目内眦：目内角。

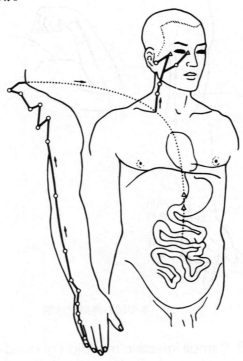

图 4-39　手太阳小肠脉循行示意图

（二）主治概要

主治头、项、耳、目、喉咽病，热病，神志病及经脉循行部位的其他病证。

（三）本经腧穴（19穴）

1.少泽（Shàozé，SI1）井穴
［定位］在手小指末节尺侧，距指甲角0.1寸（图4-40）。

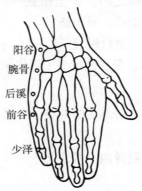

阳谷
腕骨
后溪
前谷
少泽

图 4-40　少泽、前谷、后溪等穴的定位

［主治］①乳痈、乳汁少等乳疾；②昏迷、热病等急症、热证；③头痛、目翳、咽喉肿痛等头面五官病证。

［操作］浅刺 0.1 寸或点刺出血。

［配伍］配膻中、乳根，治乳汁少、乳痈。

2. 前谷（Qiángǔ，SI2）　荥穴

［定位］在手掌尺侧，微握拳，当小指本节（第 5 指掌关节）前的掌指横纹头赤白肉际（图 4-40）。

［主治］①头痛、目痛、耳鸣、咽喉肿痛等头面五官病证；②乳痈、乳汁少；③热病。

［操作］直刺 0.3 ~ 0.5 寸。

［配伍］配耳门、翳风，治耳鸣。

3. 后溪（Hòuxī，SI3）　输穴；八脉交会穴（通于督脉）

［定位］在手掌尺侧，微握拳，当小指本节（第 5 指掌关节）后的远侧掌横纹头赤白肉际（图 4-40）。

［主治］①头项强痛、腰背痛、手指及肘臂挛痛等痛证；②耳聋、目赤肿痛、咽喉肿痛；③癫狂痫；④盗汗、疟疾。

［操作］直刺 0.5 ~ 1 寸。

［配伍］配列缺、悬钟，治项强痛；配人中，治急性腰扭伤。

4. 腕骨（Wàngǔ，SI4）　原穴

［定位］第 5 掌骨基底与钩骨之间的凹陷处，赤白肉际处（图 4-40）。

［主治］①指挛腕痛、头项强痛；②目翳；③黄疸；④热病、疟疾。

［操作］直刺 0.3 ~ 0.5 寸。

［配伍］配阳陵泉、肝俞、胆俞，治黄疸。

5. 阳谷（Yánggǔ，SI5）　经穴

［定位］在手腕尺侧，当尺骨茎突与三角骨之间的凹陷处（图 4-40）。

［主治］①颈颔肿、臂外侧痛、腕痛等痛证；②头痛、目眩、耳鸣、耳聋等头面五官病证；③热病；④癫狂痫。

［操作］直刺 0.3 ~ 0.5 寸。

［配伍］配阳池，治腕痛。

6. 养老（Yǎnglǎo，SI6）　郄穴

［定位］以手掌面向胸，当尺骨茎突桡侧骨缝凹陷中（图 4-41）。

［主治］①目视不明；②肩、背、肘、臂酸痛。

［操作］直刺或斜刺 0.5 ~ 0.8 寸。

［配伍］配太冲、足三里，治目视不明。

7. 支正（Zhīzhèng，SI7）　络穴

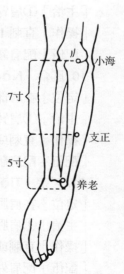

图 4-41　养老、支正、小海穴的定位

［定位］在前臂背面尺侧，当阳谷与小海的连线上，腕背横纹上5寸（图4-41）。

［主治］①头痛、项强、肘臂酸痛；②热病；③癫狂；④疣证。

［操作］直刺或斜刺0.5 ~ 0.8寸。

［配伍］配合谷治头痛。

8. 小海（Xiǎohǎi，SI8） 合穴

［定位］屈肘，当尺骨鹰嘴与肱骨内上髁之间凹陷处（图4-41）。

［主治］①肘臂疼痛、麻木。②癫痫。

［操作］直刺0.3 ~ 0.5寸。

［配伍］配手三里，治肘臂疼痛。

9. 肩贞（Jiānzhēn，SI9）

［定位］在肩关节后下方，臂内收时，腋后纹头直上1寸（图4-42）。

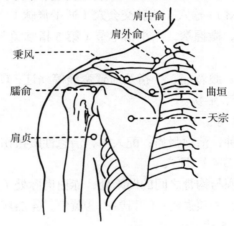

图4-42 肩贞、臑俞、天宗等穴的定位

［主治］①肩臂疼痛、上肢不遂；②瘰疬；③耳鸣。

［操作］直刺1 ~ 1.5寸。不宜向胸侧深刺。

［配伍］配肩髎、曲池、肩井、手三里、合谷，治上肢不遂（图4-42）。

10. 臑俞（Nàoshū，SI10）

［定位］在肩部，当腋后纹头直上，肩胛冈下缘凹陷中（图4-42）。

［主治］①肩臂疼痛、肩不举；②瘰疬。

［操作］直刺或斜刺0.5 ~ 1.5寸。不宜向胸侧深刺。

［配伍］配肩髃、曲池，治肩臂疼痛。

11. 天宗（Tiānzōng，SI11）

［定位］在肩胛部，当岗下窝中央凹陷处，与第4胸椎相平（图4-42）。

［主治］①肩胛疼痛、肩背部损伤等局部病证；②乳痈、乳癖；③咳嗽、气喘。

［操作］直刺或斜刺0.5 ~ 1寸。遇到阻力不可强行进针。

［配伍］配肩外俞，治肩胛痛；配膻中、足三里，治乳痈。

12. 秉风（Bǐngfēng, SI12）

[定位] 在肩胛部，岗上窝中央，天宗穴直上，举臂有凹陷处（图4-42）。

[主治] 肩胛疼痛、上肢酸麻等肩胛、上肢病证。

[操作] 直刺或斜刺0.5～1寸。

[配伍] 配天宗，治肩胛疼痛。

13. 曲垣（Qūyuán, SI13）

[定位] 在肩胛部，岗上窝内侧端，当臑俞与第2胸椎棘突连线的中点处（图4-42）。

[主治] 肩胛疼痛。

[操作] 直刺或斜刺0.5～1寸。宜向锁骨上窝上方刺，不宜向胸部深刺。

[配伍] 配天宗、秉风，治肩胛疼痛。

14. 肩外俞（Jiānwàishū, SI14）

[定位] 在背部，当第1胸椎棘突下，旁开3寸（图4-42）。

[主治] 肩背疼痛、颈项强急等肩背、颈项痹证。

[操作] 斜刺0.5～0.8寸。不宜深刺。

[配伍] 配肩中俞、大椎、列缺，治肩背疼痛。

15. 肩中俞（Jiānzhōngshū, SI15）

[定位] 在背部，当第7颈椎棘突下，旁开2寸（图4-42）。

[主治] ①咳嗽、气喘；②肩背疼痛。

[操作] 斜刺0.5～0.8寸。不宜深刺。

[配伍] 配肩外俞、大椎，治肩背疼痛。

16. 天窗（Tiānchuāng, SI16）

[定位] 在颈外侧部，胸锁乳突肌的后缘，扶突穴后，与喉结相平（图4-43）。

[主治] ①耳鸣、耳聋、咽喉肿痛、暴喑等五官病证；②颈项强痛。

[操作] 直刺0.5～1寸。

[配伍] 配列缺，治颈项强痛。

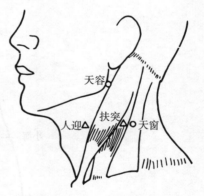

图4-43 天窗、天容穴的定位

17. 天容（Tiānróng, SI17）

[定位] 在颈外侧部，当下颌角的后方，胸锁乳突肌的前缘凹陷中（图4-43）。

[主治] ①耳鸣、耳聋、咽喉肿痛等五官病证；②头痛、颈项强痛。

[操作] 直刺0.5～1寸。注意避开血管。

[配伍] 配列缺，治颈项强痛。

18. 颧髎（Quánliáo, SI18）

[定位] 目外眦直下，颧骨下缘凹陷处（图4-44）。

[主治] 口眼㖞斜、眼睑𥆧动、齿痛、三叉神经痛等面部病证。

[操作] 直刺0.3～0.5寸，斜刺或平刺0.5～1寸。

［配伍］配地仓、颊车，治口㖞；配合谷，治齿痛。

19. 听宫（Tīnggōng，SI19）

［定位］在面部，耳屏前，下颌骨髁状突的后方，张口时呈凹陷处（图4-44）。

［主治］①耳鸣、耳聋、聤耳等耳疾；②齿痛。

［操作］张口，直刺1～1.5寸。

［配伍］配翳风、中渚治耳鸣、耳聋。

听宫视频

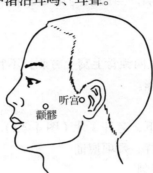

图4-44 颧髎、听宫穴的定位

本经腧穴汇总详见图4-45。

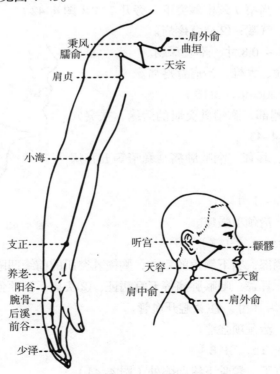

图4-45 手太阳小肠经腧穴总图

七、足太阳膀胱经（bladder meridian of foot-taiyang，BL.）

（一）经脉循行

足太阳膀胱经起于目内眦，循行至头顶并入络脑；分支至耳上角；主干经脉从头顶向下到枕部，循行于脊柱两侧，经过背腰臀部，入内属膀胱络肾，向下贯臀，止腘窝；枕部分支向下循行于背腰部主干经线外侧，至腘窝部相合后循行于小腿后侧，经过外踝之后，前行止于小趾外侧端（图4-46）。

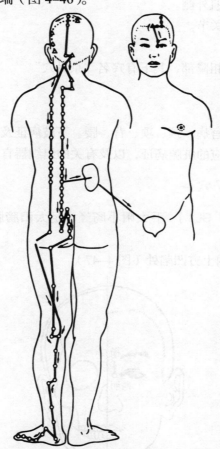

图4-46　足太阳膀胱经经脉循行示意图

【原文】

《灵枢·经脉》：膀胱足太阳之脉，起于目内眦，上额，交巅[1]。

其支者：从巅至耳上角[2]。

其直者：从巅入络脑，还出别下项，循肩髆[3]内，夹脊抵腰中，入循膂[4]，络肾，属膀胱。

其支者：从腰中，下夹脊，贯臀，入腘中。

其支者：从髆内左右别下贯胛[5]，夹脊内，过髀枢[6]，循髀外后廉下合腘中——以下贯腨[7]内，出外踝之后，循京骨[8]至小指外侧。

【注释】

[1] 巅：即颠顶，当头顶最高处，约当"百会穴"处。

[2] 耳上角：即耳郭的上部。

[3] 肩髆：即肩胛部。

[4] 膂：夹脊两旁的肌肉，即竖脊肌。

[5] 胛：相当于竖脊肌外侧。

[6] 髀枢：此处指髋关节。

[7] 腨：腓肠肌部。

[8] 京骨：第5跖骨粗隆部，其下有穴名"京骨穴"。

（二）主治概要

本经腧穴主治头面五官病，颈、项、背、腰、下肢病证及神志病；背部两条侧线的背俞穴及其他腧穴主治相应的脏腑病证，以及有关的组织器官病证。

（三）本经腧穴（67穴）

1. 睛明（Jīngmíng, BL1） 手太阳小肠经、足太阳膀胱经、足阳明胃经、阴跷脉、阳跷脉交会穴

[定位] 目内眦角稍内上方凹陷处（图4-47）。

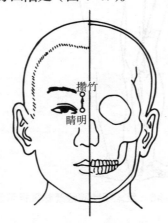

图4-47 睛明、攒竹穴的定位

[主治] ①目赤肿痛、目眩、近视、夜盲、色盲等目疾；②急性腰扭伤；③心悸怔忡。

[操作] 嘱患者闭目，医者押手向外轻轻固定眼球，刺手持针，于眶缘和眼球之间缓慢直刺0.5～1寸，不宜提插捻转，以防刺破血管引起血肿。取针时应按压针孔，以防出血。选取针具应细，消毒严格。禁灸。

［配伍］配球后、光明，治视力下降。

2. 攒竹（Cuánzhú，BL2）

［定位］在面部，当眉头陷中，眶上切迹处（图4-47）。

［主治］①头痛、眉棱骨痛；②眼睑𥆧动、眼睑下垂、目视不明、目赤肿痛等目疾；③呃逆。

［操作］向眉中平刺或斜刺0.5 ~ 0.8寸。禁灸。

［配伍］配阳白，治口眼㖞斜、眼睑下垂。

3. 眉冲（méichōng，BL3）

［定位］在头部，当攒竹直上入发际0.5寸（图4-48）。

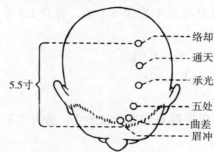

图4-48　眉冲、曲差、五处等穴的定位

［主治］①头痛、眩晕；②鼻塞、鼻衄。

［操作］平刺0.3 ~ 0.5寸。

［配伍］配太阳，治头痛。

4. 曲差（Qǔchā，BL4）

［定位］在头部，当前发际正中直上0.5寸，旁开1.5寸，即神庭与头维连线的内1/3与中1/3交点上（图4-48）。

［主治］①头痛、目眩；②鼻塞、鼻衄。

［操作］平刺0.5 ~ 0.8寸。

［配伍］配合谷，治头痛、鼻塞。

5. 五处（Wǔchù，BL5）

［定位］在头部，当前发际正中直上1寸，旁开1.5寸，当曲差穴上0.5寸（图4-48）。

［主治］①头痛、目眩、视力减退；②癫痫。

［操作］平刺0.5 ~ 0.8寸。

［配伍］配合谷、太冲，治头痛、目眩。

6. 承光（Chéngguāng，BL6）

［定位］在头部，当前发际正中直上2.5寸，旁开1.5寸，即五处穴后1.5寸（图4-48）。

［主治］①头痛、目眩、癫痫；②鼻塞、目视不明；③热病。

［操作］平刺 0.3 ~ 0.5 寸。

［配伍］配百会，治头痛。

7. 通天 (Tōngtiān，BL7)

［定位］在头部，当前发际正中直上 4 寸，旁开 1.5 寸，即承光穴后 1.5 寸（图 4-48）。

［主治］①头痛、眩晕；②鼻塞、鼻衄、鼻渊。

［操作］平刺 0.3 ~ 0.5 寸。

［配伍］配迎香、合谷，治鼻疾。

8. 络却 (Luòquè，BL8)

［定位］在头部，当前发际正中直上 5.5 寸，旁开 1.5 寸，即通天穴后 1.5 寸（图 4-48）。

［主治］①头晕；②目视不明、耳鸣。

［操作］沿皮刺 0.3 ~ 0.5 寸。

9. 玉枕 (Yùzhěn，BL9)

［定位］在后头部，当后发际正中直上 2.5 寸，旁开 1.3 寸，平枕外粗隆上缘的凹陷处（图 4-49）。

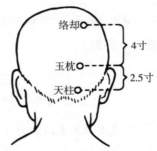

图 4-49　天柱、玉枕、络却穴的定位

［主治］①头项痛、目痛；②鼻塞。

［操作］平刺 0.3 ~ 0.5 寸。

［配伍］配大椎穴，治头项痛。

10. 天柱 (Tiānzhù，BL10)

［定位］在项部，约当后发际正中直上 0.5 寸，旁开 1.3 寸，当斜方肌外缘凹陷中（图 4-49）。

［主治］①后头痛、项强、肩背腰痛等痛证；②鼻塞；③癫狂痛；④热病。

［操作］直刺或斜刺 0.5 ~ 0.8 寸。不可向内上方深刺，以免伤及延髓。

［配伍］配列缺、后溪，治头项强痛。

11. 大杼 (Dàzhù，BL11)　八会穴之骨会

［定位］在背部，当第 1 胸椎棘突下，旁开 1.5 寸（图 4-50）。

［主治］①咳嗽；②项强、肩背痛。

［操作］斜刺 0.5 ~ 0.8 寸。本经背部诸穴不宜深刺，以免伤及内部重要脏器。

［配伍］配肩中俞、肩外俞，治肩背痛。

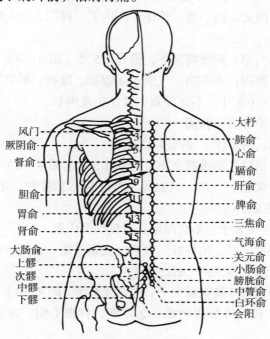

图 4-50　大杼、风门、肺俞等穴的定位

12. 风门（Fēngmén，BL12）

［定位］在背部，当第 2 胸椎棘突下，旁开 1.5 寸（图 4-50）。

［主治］①感冒、咳嗽、发热、头痛等外感病证；②项强、胸背痛。

［操作］斜刺 0.5 ~ 0.8 寸，不宜深刺，以免伤及内脏。

［配伍］配肺俞、大椎，治咳嗽、气喘；配合谷，治伤风咳嗽。

13. 肺俞（Fèishū，BL13）　肺之背俞穴

［定位］在背部，当第 3 胸椎棘突下，旁开 1.5 寸（图 4-50）。

［主治］①咳嗽、气喘、咯血等肺疾；②骨蒸潮热、盗汗等阴虚病证。

［操作］斜刺 0.5 ~ 0.8 寸，不宜深刺，以免伤及内脏。

［配伍］配风门，治咳嗽、气喘；配合谷、迎香治鼻疾。

14. 厥阴俞（Juéyīnshū，BL14）　心包之背俞穴

［定位］在背部，当第 4 胸椎棘突下，旁开 1.5 寸（图 4-50）。

［主治］①心痛、心悸；②咳嗽、胸闷；③呕吐。

［操作］斜刺 0.5 ~ 0.8 寸，不宜深刺，以免伤及内脏。

［配伍］配内关，治心痛、心悸。

15. 心俞（Xīnshū，BL15）　心之背俞穴

［定位］在背部，当第 5 胸椎棘突下，旁开 1.5 寸（图 4-50）。

［主治］①心痛、心悸、失眠、健忘、癫痫等心与神志病变；②咳嗽、气喘、吐

血、盗汗。

［操作］斜刺 0.5 ~ 0.8 寸，不宜深刺，以免伤及内脏。

［配伍］配巨阙、内关，治心痛、惊悸；配内关、神门，治失眠、健忘。

16. 督俞（Dūshū，BL16）

［定位］在背部，当第 6 胸椎棘突下，旁开 1.5 寸（图 4-50）。

［主治］①心痛、胸闷；②寒热、气喘；③腹胀、腹痛、肠鸣呃逆等胃肠病证。

［操作］斜刺 0.5 ~ 0.8 寸，不宜深刺，以免伤及内脏。

［配伍］配内关，治心痛、胸闷。

17. 膈俞（Géshū，BL17） 八会穴之血会

［定位］在背部，当第 7 胸椎棘突下，旁开 1.5 寸（图 4-50）。

［主治］①呕吐、呃逆、气喘、吐血等上逆之症。②贫血；③瘾疹、皮肤瘙痒；④潮热、盗汗；⑤血瘀诸证。

［操作］斜刺 0.5 ~ 0.8 寸，不宜深刺，以免伤及内脏。

［配伍］配内关、足三里，治呕吐、呃逆；配足三里、血海、膏肓穴，治贫血。

18. 肝俞（Gānshū，BL18） 肝之背俞穴

［定位］在背部，当第 9 胸椎棘突下，旁开 1.5 寸（图 4-50）。

［主治］①胁痛、黄疸等肝胆病证；②目赤、目视不明、夜盲、迎风流泪等目疾；③癫狂痫；④脊背痛。

［操作］斜刺 0.5 ~ 0.8 寸，不宜深刺，以免伤及内脏。

［配伍］配支沟、阳陵泉，治胁痛；配太冲，治目眩。

19. 胆俞（Dǎnshū，BL19） 胆之背俞穴

［定位］在背部，当第 10 胸椎棘突下，旁开 1.5 寸（图 4-50）。

［主治］①黄疸、口苦、胁痛等肝胆疾患；②肺痨、潮热。

［操作］斜刺 0.5 ~ 0.8 寸。不宜深刺，以免伤及内脏。

［配伍］配阳陵泉、太冲，治胆道疾病。

20. 脾俞（Píshū，BL20） 脾之背俞穴

［定位］在背部，当第 11 胸椎棘突下，旁开 1.5 寸（图 4-50）。

［主治］①腹胀、纳呆、腹泻、呕吐、痢疾、便血等脾胃肠腑病证；②背痛。

［操作］斜刺 0.5 ~ 0.8 寸。不宜深刺，以免伤及内脏。

［配伍］配足三里，治腹泻、便秘。

21. 胃俞（Wèishū，BL21） 胃之背俞穴

［定位］在背部，当第 12 胸椎棘突下，旁开 1.5 寸（图 4-50）。

［主治］①胃脘痛、呕吐、腹胀、肠鸣等胃疾；②多食善饥，身体消瘦。

［操作］斜刺 0.5 ~ 0.8 寸。

［配伍］配中脘、梁丘，治胃痛。

22. 三焦俞（Sānjiāoshū，BL22） 三焦之背俞穴

［定位］在腰部，当第 1 腰椎棘突下，旁开 1.5 寸（图 4-50）。

［主治］①肠鸣、腹胀、腹泻、水肿等脾胃肠腑病证；②小便不利、水肿等三焦气化不利病证；③腰背强痛。

［操作］直刺 0.8 ~ 1 寸。

［配伍］配气海、足三里，治肠鸣、腹胀。

23. 肾俞（Shènshū，BL23）　肾之背俞穴

［定位］在腰部，当第 2 腰椎棘突下，旁开 1.5 寸（图 4-50）。

［主治］①头痛、耳鸣、耳聋、腰酸痛等肾虚病证；②遗尿、遗精、阳痿、早泄、不育等生殖泌尿系疾患；③月经不调、带下、不孕等妇科病证。

［操作］直刺 0.5 ~ 1 寸。

［配伍］配太溪、三阴交，治月经不调；配翳风、耳门，治耳鸣、耳聋。

24. 气海俞（Qìhǎishū，BL24）

［定位］在腰部，当第 3 腰椎棘突下，旁开 1.5 寸（图 4-50）。

［主治］①腹胀肠鸣；②痛经；③腰痛。

［操作］直刺 0.8 ~ 1.2 寸。

［配伍］配足三里、天枢，治腹胀、肠鸣。

25. 大肠俞（Dàchángshū，BL25）　大肠之背俞穴

［定位］在腰部，当第 4 腰椎棘突下，旁开 1.5 寸（图 4-50）。

［主治］①腰腿痛；②腹胀、腹泻、便秘等胃肠疾病。

［操作］直刺 0.8 ~ 1.2 寸。

［配伍］配气海、足三里、支沟，治便秘。

26. 关元俞（Guānyuanshū，BL26）

［定位］在腰部，当第 5 腰椎棘突下，旁开 1.5 寸（图 4-50）。

［主治］①腰骶痛；②腹胀、腹泻；③小便频数或不利，遗尿。

［操作］直刺 0.8 寸 ~ 1.2 寸。

［配伍］配气海，治腹胀。

27. 小肠俞（Xiǎochángshū，BL27）　小肠之背俞穴

［定位］在骶部，第 1 骶椎棘突下，旁开 1.5 寸，平第 1 骶后孔（图 4-50）。

［主治］①遗精、遗尿、尿血、尿痛、带下等泌尿生殖系统疾患；②腹泻、痢疾；③腰骶痛。

［操作］直刺 0.8 ~ 1.2 寸。

［配伍］配天枢、足三里、上巨虚、关元，治腹胀、痢疾、便秘。

28. 膀胱俞（Pángguāngshū，BL28）　膀胱之背俞穴

［定位］在骶部，第 2 骶椎棘突下，旁开 1.5 寸，平第 2 骶后孔（图 4-50）。

［主治］①小便不利、遗尿等膀胱气化功能失调病证；②腰骶痛；③腹泻、便秘。

［操作］直刺 0.8 ~ 1.2 寸。

［配伍］配肾俞，治小便不利。

29. 中膂俞（Zhōnglǚshū，BL29）

[定位] 在骶部，第 3 骶椎棘突下，旁开 1.5 寸，平第 3 骶后孔。（图 4–50）

[主治] ①腹泻；②疝气；③腰骶痛。

[操作] 直刺 1 ~ 1.5 寸。

[配伍] 配大敦，治疝气。

30. 白环俞（Báihuánshū，BL30）

[定位] 在骶部，第 4 骶椎棘突下，旁开 1.5 寸，平第 4 骶后孔（图 4–50）。

[主治] ①遗精、遗尿；②带下、月经不调等妇科病证；③腰骶疼痛；④疝气。

[操作] 直刺 1 ~ 1.5 寸。

[配伍] 配三阴交、肾俞，治遗尿、月经不调。

31. 上髎（Shàngliáo，BL31）

[定位] 在骶部，在第 1 骶后孔中，约当髂后上嵴与后正中线之间（图 4–50）。

[主治] ①月经不调、赤白带下、阴挺等妇科病证；②遗精、阳痿；③大小便不利；④腰骶痛。

[操作] 直刺 1 ~ 1.5 寸。

[配伍] 配三阴交、中极，治小便不利。

32. 次髎（Cìliáo，BL32）

[定位] 在骶部，在第 2 骶后孔中，约当髂后上嵴与后正中线之间（图 4–50）。

[主治] ①月经不调、痛经、带下等妇科疾患；②小便不利；③遗精；④疝气；⑤腰骶痛、下肢痿痹。

[操作] 直刺 1 ~ 1.5 寸。

[配伍] 配三阴交、中极、肾俞，治遗尿；配血海，治痛经。

33. 中髎（Zhōngliáo，BL33）

[定位] 当第 3 骶后孔中，次髎穴下内方，约当中膂俞与后正中线之间（图 4–50）。

[主治] ①便秘、腹泻；②小便不利；③月经不调、带下；④腰骶痛。

[操作] 直刺 1 ~ 1.5 寸。

[配伍] 配足三里，治便秘。

34. 下髎（Xiàliáo，BL34）

[定位] 当第 4 骶后孔中，中髎穴下内方，约当白环俞与后正中线之间（图 4–50）。

[主治] ①腹痛、便秘；②小便不利；③带下；④腰骶痛。

[操作] 直刺 0.8 ~ 1 寸。可酌情使用灸法或拔罐法。

[配伍] 配筑宾、太溪穴，有补肾调经、和血止血的作用，主治痛经、崩漏。

35. 会阳（Huìyáng，BL35）

[定位] 尾骨端旁开 0.5 寸（图 4–50）。

[主治] ①痔疾、腹泻；②阳痿；③带下。

[操作] 直刺 1 ~ 1.5 寸。

[配伍] 配气海，治腹痛。

36. 承扶（Chéngfú，BL36）

［定位］在大腿后面，臀横纹的中点（图4-51）。

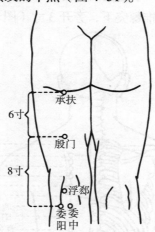

图4-51　承扶、殷门、浮郄等穴的定位

［主治］①腰、骶、臀、股部疼痛；②痔疾。

［操作］直刺1～2寸。

［配伍］配承山，治痔疾。

37. 殷门（Yīnmén，BL37）

［定位］在大腿后面，当承扶穴与委中穴的连线上，承扶下6寸（图4-51）。

［主治］腰痛、下肢痿痹。

［操作］直刺1～2寸。

［配伍］配委中，治腰骶疼痛。

38. 浮郄（Fúxì，BL38）

［定位］在腘横纹外侧端，委阳穴上1寸，股二头肌腱的内侧（图4-51）。

［主治］①股、腘窝部疼痛、麻木；②便秘。

［操作］直刺1～2寸。

［配伍］配承山，治下肢痿痹。

39. 委阳（Wěiyáng，BL39）　三焦下合穴

［定位］在腘横纹外侧端，当股二头肌腱的内侧（图4-51）。

［主治］①腹满、小便不利；②腰脊强痛、腿足挛痛。

［操作］直刺1～1.5寸。

［配伍］配三焦俞、肾俞，治小便不利。

40. 委中（Wěizhōng，BL40）　合穴；膀胱之下合穴

［定位］在腘横纹中点，当股二头肌腱与半腱肌肌腱的中间（图4-51）。

［主治］①腰脊痛、下肢痿痹等腰及下肢病证；②腹痛、急性吐泻；③遗尿、小便不利；④丹毒。

［操作］直刺1～1.5寸，或用三棱针点刺腘静脉出血。

［配伍］配大肠俞，治腰痛。

41. 附分（Fùfēn，BL41） 手足太阳交会穴

［定位］在背部，当第 2 胸椎棘突下，旁开 3 寸（图 4–52）。

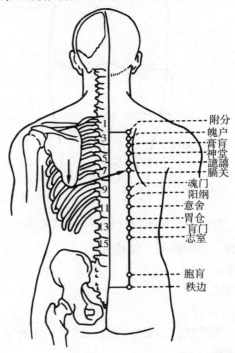

图 4–52 附分、魄户、膏肓等穴的定位

［主治］①颈项强痛、肩背拘急、肘臂麻木等痹证。

［操作］斜刺 0.5 ~ 0.8 寸。不宜深刺，以免伤及内脏。

［配伍］配大椎，治颈项强痛。

42. 魄户（Pòhù，BL42）

［定位］在背部，当第 3 胸椎棘突下，旁开 3 寸（图 4–52）。

［主治］①咳嗽、气喘、肺痨等肺疾；②项强、肩背痛。

［操作］斜刺 0.5 ~ 0.8 寸。不可深刺，避免伤及内脏。

［配伍］配天突、膻中，治咳喘。

43. 膏肓（Gāohuāng，BL43）

［定位］在背部，当第 4 胸椎棘突下，旁开 3 寸（图 4–52）。

［主治］①肺痨、咳嗽、气喘等肺之虚损病证；②肩胛痛；③健忘、盗汗、遗精等虚劳诸疾。

［操作］斜刺 0.5 ~ 0.8 寸。不可深刺，避免伤及内脏。

［配伍］配尺泽、肺俞，治咳喘。

44. 神堂（Shéntáng，BL44）

［定位］在背部，当第 5 胸椎棘突下，旁开 3 寸（图 4–52）。

［主治］①咳嗽、气喘、胸闷等肺胸疾患；②脊背强痛。

［操作］斜刺 0.5 ~ 0.8 寸。不可深刺，避免伤及内脏。

［配伍］配膻中，治胸闷。

45. 谚语（Yìxī，BL45）

［定位］在第 6 胸椎棘突下，旁开 3 寸（图 4-52）。

［主治］①咳嗽、气喘；②肩背痛；③疟疾、热病。

［操作］斜刺 0.5 ~ 0.8 寸。不可深刺，避免伤及内脏。

［配伍］配大椎、肩外俞，治肩背痛。

46. 膈关（Géguān，BL46）

［定位］在背部，当第 7 胸椎棘突下，旁开 3 寸（图 4-52）。

［主治］①胸闷、嗳气、呕吐等气上逆病证；②脊背强痛。

［操作］斜刺 0.5 ~ 0.8 寸。不可深刺，避免伤及内脏。

［配伍］配内关，治嗳气。

47. 魂门（Húnmén，BL47）

［定位］在背部，当第 9 胸椎棘突下，旁开 3 寸（图 4-52）。

［主治］①胸胁痛、背痛；②呕吐、腹泻。

［操作］斜刺 0.5 ~ 0.8 寸。不可深刺，避免伤及内脏。

［配伍］配阳陵泉、支沟，治胸胁痛。

48. 阳纲（Yánggāng，BL48）

［定位］在背部，当第 10 胸椎棘突下，旁开 3 寸（图 4-52）。

［主治］①肠鸣、腹痛、腹泻等胃肠病证；②黄疸；③消渴。

［操作］斜刺 0.5 ~ 0.8 寸。不可深刺，避免伤及内脏。

［配伍］配气海，治腹胀。

49. 意舍（Yìshè，BL49）

［定位］在背部，当第 11 胸椎棘突下，旁开 3 寸（图 4-52）。

［主治］腹胀、肠鸣、腹泻等胃肠病证。

［操作］斜刺 0.5 ~ 0.8 寸。不可深刺，避免伤及内脏。

［配伍］配脾俞、胃俞，治腹胀。

50. 胃仓（Wèicāng，BL50）

［定位］在背部，当第 12 胸椎棘突下，旁开 3 寸（图 4-52）。

［主治］①胃脘痛、腹胀、小儿食积等脾胃病证；②水肿；③背脊痛。

［操作］斜刺 0.5 ~ 0.8 寸。不可深刺，避免伤及内脏。

［配伍］配足三里，治胃痛。

51. 肓门（Huāngmén，BL51）

［定位］在腰部，当第 1 腰椎棘突下，旁开 3 寸（图 4-52）。

［主治］①腹痛、痞块、便秘等腹部疾患；②乳疾。

［操作］斜刺 0.5 ~ 0.8 寸。不可深刺，避免伤及内脏。

［配伍］配气海、天枢，治便秘。

52. 志室（Zhìshì，BL52）

［定位］在腰部，当第2腰椎棘突下，旁开3寸（图4-52）。

［主治］①遗精、阳痿等肾虚病证；②小便不利、水肿；③腰脊强痛。

［操作］斜刺0.5～0.8寸。不可深刺，避免伤及内脏。

［配伍］配命门，治遗精。

53. 胞肓（Bāohuāng，BL53）

［定位］在臀部，平第2骶后孔，骶正中嵴旁开3寸（图4-52）。

［主治］①肠鸣、腹胀、便秘等胃肠疾患；②癃闭；③腰脊强痛。

［操作］直刺1～1.5寸。

［配伍］配委中，治腰痛。

54. 秩边（Zhìbiān，BL54）

［定位］在臀部，平第4骶后孔，骶正中嵴旁开3寸（图4-52）。

［主治］①腰骶痛、下肢痿痹等腰及下肢病症；②小便不利；③便秘、痔疾；④阴痛。

［操作］直刺1.5～2寸。

［配伍］配委中、大肠俞，治腰腿疼痛。

55. 合阳（Héyáng，BL55）

［定位］在小腿后面，当委中与承山的连线上，委中穴直下2寸（图4-53）。

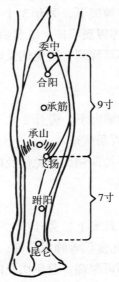

图4-53　合阳、承筋、承山等穴的定位

［主治］①腰脊强痛、下肢痿痹；②疝气；③崩漏。

［操作］直刺1～2寸。

［配伍］配腰阳关，治腰痛。

56. 承筋 (Chéngjīn，BL56)

[定位] 在小腿后面，当合阳穴与承山穴连线的中点，腓肠肌肌腹中央（图 4-53）。

[主治] ①痔疾、脱肛、便秘；②腰腿拘急、疼痛。

[操作] 直刺 1 ~ 1.5 寸。

[配伍] 配委中，治下肢挛痛。

57. 承山 (Chéngshān，BL57)

[定位] 在小腿后面，腓肠肌肌腹与肌腱交角处，当伸直小腿或足跟上提时，腓肠肌肌腹下出现尖角凹陷处（图 4-53）。

[主治] ①痔疮、便秘、脱肛；②腰腿拘急疼痛、足跟痛。

[操作] 直刺 1 ~ 2 寸。

[配伍] 配大肠俞，治痔疾。

58. 飞扬（Fēiyáng，BL58） 络穴

[定位] 在小腿后面，昆仑穴直上 7 寸，承山穴外下方 1 寸处（图 4-53）。

[主治] ①头痛、目眩；②腰腿疼痛；③痔疾。

[操作] 直刺 1 ~ 1.5 寸。

[配伍] 配委中，治腿痛。

59. 跗阳（Fūyáng，BL59） 阳跷脉之郄穴

[定位] 在小腿后面，昆仑穴直上 3 寸（图 4-53）。

[主治] ①腰骶疼痛、下肢痿痹、外踝肿痛等腰、下肢痹证；②头痛。

[操作] 直刺 0.8 ~ 1.2 寸。

[配伍] 配风市、委中、行间，治疗腰腿痛。

60. 昆仑（Kūnlún，BL60） 经穴

[定位] 在足部外踝后方，当外踝尖与跟腱之间的凹陷处（图 4-54）。

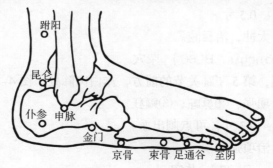

图 4-54 昆仑、仆参、申脉等穴的定位

[主治] ①后头痛、项强、腰骶疼痛、足踝肿痛；②癫痫；③滞产。

[操作] 直刺 0.5 ~ 0.8 寸。孕妇禁用，经期慎用。

[配伍] 配风池，治头痛、目眩。

61. 仆参（Púcān, BL61）

［定位］外踝后下方，昆仑穴直下，跟骨外侧，赤白肉际处（图 4-54）。

［主治］①下肢痿痹、足跟痛；②癫痫。

［操作］直刺 0.3 ~ 0.5 寸。

［配伍］配太溪，治足跟痛。

62. 申脉（Shēnmài, BL62） 八脉交会穴（通于阳跷脉）

［定位］在足外侧部，外踝直下方凹陷处（图 4-54）。

［主治］①头痛、眩晕；②癫狂痫证、失眠等神志疾患；③腰腿酸痛。

［操作］直刺 0.3 ~ 0.5 寸。

［配伍］配肾俞、肝俞、百会，治眩晕。

63. 金门（Jīnmén, BL63） 郄穴

［定位］在足背，当外踝前缘直下，骰骨下缘凹陷处（图 4-54）。

［主治］①头痛、腰痛、下肢痿痹等痹证；②癫痫；③小儿惊风。

［操作］直刺 0.3 ~ 0.5 寸。

［配伍］配太阳、合谷，治头痛。

64. 京骨（Jīnggǔ, BL64） 原穴

［定位］在足外侧，第 5 跖骨粗隆下方，赤白肉际处（图 4-54）。

［主治］①头痛、项强；②腰腿痛；③癫痫。

［操作］直刺 0.3 ~ 0.5 寸。

［配伍］配百会、太冲，治头痛。

65. 束骨（Shùgǔ, BL65） 输穴

［定位］在足外侧，第 5 跖趾关节的近端，赤白肉际处（图 4-54）。

［主治］①头痛、项强、目眩等头部疾患；②腰腿痛；③癫狂。

［操作］直刺 0.3 ~ 0.5 寸。

［配伍］配肾俞、太冲，治目眩。

66. 足通谷（Zútōnggǔ, BL66） 荥穴

［定位］在足外侧，第 5 跖趾关节的前方，赤白肉际处（图 4-54）。

［主治］①头痛、项强；②鼻衄；③癫狂。

［操作］直刺 0.2 ~ 0.3 寸，可点刺出血。

［配伍］配大椎，治项强。

67. 至阴（zhìyīn, BL67） 井穴

［定位］在足小趾外侧指甲角旁 0.1 寸（图 4-54）。

［主治］①胎位不正、滞产；②头痛、目痛；③鼻塞、鼻衄。

［操作］浅刺 0.1 寸。胎位不正用灸法。

本经腧穴汇总详见图 4-55。

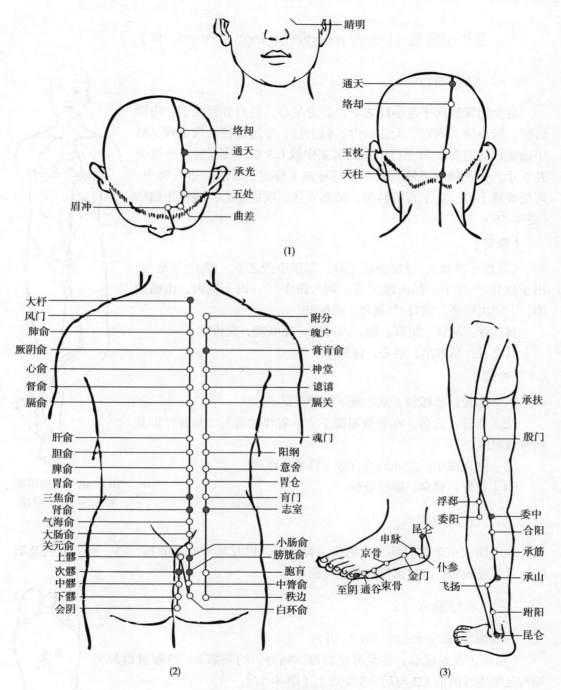

图 4-55 足太阳膀胱经腧穴总图

八、足少阴肾经（kidney meridian of foot-shaoyin，KI）

（一）经脉循行

足少阴肾经起于足小趾之下，斜走足心，经舟骨粗隆下、内踝后侧，沿小腿、腘窝、大腿的内后侧上行，穿过脊柱，属于肾，络于膀胱；另有分支向上行于腹部前正中线 0.5 寸，胸部前正中线旁开 2 寸，止于锁骨下缘，肾部直行脉向上穿过肝、膈，进入肺中，再沿喉咙上行，止于舌根两旁；肺部支脉；联络于心，流注于胸中（图 4-56）。

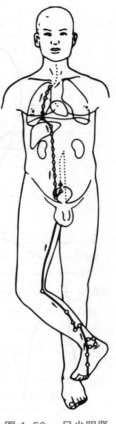

【原文】

《灵枢·经脉》：肾足少阴之脉，起于小指之下，邪走[1]足心，出于然骨[2]之下，循内踝之后，别入跟中[3]，以上腨内，出腘内廉，上股内后廉，贯脊[4]属肾，络膀胱。

其直者：从肾上贯肝、膈，入肺中，循喉咙，夹舌本。

其支者：从肺出，络心，注胸中。

【注释】

[1] 邪走：邪即斜。从小趾下斜行至足心。

[2] 然骨：穴名，在舟骨粗隆下方。谷作"骨"，"然骨"即是指舟骨粗隆。

[3] 别入跟中：此处当为有分支联系足跟部。

[4] 贯脊：贯穿、通过脊柱。

图 4-56　足少阴肾经经脉循行示意图

（二）主治概要

本经腧穴主治妇科病、前阴病、肾脏病，以及与肾有关的肺、心、肝、脑病及咽喉、舌等经脉循行经过部位的其他病证。

（三）本经腧穴（27 穴）

1. 涌泉（Yǒngquán，KI1）井穴

［定位］在足底部，卷足时足前部凹陷处，约当第 2、3 趾趾缝纹头端与足跟连线的前 1/3 与后 2/3 交点上（图 4-57）。

［主治］①昏厥、中暑、小儿惊风、癫狂痫等急症及神志病证；②头痛、头晕、目眩、失眠；③咯血、咽喉肿痛、喉痹等肺系病证；④大便难、小便不利；⑤奔豚气；⑥足心热。

［操作］直刺 0.5～0.8 寸。临床常用灸法或药物贴敷。

［配伍］配然谷，治喉痹；配阴陵泉，治热病夹脐急痛，胸胁满；配

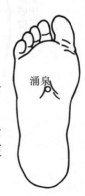

图 4-57　涌泉穴的定位

水沟、照海，治癫痫；配太冲、百会，治头项痛。

2. 然谷（Rángǔ，KI2）荥穴

[定位]在足内踝前下方，足舟骨粗隆下方，赤白肉际处（图4-58）。

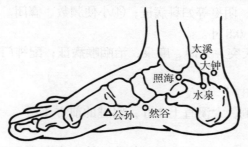

图4-58　然谷、太溪、大钟等穴的定位

[主治]①月经不调、阴挺、阴痒、白浊等妇科病证；②遗精、阳痿、小便不利等泌尿生殖系疾患；③咯血、咽喉肿痛；④消渴；⑤腹泻；⑥小儿脐风、口噤。

[操作]直刺0.5～0.8寸。

[配伍]配承山，治转筋；配气冲、四满，治石水；配太溪，治热病烦心、足寒、多汗。

3. 太溪（Tàixī，KI3）输穴；原穴

[定位]在足内侧，内踝后方，当内踝尖与跟腱之间的凹陷处（图4-58）。

[主治]①头痛、目眩、失眠、健忘、遗精、阳痿等肾虚证；②咽喉肿痛、齿痛、耳鸣、耳聋等阴虚性五官病证；③咳嗽、气喘、咯血、胸痛等肺部疾患；④消渴、小便频数、便秘；⑤月经不调；⑥腰脊痛、下肢厥冷。

[操作]直刺0.5～0.8寸。

[配伍]配然谷，主治热病烦心、多汗。

4. 大钟（Dàzhōng，KI4）络穴

[定位]在足内侧，内踝下方，太溪穴下0.5寸稍后，当跟腱附着部的内侧前方凹陷处（图4-58）。

[主治]①痴呆；②癃闭、遗尿、便秘；③月经不调；④咯血、气喘；⑤腹脊强痛、足跟痛。

[操作]直刺0.3～0.5寸。

[配伍]配太溪、神门，治心肾不交之心悸、失眠；配行间，治虚火上炎之易惊善怒；配鱼际，治虚火上炎之咽痛。

5. 水泉（Shuǐquán，KI5）郄穴

[定位]在足内侧，内踝后下方，当太溪直下1寸，跟骨结节的内侧上缘（图4-58）。

[主治]①月经不调、痛经、经闭、阴挺等妇科病证；②小便不利。

[操作]直刺0.3～0.5寸。

[配伍]配中极、水道，治肾气亏虚；配肾俞、中极、血海，治血尿。

6. 照海（Zhàohǎi, Kl6） 八脉交会穴（通于阴跷脉）

[定位] 在足内侧，内踝尖下方凹陷处（图4-58）。

[主治] ①失眠、癫痫等精神、神志疾患；②咽喉干痛、目赤肿痛等五官热性疾患；③月经不调、带下、阴挺等妇科病证；④小便频数、癃闭。

[操作] 直刺0.5～0.8寸。

[配伍] 配列缺、天突、太冲、廉泉，治咽喉病证；配神门、风池、三阴交，治阴虚火旺之失眠。

7. 复溜（Fùliū, Kl7） 经穴

[定位] 在小腿内侧，太溪直上2寸，跟腱的前方（图4-59）。

[主治] 水肿、汗证（无汗或多汗）等津液输布失调疾患；②腹胀、腹泻等胃肠疾患；③腰脊强痛、下肢痿痹。

[操作] 直刺0.5～1寸。

[配伍] 配后溪、阴郄，治盗汗不止；配中极、阴谷，治癃闭。

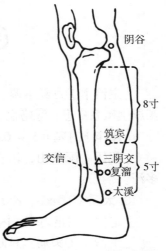

图4-59 复溜、交信、筑宾穴的定位

8. 交信（Jiāoxìn, Kl8） 阴跷脉之郄穴

[定位] 在小腿内侧，当太溪直上2寸，复溜前0.5寸，胫骨内侧缘的后方（图4-59）。

[主治] ①月经不调、崩漏、阴挺、阴痒等妇科病证；②疝气；③五淋；④腹泻、便秘、痢疾等胃肠病证。

[操作] 直刺0.5～1寸。

[配伍] 配关元、三阴交，治妇科疾患之月经不调；配太冲、血海、地机，治崩漏；配中都，治疝气；配阴陵泉，治五淋；配中极，治癃闭；配关元，治阴挺。

9. 筑宾（Zhùbīn, Kl9） 阴维脉之郄穴

[定位] 在小腿内侧，当太溪与阴谷的连线上，太溪上5寸，腓肠肌肌腹的内下方（图4-59）。

[主治] ①癫狂；②疝气；③呕吐涎沫、吐舌；④小腿内侧痛。

[操作] 直刺1～1.5寸。可灸。

[配伍] 配肾俞、关元，治水肿；配大敦、归来，治疝气；配承山、合阳、阳陵泉，治小腿痿、痹、瘫；配水沟、百会，治癫、狂、痫证。

10. 阴谷（Yīngǔ, Kl10） 合穴

[定位] 在腘窝内侧，屈膝时，当半腱肌肌腱与半膜肌肌腱之间（图4-60）。

[主治] ①癫狂；②阳痿、小便不利、月经不调、崩漏等泌尿生殖系疾患；③膝股内侧痛。

[操作] 直刺1～1.5寸。

[配伍] 配照海、中极，治癃闭；配大赫、曲骨、命门，治寒疝、

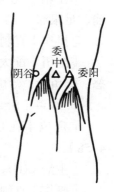

图4-60 阴谷穴的定位

阳痿、早泄、月经不调、崩漏。

11. 横骨（Hénggǔ，KI11）

［定位］在下腹部，当脐中下 5 寸，前正中线旁开 0.5 寸（图 4-61）。

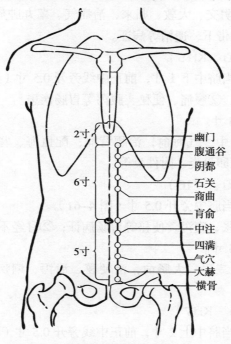

2寸　幽门
　　　腹通谷
　　　阴都
6寸　石关
　　　商曲
　　　肓俞
　　　中注
5寸　四满
　　　气穴
　　　大赫
　　　横骨

图 4-61　横骨、大赫、气穴等穴的定位

［主治］①少腹胀痛；②小便不利、遗尿、遗精、阳痿等泌尿生殖疾患；③疝气。

［操作］直刺 1 ~ 1.5 寸。

［配伍］配中极、三阴交，治癃闭；配关元、肾俞、志室、大赫，治阳痿、遗精、崩漏、月经不调。

12. 大赫（Dàhè，KI12）

［定位］在下腹部，当脐中下 4 寸，前正中线旁开 0.5 寸（图 4-61）。

［主治］①遗精、阳痿等男科病证；②阴挺、带下等妇科疾患。

［操作］直刺 1 ~ 1.5 寸。

［配伍］配三阴交、肾俞、带脉、大敦、中极，治阳痿、遗精、带下；配命门、肾俞、志室、中极、关元，治男科病。

13. 气穴（Qìxué，KI13）

［定位］在下腹部，当脐中下 3 寸，前正中线旁开 0.5 寸（图 4-61）。

［主治］①奔豚气；②月经不调、带下；③小便不利；④腹泻。

［操作］直刺 1 ~ 1.5 寸。

［配伍］配天枢、大肠俞，治消化不良；配中极、阴陵泉、膀胱俞，治五淋、小便不利。

14. 四满（Sìmǎn，KI14）

［定位］在下腹部，当脐中下 2 寸，前正中线旁开 0.5 寸（图 4-61）。

［主治］①月经不调、崩漏、带下、产后恶露不净等妇产科病证；②遗精、遗尿；@小腹痛，脐下积、聚、疝、瘕等腹部疾患；④便秘、水肿。

［操作］直刺 1 ~ 1.5 寸。

［配伍］配气海、三阴交、大敦、归来，治疝气、睾丸肿痛；配气海、三阴交、肾俞、血海，治月经不调、带下、遗精等病证。

15. 中注（Zhōngzhù，KI15）

［定位］在下腹部，当脐中下 1 寸，前正中线旁开 0.5 寸（图 4–61）。

［主治］①月经不调；②腹痛、便秘、腹泻等胃肠疾患。

［操作］直刺 1 ~ 1.5 寸。

［配伍］配肾俞、委中、气海俞，治腰背痛；配血海、肾俞、太冲、三阴交、阴交、中极，治月经不调、卵巢炎、附件炎等。

16. 肓俞（Huāngshū，KI16）

［定位］在腹中部，当脐中旁开 0.5 寸（图 4–61）。

［主治］①腹痛、腹胀、腹泻、便秘等胃肠病证；②月经不调；③疝气。

［操作］直刺 1 ~ 1.5 寸。

［配伍］配天枢、足三里、大肠俞，治便秘、泄泻、痢疾；配中脘、足三里、内庭、天枢，治胃痛。

17. 商曲（Shāngqū，KI17）

［定位］在上腹部，当脐中上 2 寸，前正中线旁开 0.5 寸（图 4–61）。

［主治］①胃痛、腹痛、腹胀、腹泻、便秘等胃肠病证；②腹中积聚。

［操作］直刺 1 ~ 1.5 寸。

［配伍］配中脘、大横，治腹痛、腹胀；配支沟，治便秘；配大肠俞、天枢，治泄泻、痢疾。

18. 石关（Shíguān，KI18）

［定位］在上腹部，当脐中上 3 寸，前正中线旁开 0.5 寸（图 4–61）。

［主治］①胃痛、呕吐、腹痛、腹胀、便秘等胃肠病证；②不孕。

［操作］直刺 1 ~ 1.5 寸。

［配伍］配中脘、内关，治胃痛、呕吐、腹胀。

19. 阴都（Yīndū，KI19）

［定位］在上腹部，当脐中上 4 寸，前正中线旁开 0.5 寸（图 4–61）。

［主治］胃痛、腹胀、便秘等胃肠病证。

［操作］直刺 0.5 ~ 1 寸。

［配伍］配巨阙，治心中烦满；配三阴交、血海，治闭经；配中脘、天枢、足三里、四缝，治纳呆及小儿疳积。

20. 腹通谷（Fùtōnggǔ，KI20）

［定位］在上腹部，当脐中上 5 寸，前正中线旁开 0.5 寸（图 4–61）。

［主治］①腹痛、腹胀、胃痛、呕吐等胃肠病证；②心痛、心悸、胸痛等心胸

疾患。

[操作] 直刺或斜刺 0.5 ~ 1 寸。

[配伍] 配内关、中脘，治胃气逆；配申脉、照海，治癫痫、惊悸；配上脘、足三里，治纳呆。

21. 幽门（Yōumén, KI21）

[定位] 在上腹部，当脐中上 6 寸，前正中线旁开 0.5 寸（图 4-61）。

[主治] 呕吐、腹痛、腹胀、腹泻等胃肠病证。

[操作] 直刺 0.5 ~ 1 寸。不可向上深刺，以免伤及内脏。

[配伍] 配玉堂，治烦心呕吐；配中脘、建里，治胃痛、噎嗝、呕吐；配天枢，治腹胀、肠鸣、泄泻。

22. 步廊（Bùláng, KI22）

[定位] 在胸部，当第 5 肋间隙，前正中线旁开 2 寸（图 4-62）。

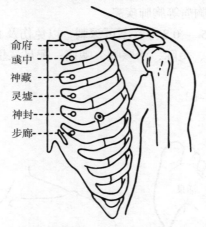

图 4-62　步廊、神封、灵墟等穴的定位

[主治] ①胸痛、咳嗽、气喘等胸肺疾患；②乳痈。

[操作] 斜刺或平刺 0.5 ~ 0.8 寸。不可深刺，以免伤及心、肺。

[配伍] 配定喘、列缺，治外感和内伤咳喘；配心俞、内关，治胸痹、心悸怔忡。

23. 神封（Shénfēng, KI23）

[定位] 在胸部，当第 4 肋间隙，前正中线旁开 2 寸（图 4-62）。

[主治] ①胸胁支满、咳嗽、气喘等胸肺疾患；②乳痈；③呕吐，不嗜食。

[操作] 斜刺或平刺 0.5 ~ 0.8 寸。不可深刺，以免伤及心、肺。

[配伍] 配阳陵泉、支沟，治胸胁胀痛。

24. 灵墟（Língxū, KI24）

[定位] 在胸部，当第 3 肋间隙，前正中线旁开 2 寸（图 4-62）。

[主治] ①胸胁支满、咳嗽、气喘等胸肺疾患；②乳痈；③呕吐。

[操作] 斜刺或平刺 0.5 ~ 0.8 寸。不可深刺，以免伤及心、肺。

[配伍] 配足三里、中脘、内关，治呕吐、纳呆；配神门、神藏，治失眠健忘。

25. 神藏（Shéncáng，KI25）

[定位] 在胸部，当第 2 肋间隙，前正中线旁开 2 寸（图 4-62）。

[主治] ①胸胁支满、咳嗽、气喘等胸肺疾患；②呕吐，不嗜食。

[操作] 斜刺或平刺 0.5 ~ 0.8 寸。不可深刺，以免伤及心、肺。

[配伍] 配天突、内关、太冲，治梅核气。

26. 彧中（Yùzhōng，KI26）

[定位] 在胸部，当第 1 肋间隙，前正中线旁开 2 寸（图 4-62）。

[主治] 胸胁支满、咳嗽、气喘、痰涌等肺系病证。

[操作] 斜刺或平刺 0.5 ~ 0.8 寸。不可深刺，以免伤及心、肺。

[配伍] 配风门、肺俞，治外邪袭肺；配天突、间使、华盖，治咽喉肿痛。

27. 俞府（Shūfǔ，KI27）

[定位] 在胸部，当锁骨下缘，前正中线旁开 2 寸（图 4-62）。

[主治] 咳嗽、气喘、胸痛等胸肺疾患。

[操作] 斜刺或平刺 0.5 ~ 0.8 寸。不可深刺，以免伤及心、肺。

[配伍] 配天突、肺俞、鱼际，治咳嗽、咽痛；配足三里、合谷，治胃气上逆之呕吐、呃逆。

本经腧穴汇总详见图 4-63。

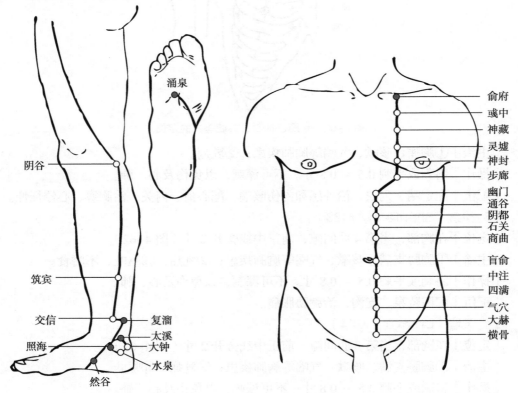

图 4-63 足少阴肾经腧穴总图

九、手厥阴心包经（pericardium meridian of hand –jueyin，PC.）

（一）经脉循行

手厥阴心包经起于胸中，属心包，下膈，联络三焦；外行支从胸中出于侧胸上部，循行于上肢内侧面的中间部，入掌止于中指端；掌中分支止于无名指末端（图 4-64）。

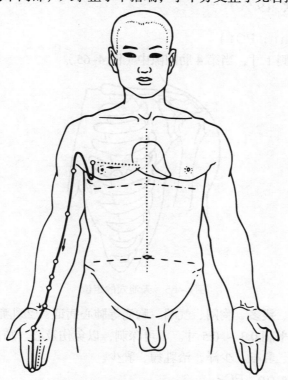

图 4-64　手厥阴心经经脉循行示意图

【原文】

《灵枢·经脉》：心主手厥阴心包络[1]之脉，起于胸中，出属心包，下膈，历络三焦[2]。

其支者：循胸出胁[3]，下腋三寸[4]，上抵腋下，循臑内，行太阴、少阴之间，入肘中，下臂，行两筋[5]之间，入掌中，循中指，出其端。

其支者：别掌中，循小指次指[6]出其端。

【注释】

［1］心包络：心包，原意是心外之包膜也；心包络则是指与心包相连的络脉。

［2］历络三焦：指自胸至腹依次联络上、中、下焦。

［3］胁：乳下旁肋部。

［4］下腋三寸：腋下三寸，与乳头相平处，为天池穴。

［5］两筋：指掌长肌腱和桡侧腕曲肌腱。

［6］小指次指：即无名指。

（二）主治概要

本经经穴主治心、心包、胸、胃、神志病，以及经脉循行部位的其他病证。

（三）本经腧穴（9穴）

1. 天池（Tiānchí，PC1）

［定位］乳头外侧1寸，当第4肋间隙中（图4-65）。

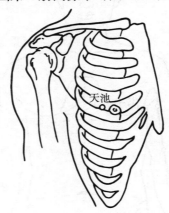

图4-65 天池穴的定位

［主治］①咳嗽、痰多、胸闷、气喘、胸痛等肺心病证；②乳痈；③瘰疬。

［操作］斜刺或平刺0.3～0.5寸。不可深刺，以免伤及心、肺。

［配伍］配膻中、乳根、少泽，治乳痈、乳少。

2. 天泉（Tiānquán，PC2）

［定位］在臂内侧，腋前纹头下2寸，肱二头肌长、短头之间（图4-66）。

［主治］①心痛、咳嗽、胸胁胀满等肺心病证；②胸背及上臂内侧痛。

［操作］直刺1～1.5寸。

［配伍］配曲泽、尺泽、内关等穴，治疗上臂内侧痛。

3. 曲泽（Qūzé，PC3） 合穴

［定位］肘微屈，在肘横纹中，肱二头肌腱尺侧缘（图4-66）。

［主治］①心痛、心悸、善惊等心系病证；②胃痛、呕血、呕吐等热性胃疾；③暑热病；④肘臂挛痛。

［操作］直刺1～1.5寸，或点刺出血。

［配伍］配内关、中脘，治呕吐；配委中、曲池，治中暑。

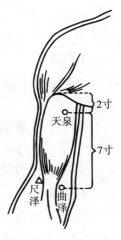

图4-66 天泉、曲泽穴的定位

4. 郄门（Xìmén, PC4） 郄穴

［定位］在前臂掌侧，腕横纹上 5 寸，掌长肌腱和桡侧腕屈肌腱之间，当曲泽和大陵的连线上（图 4-67）。

［主治］①心痛、心悸、心烦、胸痛等心胸病证；②咯血、呕血、衄血等热性出血证；③疔疮；④癫痫。

［操作］直刺 0.5～1 寸。

［配伍］配大陵、心俞，治疗心疾；配血海、膈俞，治疗血证。

5. 间使（Jiānshǐ, PC5） 经穴

［定位］在前臂掌侧，腕横纹上 3 寸，掌长肌腱和桡侧腕屈肌腱之间，当曲泽和大陵的连线上（图 4-67）。

［主治］①心痛、心悸等心疾；②胃痛、呕吐等热性胃疾；③热病、疟疾；④癫狂痫。

［操作］直刺 0.5～1 寸。

［配伍］配心俞，治心悸；配后溪、合谷，治癫狂；配内关、胃俞、中脘，治胃痛。

6. 内关（Nèiguān, PC6） 络穴；八脉交会穴（通于阴维脉）

［定位］在前臂掌侧，腕横纹上 2 寸，掌长肌腱与桡侧腕屈肌腱之间（图 4-67）。

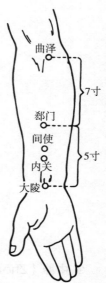

图 4-67 郄门、间使、内关等穴的定位

［主治］①心痛、胸闷、心动过速或过缓等心疾；②胃痛、呕吐、呃逆等胃腑病证；③中风；④失眠、郁证、癫狂等神志病证；⑤眩晕症，如晕车、晕船、耳源性眩晕；⑥肘臂挛痛。

［操作］直刺 0.5～1 寸。

［配伍］配大陵、神门，治失眠；配郄门，治心痛；配足三里、中脘，治胃痛、呕吐。

7. 大陵（Dàlíng, PC7） 输穴；心包之原穴

［定位］在腕掌横纹中点处，掌长肌腱与桡侧腕屈肌腱之间（图 4-67）。

［主治］①心痛、心悸、胸胁满痛；②胃痛、呕吐、口臭等胃腑病证；③喜笑悲恐、癫狂痫等神志疾患；④臂、手挛痛。

［操作］直刺 0.3～0.5 寸。

［配伍］配心俞、巨阙、间使、神门，治心悸；配曲泽、内关，治心胸痛；配内关、公孙、足三里、中脘，治胃痛。

8. 劳宫（Láogōng, PC8） 荥穴

［定位］在手掌心，第 2、3 掌骨中间（图 4-68）。简便取穴法：握拳，中指尖下是穴。

［主治］①中风昏迷、中暑等急症；②心痛、烦闷、癫狂痫等神志疾患；③口疮、口臭；④鹅掌风。

［操作］直刺 0.3 ~ 0.5 寸。

［配伍］配水沟、十宣、曲泽、委中，治昏迷中暑。

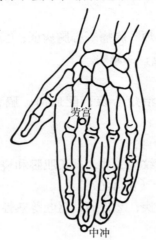

图 4-68　劳宫、中冲穴的定位

9. 中冲（Zhōngchōng，PC9）井穴

［定位］手中指末节尖端中央（图 4-68）。

［主治］①昏迷、中暑、昏厥；②心痛；③小儿惊风、舌强肿痛。

［操作］浅刺 0.1 寸，或点刺出血。

［配伍］配水沟、太冲、劳宫、曲泽，治中风昏迷、舌强不语；配大椎、曲池、曲泽，治中暑。

本经腧穴汇总详见图 4-69。

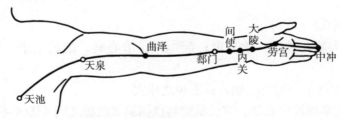

图 4-69　手厥阴心包经腧穴总图

十、手少阳三焦经（triple-energizer channel of hand-shaoyang，TE）

（一）经脉循行

手少阳三焦经起于无名指末端，沿手背第 4、5 掌骨间上行于上肢外侧中间部，上肩，经颈部上行联系耳内及耳前后、面颊、目外眦等部；体腔支从缺盆进入，分布于胸中，联系心包、膻中、三焦等（图 4-70）。

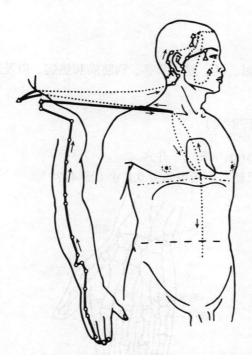

图 4–70　手少阳三焦经经脉循行示意图

【原文】

《灵枢·经脉》：三焦手少阳之脉，起于小指次指[1]之端，上出两指之间[2]，循手表腕[3]，出臂外两骨之间[4]，上贯肘，循臑外[5]上肩，而交出足少阳之后，入缺盆，布膻中[6]，散络心包，下膈，遍[7]属三焦。

其支者：从膻中，上出缺盆，上项，系耳后，直上出耳上角，以屈下颊至䪼[8]。

其支者：从耳后入耳中，出走耳前，过客主人[9]前交颊，至目锐眦[10]。

【注释】

[1]小指次指：即无名指。

[2]两指之间：第4、5掌骨之间。

[3]手表腕：手背腕关节部。

[4]臂外两骨：前臂伸侧，尺骨与桡骨。

[5]臑外：臑指上臂，臑外指上臂的伸侧。

[6]膻中：此指胸中两肺之间。

[7]遍：指自上而下依次联属上、中、下焦。

[8]䪼：指目下框骨部。

[9]客主人：足少阳胆经上关穴之别名。

[10]目锐眦：外眼角部。

（二）主治概要

本经腧穴主治头、目、耳、颊、咽喉、胸胁病和热病，以及经脉循行经过部位的其他病证。

（三）本经腧穴（23穴）

1. 关冲（Guānchōng，TE1） 井穴

［定位］在无名指尺侧，距指甲角旁0.1寸（图4-71）。

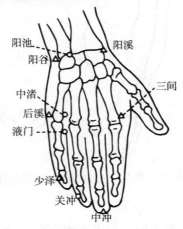

图4-71 关冲、液门、中渚等穴的定位

［主治］①头痛、目赤、耳鸣、耳聋、喉痹、舌强等头面五官病证；②热病、中暑。

［操作］浅刺0.1寸，或三棱针点刺出血。

［配伍］配内关、人中，治中暑、昏厥。

2. 液门（Yèmén，TE2） 荥穴

［定位］在手背部，当第4、5指间的前缘凹陷中（图4-71）。

［主治］①头痛、目赤、耳鸣、耳聋、喉痹等头面五官热性病证；②疟疾；③手臂痛。

［操作］直刺0.3～0.5寸。

［配伍］配鱼际，治喉痛。

3. 中渚（Zhōngzhǔ，TE3） 输穴

［定位］在手背部，当第4、5掌骨小头后缘之间凹陷处，当液门穴下后1寸（图4-71）。

［主治］①头痛、目赤、耳鸣、耳聋、喉痹等头面五官病证；②热病；③肩背肘臂酸痛，手指不能屈伸。

［操作］直刺0.3～0.5寸。

［配伍］配角孙，治耳鸣耳聋；配太白，治大便难；配支沟、内庭，治咽痛。

4. 阳池（Yángchí，TE4） 原穴

［定位］在腕背横纹中，指总伸肌腱的尺侧缘凹陷处（图 4-71）。

［主治］①目赤肿痛、耳聋、喉痹等五官病证；②消渴、口干；③腕痛、肩臂痛。

［操作］直刺 0.3 ~ 0.5 寸。

［配伍］配合谷、尺泽、曲池、中渚，治手臂拘挛。

5. 外关（Wàiguān，TE5） 络穴；八脉交会穴（通于阳维脉）

［定位］在前臂背侧，腕背横纹上 2 寸，尺骨与桡骨正中间（图 4-72）。

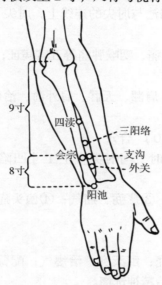

图 4-72 外关、支沟、会宗等穴的定位

［主治］①热病；②头痛、目赤肿痛、耳鸣、耳聋等头面五官病证；③瘰疬；④胁肋痛；⑤上肢痿痹不遂。

［操作］直刺 0.5 ~ 1 寸。

［配伍］配足临泣，治颈项强痛、肩背痛；配大椎、曲池，治外感热病；配阳陵泉，治胁痛。

6. 支沟（Zhīgōu，TE6） 经穴

［定位］在前臂背侧，当阳池与肘尖的连线上，腕背横纹上 3 寸，尺骨与桡骨正中间（图 4-72）。

［主治］①便秘；②耳鸣、耳聋；③暴喑；④瘰疬；⑤胁肋疼痛；⑥热病。

［操作］直刺 0.5 ~ 1 寸。

［配伍］配天枢，治大便秘结；配双侧支沟，治急性腰扭伤、胁痛。

7. 会宗（Huìzōng，TE7） 郄穴

［定位］在前臂背侧，当腕背横纹上 3 寸，支沟穴尺侧，尺骨的桡侧缘（图 4-72）。

［主治］①耳聋；②痫证；③上肢痹痛。

［操作］直刺 0.5 ~ 1 寸。

[配伍] 配听会、耳门，治耳聋；配大包，治上肢肌肉疼痛、软组织挫伤。

8. 三阳络（Sānyángluò，TE8）

[定位] 在前臂背侧，腕背横纹上4寸，尺骨与桡骨之间（图4-72）。

[主治] ①耳聋、暴喑、齿痛等五官病证。②手臂痛。

[操作] 直刺0.5~1寸，可灸。

[配伍] 配曲池、合谷、肩井，治中风后遗症上肢不遂。

9. 四渎（Sìdú，TE9）

[定位] 在前臂背侧，当阳池与肘尖的连线上，肘尖下5寸，尺骨与桡骨之间（图4-72）。

[主治] ①耳聋、暴喑、齿痛、咽喉肿痛等五官病证；②手臂痛。

[操作] 直刺0.5~1寸。

[配伍] 配三阳络、消泺、肩髎、天髎、肩外俞，治肩臂痛；配三阳络、阳溪，治手指伸展不利，上肢不遂。

10. 天井（Tiānjǐng，TE10） 合穴

[定位] 在臂外侧，屈肘时，当肘尖直上1寸凹陷处（图4-73）。

[主治] ①耳聋；②癫痫；③瘰疬、疝气；④偏头痛、胁肋痛、颈项肩臂痛等痛证。

[操作] 直刺0.5~1寸。

[配伍] 配率谷，治偏头痛；配天突，治瘿气；配臂臑，治瘰疬、瘾疹；配巨阙、心俞，治精神恍惚。

11. 清冷渊（Qīnglěngyuān，TE11）

[定位] 在臂外侧，屈肘时，当肘尖直上2寸，即天井穴上1寸（图4-73）。

[主治] 头痛、目痛、胁痛、肩臂痛等痛证。

[操作] 直刺0.8~1.2寸。

[配伍] 配肩髎、天髎、臑俞、养老、合谷，治上肢痿、痹、瘫、痛。

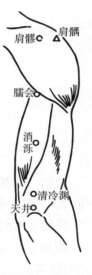

图4-73 天井、清冷渊、消泺等穴的定位

12. 消泺（Xiāoluò，TE12）

[定位] 在臂外侧，肩髎穴与天井穴连线上，清冷渊穴上3寸处（图4-73）。

[主治] 头痛、齿痛、项背痛等痛证。

[操作] 直刺1~1.5寸。

[配伍] 配肩髎、肩髃、臑会、清冷渊，治肩臂痛、上肢不遂、肩周炎。

13. 臑会（Nàohuì，TE13）

[定位] 在臂外侧，当肘尖与肩髎的连线上，肩髎下3寸，三角肌的后下缘（图4-73）。

[主治] ①瘰疬、疝气；②上肢痹痛。

[操作] 直刺0.5~1寸。

［配伍］配肩髎、肩贞，治肩周炎；配肘髎、外关，治肘臂挛痛。

14. 肩髎（Jiānliáo，TE14）

［定位］在肩部，肩髃后方，当臂外展时，于肩峰后下方呈现凹陷处（图4-73）。

［主治］肩臂挛痛不遂。

［操作］直刺0.5 ~ 1寸。

［配伍］配天宗、曲垣，治肩背疼痛；配肩井、天池、养老，治上肢不遂、肩周炎。

15. 天髎（Tiānliáo，TE15）

［定位］在肩胛部，肩井与曲垣的中间，当肩胛骨上角处（图4-74）。

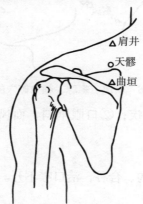

图4-74 天髎穴的定位

［主治］肩臂痛、颈项强急。

［操作］直刺0.5 ~ 1寸。

［配伍］配秉风、天宗、清冷渊、臑会，治颈肩综合征、上肢不遂。

16. 天牖（Tiānyǒu，TE16）

［定位］在颈侧部，当乳突的后下方，平下颌角，胸锁乳突肌的后缘（图4-75）。

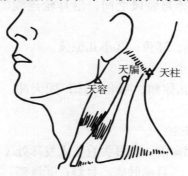

图4-75 天牖穴的定位

［主治］①头痛、头眩、项强、目不明、暴聋、鼻出血、喉痹等头项、五官病证；②瘰疬；③肩背痛。

［操作］直刺0.5 ~ 1寸。

[配伍] 配外关、率谷，治偏头痛、耳鸣、耳聋、腮腺炎。

17. 翳风（Yìfēng, TE17）

[定位] 在耳垂后方，当乳突与下颌角之间的凹陷处（图4-76）。

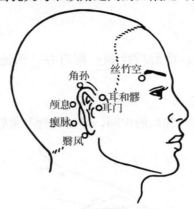

图4-76　翳风、瘈脉、颅息等穴的定位

[主治] ①耳鸣、耳聋等耳疾；②口眼㖞斜、面风、牙关紧闭、颊肿等面、口病证；③瘰疬。

[操作] 直刺0.5 ~ 1寸。

[配伍] 配地仓、承浆、水沟、合谷，治口噤不开。

18. 瘈脉（Chìmài, TE18）

[定位] 在头部，耳后乳突中央，当角孙与翳风之间，沿耳轮连线的中、下1/3的交点处（图4-76）。

[主治] ①头痛；②耳鸣、耳聋；③小儿惊风。

[操作] 平刺0.3 ~ 0.5寸，或点刺出血。

[配伍] 配翳风、耳门、听宫、听会、百会，治耳硬化症。

19. 颅息（Lúxī, TE19）

[定位] 在头部，当角孙与翳风之间，沿耳轮连线的上、中1/3的交点处（图4-76）。

[主治] ①头痛；②耳鸣、耳聋；③小儿惊风。

[操作] 平刺0.2 ~ 0.5寸。

[配伍] 配太冲，治小儿惊痫、呕吐涎沫；配天冲、脑空、风池、太阳，治偏头痛、头风病。

20. 角孙（Jiǎosūn, TE20）

[定位] 在头部，折耳郭向前，当耳尖直上入发际处（图4-76）。

[主治] ①头痛、项强；②目赤肿痛、目翳；③齿痛、颊肿。

[操作] 平刺0.3 ~ 0.5寸。

[配伍] 率谷透角孙配足临泣，治眩晕。

21. 耳门（Ěrmén, TE21）

[定位] 在面部，当耳屏上切迹的前方，下颌骨髁状突后缘，张口有凹陷处（图

4-76）。

[主治] ①耳鸣、耳聋、聤耳等耳疾；②齿痛、颈颌痛。

[操作] 微张口，直刺 0.5 ~ 1 寸。

[配伍] 配下关，治牙痛；配兑端，治上齿龋。

22. 耳和髎（Ěrhéliáo, TE22）

[定位] 在头侧部，当鬓发后缘，平耳郭根之前方，颞浅动脉的后缘（图 4-76）。

[主治] ①头痛、耳鸣；②牙关紧闭、口喝。

[操作] 平刺 0.3 ~ 0.5 寸；避开动脉。

[配伍] 配养老、完骨，治耳聋。

23. 丝竹空（Sīzhúkōng, TE23）

[定位] 在面部，当眉梢凹陷处（图 4-76）。

[主治] ①癫痫；②头痛、目眩、目赤肿痛、眼睑眴动等头目病证；③齿痛。

[操作] 平刺 0.3 ~ 0.5 寸。

[配伍] 配下关，治牙痛。

本经腧穴汇总详见图 4-77。

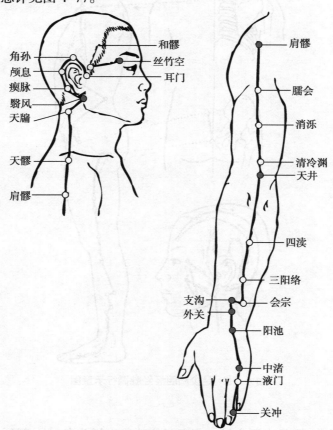

图 4-77 手少阳三焦经腧穴总图

十一、足少阳胆经（gallbladder meridian of foot-shaoyang，GB.）

（一）经脉循行

足少阳胆经起于目外眦，向上到达额角，向后行至耳后（风池），经颈、肩部后下入缺盆。耳部支脉从耳后进入耳中，经过耳前到达目外眦后方；外眦部支脉，从外眦部下行至大迎，再向上到颧骨部，下行经颊车、颈部向下与前脉合于缺盆；从缺盆部发出内行支进入胸中，通过横膈，联系肝胆，经胁肋内，下达腹股沟动脉部，再经过外阴毛际，横行入髋关节部（环跳）；从缺盆部发出的外行支，下经腋、侧胸、季肋部与前脉会合于髋关节部，再向下沿着大腿外侧下行到外踝前至足背，止于第4趾外侧；足背分支止于足大趾（图4-78）。

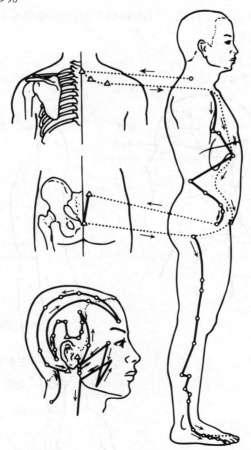

图 4-78 足少阳胆经经脉循行示意图

【原文】

《灵枢·经脉》：胆足少阳之脉，起于目锐眦，上抵头角[1]，下耳后，循颈，行手少阳之前，至肩上，却交出手少阳之后，入缺盆。

其支者：从耳后入耳中，出走耳前，至目锐眦后。

其支者：别锐眦，下大迎，合于手少阳，抵于顑，下加颊车[2]，下颈，合缺盆。以下胸中，贯膈，络肝，属胆，循胁里，出气街，绕毛际[3]，横入髀厌[4]中。

其直者：从缺盆下腋，循胸，过季胁，下合髀厌中。以下循髀阳[5]，出膝外廉，下外辅骨[6]之前，直下抵绝骨[7]之端，下出外踝之前，循足跗上，入小指次指之间。

其支者：别跗上，入大指之间，循大指歧骨[8]内，出其端；还贯爪甲，出三毛[9]。

【注释】

[1] 头角：额结节处。

[2] 下加颊车：指经脉向下经过颊车部位。

[3] 毛际：指耻骨阴毛部。

[4] 髀厌：指髀枢，指股骨大转子部。

[5] 髀阳：指大腿外侧。

[6] 外辅骨：指腓骨。

[7] 绝骨：腓骨下段低凹处。

[8] 大指歧骨：指第1、2跖骨。

[9] 三毛：指足大趾背部的短毛。

（二）主治概要

本经腧穴主治肝胆病，侧头、目、耳、咽喉、胸胁病，以及经脉循行部位的其他病证。

（三）本经腧穴（44穴）

1. 瞳子髎（Tóngzǐliáo，GB1）

[定位] 目外眦外侧约0.5寸外侧的凹陷中（图4-79）。

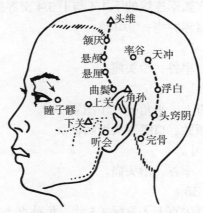

图4-79 瞳子髎、听会、上关等穴的定位

［主治］①头痛；②目赤肿痛、羞明流泪、内障、目翳等目疾。

［操作］平刺 0.3 ~ 0.5 寸，或点刺出血。

［配伍］配睛明、丝竹空、攒竹，治目痛、目赤、目翳；配头维、印堂、太冲，治头痛。

2. 听会（Tīnghuì，GB2） 足少阳胆经、手少阳三焦经之交会穴

［定位］在耳前面，耳屏间切迹前，下颌骨髁状突后缘，张口凹陷处（图 4-79）。

［主治］①耳鸣、耳聋、聤耳等耳疾；②齿痛、口眼㖞斜、面痛。

［操作］微张口，直刺 0.5 ~ 0.8 寸。

［配伍］配听宫、翳风，治耳鸣、耳聋。

3. 上关（Shàngguān，GB3）

［定位］下关穴直上，颧弓上缘凹陷处（图 4-79）。

［主治］①耳鸣、耳聋、聤耳等耳疾；②齿痛、面痛、口眼㖞斜、口噤等面口病证。

［操作］直刺 0.3 ~ 0.5 寸。

［配伍］配听宫、翳风、听会，治耳鸣、耳聋。

4. 颔厌（Hànyàn，GB4）

［定位］头维穴与曲鬓穴弧形连线的上 1/4 与下 3/4 交界处（图 4-79）。

［主治］①偏头痛、眩晕；②惊痫；③耳鸣、目外眦痛、齿痛等五官病证。

［操作］平刺 0.5 ~ 0.8 寸。

［配伍］配头维、悬厘、率谷，治头痛。

5. 悬颅（Xuánlú，GB5）

［定位］头维穴与曲鬓穴弧形连线的中点（图 4-79）。

［主治］①偏头痛；②目赤肿痛；③齿痛。

［操作］平刺 0.5 ~ 0.8 寸。

［配伍］配头维、悬厘、率谷，治头痛。

6. 悬厘（Xuánlí，GB6）

［定位］头维穴与曲鬓穴弧形连线的下 1/4 与上 3/4 交界处（图 4-79）。

［主治］①偏头痛；②目赤肿痛；③耳鸣。

［操作］平刺 0.5 ~ 0.8 寸。

［配伍］配头维、悬颅、率谷，治头痛。

7. 曲鬓（Qūbìn，GB7）

［定位］耳前鬓发后缘直上，平角孙穴（图 4-79）。

［主治］头痛连齿、颊颔肿、口噤等头面病证。

［操作］平刺 0.5 ~ 0.8 寸。

［配伍］配头维、悬厘、率谷，治头痛。

8. 率谷（Shuàigǔ，GB8）

［定位］在侧头部，当耳尖直上入发际 1.5 寸，角孙直上方（图 4-79）。

［主治］①头痛、眩晕；②小儿急、慢惊风。

［操作］平刺 0.5 ~ 0.8 寸。

［配伍］配头维、悬厘、曲鬓，治头痛。

9. 天冲（Tiānchōng, GB9）

［定位］耳根后缘直上入发际 2 寸，率谷后 0.5 寸（图 4-79）。

［主治］①头痛、眩晕；②癫痫；③牙龈肿痛。

［操作］平刺 0.5 ~ 0.8 寸。

［配伍］配头维、悬厘、曲鬓，治头痛。

10. 浮白（Fúbái, GB10）

［定位］在头部，耳后乳突的后上方，从天冲至完骨的弧形连线（其弧度与耳郭弧度相应）的上 1/3 与下 2/3 交点处（图 4-79）。

［主治］①头痛、耳鸣、耳聋、齿痛等头面病证；②瘿气。

［操作］平刺 0.5 ~ 0.8 寸。

［配伍］配听宫、翳风、听会，治耳鸣、耳聋。

11. 头窍阴（Tóuqiàoyīn, GB11）

［定位］乳突后上缘，当天冲与完骨穴的中 1/3 与下 1/3 交点处（图 4-79）。

［主治］①头痛、眩晕、颈项强痛等头项病证；②耳鸣、耳聋。

［操作］平刺 0.5 ~ 0.8 寸。

［配伍］配听宫、翳风、听会，治耳鸣、耳聋。

12. 完骨（Wángǔ, GB12）

［定位］耳后，乳突后下方凹陷处（图 4-79）。

［主治］①癫痫；②头痛、颈项强痛、喉痹、颊肿、齿痛、口㖞等头项五官病证。

［操作］平刺 0.5 ~ 0.8 寸。

［配伍］配风池、天柱，治颈项疾病。

13. 本神（Běnshén, GB13）

［定位］入前发际 0.5 寸，督脉（神庭穴）旁开 3 寸（图 4-80）。

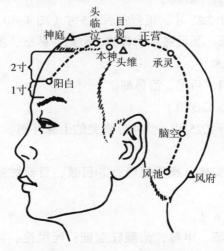

图 4-80　本神、阳白、头临泣等穴的定位

［主治］①癫痫、小儿惊风、中风；②头痛、目眩。

［操作］平刺 0.5 ~ 0.8 寸。

［配伍］配神庭、人中，治中风。

14. 阳白（Yángbái，GB14）

［定位］额头部，目正视，瞳孔直上，眉上 1 寸（图 4-80）。

［主治］①前头痛；②目痛、视物模糊、眼睑眴动等目疾。

［操作］平刺 0.5 ~ 0.8 寸。

［配伍］配睛明、攒竹、丝竹空，治眼睑闭合不全、眼睑眴动。

15. 头临泣（Tóulínqì，GB15）

［定位］目正视，瞳孔直上入前发际 0.5 寸，神庭与头维连线的中点（图 4-80）。

［主治］①头痛；②目痛、目眩、流泪、目翳等目疾；③鼻塞、鼻渊；④小儿惊痫。

［操作］平刺 0.5 ~ 0.8 寸。

［配伍］配头维、神庭、百会，治头痛；配阳白、太阳，治目疾。

16. 目窗（Mùchuāng，GB16）

［定位］头正中线旁开 2.25 寸，头临泣穴后 1 寸（图 4-80）。

［主治］①头痛；②目痛、目眩、远视、近视等目疾；③小儿惊痫。

［操作］平刺 0.5 ~ 0.8 寸。

17. 正营（Zhèngyíng，GB17）

［定位］头正中线旁开 2.25 寸，目窗穴后 1 寸（图 4-80）。

［主治］头痛、头晕、目眩等头目病证。

［操作］平刺 0.5 ~ 0.8 寸。

［配伍］配阳白、太冲、风池，治头痛、眩晕、目赤肿痛。

18. 承灵（Chénglíng，GB18）

［定位］头正中线旁开 2.25 寸，正营穴后 1.5 寸（图 4-80）。

［主治］①头痛、眩晕；②目痛；③鼻渊、鼻衄、鼻窒、多涕等鼻疾。

［操作］平刺 0.5 ~ 0.8 寸。

［配伍］配风池、风门、后溪，治鼻衄。

19. 脑空（Nǎokōng，GB19）

［定位］头正中线旁开 2.25 寸，当枕外隆突的上缘外侧，与督脉脑户穴相平处（图 4-80）。

［主治］①热病；②头痛、颈项强痛；③目眩、目赤肿痛、鼻痛、耳聋等五官病证；④惊悸、癫痫。

［操作］平刺 0.5 ~ 0.8 寸。

［配伍］配大椎、照海、申脉，治癫狂痫证；配风池、印堂、太冲，治头痛、目眩；配悬钟、后溪，治颈项强痛。

20. 风池（Fēngchí，GB20）

［定位］在项部，胸锁乳突肌与斜方肌上端之间的凹陷处，平风府穴（图4-80）。

［主治］①中风、癫痫、头痛、眩晕、耳鸣、耳聋等内风所致病证；②感冒、鼻塞、目赤肿痛、口眼㖞斜等外风所致病证；③颈项强痛。

［操作］针尖微下，向鼻尖斜刺0.8～1.2寸，或平刺透风府穴。深部中间为延髓，必须严格掌握针刺的角度与深度。

［配伍］配大椎、后溪，治颈项强痛；配睛明、太阳、太冲，治目赤肿痛。

21. 肩井（Jiānjǐng，GB21）

［定位］在肩上，大椎穴与肩峰连线的中点（图4-81）。

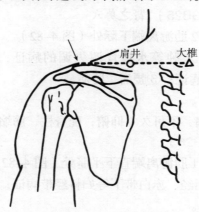

图4-81　肩井穴的定位

［主治］①颈项强痛、肩背疼痛、上肢不遂；②难产、乳痈、乳汁不下、乳癖等妇产科及乳房疾患；③瘰疬。

［操作］直刺0.5～0.8寸；内有肺尖，慎不可深刺；孕妇禁针。

［配伍］配肩髃、天宗，治肩背疼痛；配乳根、少泽，治乳汁不足、乳痈。

22. 渊腋（Yuānyè，GB22）

［定位］举臂，腋中线上，第4肋间隙（图4-82）。

［主治］①胸满、胁痛；②上肢痹痛、腋下肿。

［操作］斜刺或平刺0.5～0.8寸，不可深刺，以免伤及脏器。

［配伍］配大包、支沟，治胸胁痛、肋间神经痛；配条口透承山、天宗、臑俞，治肩关节周围炎。

23. 辄筋（Zhéjīn，GB23）

［定位］渊腋穴前1寸，第4肋间隙（图4-82）。

［主治］①胸满、气喘；②呕吐、吞酸；③胁痛、腋肿、肩背痛。

［操作］斜刺或平刺0.5～0.8寸，不可深刺，以免伤及脏器。

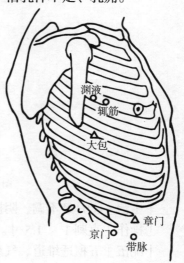

图4-82　渊腋、辄筋穴的定位

［配伍］配肺俞、定喘，治胸闷，喘息不得卧；配阳陵泉、支沟，治胸胁痛。

24. 日月（Rìyuè，GB24） 胆之募穴

［定位］乳头直下，第 7 肋间隙（图 4-83）。

［主治］①黄疸、胁肋疼痛等肝胆病证；②呕吐、吞酸、呃逆等肝胆犯胃病证。

［操作］斜刺或平刺 0.5 ~ 0.8 寸，不可深刺，以免伤及脏器。

［配伍］配大椎、至阳、肝俞、阳陵泉，治黄疸；配丘墟、阴陵泉、支沟，治胁肋疼痛。

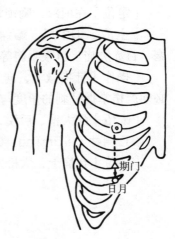

图 4-83　日月穴的定位

25. 京门（Jīngmén，GB25） 肾之募穴

［定位］在侧腰部，第 12 肋游离端下际处（图 4-82）。

［主治］①小便不利、水肿等水液代谢失调的病证；②腹胀、肠鸣、腹泻等胃肠病证；③腰痛、胁痛。

［操作］直刺 0.5 ~ 1 寸。

［配伍］配行间，治腰痛，不可久立仰俯；配身柱、筋缩、命门，治腰脊强痛。

26. 带脉（Dàimài，GB26）

［定位］在侧腹部，第 11 肋游离端直下平脐处（图 4-82）。

［主治］①月经不调、闭经、赤白带下等妇科经带病证；②疝气；③腰痛、胁痛。

［操作］直刺 1 ~ 1.5 寸。

［配伍］配白环俞、阴陵泉、三阴交，治带下病。

27. 五枢（Wǔshū，GB27）

［定位］在侧腹部，髂前上棘前 0.5 寸，约平脐下 3 寸处（图 4-84）。

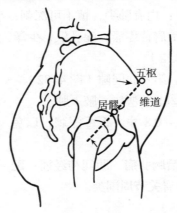

图 4-84　五枢、维道、居髎穴的定位

［主治］①月经不调、阴挺、赤白带下等妇科病证；②疝气；③少腹痛、腰胯痛。

［操作］直刺 1 ~ 1.5 寸。

［配伍］五枢透维道、气海俞、阳陵泉，对子宫全切术针麻。

28. 维道（Wéidào, GB28）

［定位］五枢穴前下方0.5寸（图4-84）。

［主治］①月经不调、阴挺、赤白带下等妇科病证；②疝气；③少腹痛、腰胯痛。

［操作］直刺1~1.5寸。

［配伍］配百会、气海、足三里、三阴交，治气虚下陷之阴挺或带下证；配横骨、冲门、气冲、大敦，治疝气。

29. 居髎（Jūliáo, GB29）

［定位］在髋部，髂前上棘与股骨大转子高点连线的中点处（图4-84）。

［主治］①腰腿痹痛、瘫痪；②疝气、少腹痛。

［操作］直刺1~1.5寸。

［配伍］配环跳、委中，治腿风湿痛。

30. 环跳（Huántiào, GB30）

［定位］在股外侧部，侧卧臀部，伸下足，屈上足，当股骨大转子最凸点与骶管裂孔连线的外1/3与内2/3交点处（图4-85）。

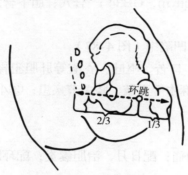

图4-85　环跳穴的定位

［主治］①腰胯疼痛、下肢痿痹、半身不遂等腰腿疾患；②风疹。

［操作］直刺2~3寸。针尖略向下方斜刺2.0~3.0寸，局部酸胀，有麻电感向下肢放射，治疗和缓解坐骨神经痛及下肢疾患等；针尖斜向外生殖器及少腹方向刺2.0~3.0寸，麻胀感可达外生殖器，可治疗和缓解外生殖器及少腹疾患等。

［配伍］配殷门、阴陵泉、委中、昆仑，治下肢痹痛；配风池、曲池，治风疹。

31. 风市（Fēngshì, GB31）

［定位］在大腿外侧部正中，腘横纹上7寸（图4-86）。简便取穴法：垂手直立时，中指尖下是穴。

［主治］①下肢痿痹、麻木及半身不遂等下肢疾患；②遍身瘙痒。

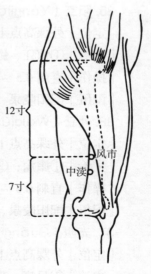

图4-86　风市、中渎穴的定位

［操作］直刺 1 ~ 1.5 寸。

［配伍］配阳陵泉、悬钟，治下肢痿痹；配风池、曲池、血海，治风疹。

32 中渎（Zhōngdú，GB32）

［定位］在大腿外侧部正中，风市穴下 2 寸，或腘横纹上 5 寸（图 4-86）。

［主治］下肢痿痹、麻木及半身不遂等下肢疾患。

［操作］直刺 1 ~ 1.5 寸。

［配伍］配风市、环跳、阳陵泉、悬钟，治下肢痿痹。

33. 膝阳关（Xīyángguān，GB33）

［定位］阳陵泉上 3 寸，股骨外上髁外上方凹陷中（图 4-87）。

［主治］膝腘肿痛、挛急及小腿麻木等下肢、膝关节疾患。

［操作］直刺 1 ~ 1.5 寸。

［配伍］配阳陵泉、悬钟，治下肢痿痹。

34. 阳陵泉（Yánglíngquán，GB34） 合穴；胆下合穴；八会穴之筋会

［定位］腓骨小头前下方凹陷中（图 4-87）。

［主治］①黄疸、胁痛、口苦、呕吐、吞酸等肝胆犯胃病证；②膝肿痛、下肢痿痹及麻木等下肢、膝关节疾患；③小儿惊风。

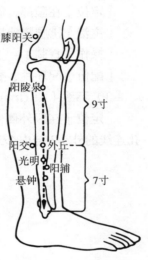

图 4-87 膝阳关、阳陵泉、阳交等穴的定位

［操作］直刺 1 ~ 1.5 寸。

［配伍］配支沟，治胁肋痛；配日月，治胆囊炎；配环跳、委中、悬钟，治下肢痿痹。

35. 阳交（Yángjiāo，GB35） 阳维脉之郄穴

［定位］外踝高点上 7 寸，腓骨后缘（图 4-87）。

［主治］①惊狂、癫痫等神志病证；②瘰疬；③胸胁满痛；④下肢痿痹。

［操作］直刺 0.5 ~ 0.8 寸。

［配伍］配阳陵泉、悬钟，治下肢痿痹。

36. 外丘（Wàiqiū，GB36） 郄穴

［定位］外踝高点上 7 寸，腓骨前缘（图 4-87）。

［主治］①癫痫；②胸胁胀满；③下肢痿痹。

［操作］直刺 0.5 ~ 0.8 寸。

［配伍］配阳陵泉、悬钟、阳交，治下肢痿痹。

37. 光明（Guāngmíng，GB37） 络穴

［定位］外踝高点上 5 寸，腓骨前缘（图 4-87）。

［主治］①目痛、夜盲、近视、目花等目疾；②胸乳胀痛；③下肢痿痹。

［操作］直刺 0.5 ~ 0.8 寸。

［配伍］配睛明、承泣、瞳子髎，治目痛；配足临泣，可回乳。

38. 阳辅（Yángfǔ，GB38）经穴

［定位］外踝高点上4寸，腓骨前缘稍前处（图4-87）。

［主治］①偏头痛、目外眦痛、咽喉肿痛、腋下肿痛、胸胁满痛等头面躯体痛证；②瘰疬；③下肢痿痹。

［操作］直刺0.5～0.8寸。

［配伍］配阳陵泉、悬钟、阳交，治下肢痿痹。

39. 悬钟（Xuánzhōng，GB39）八会穴之髓会

［定位］外踝高点上3寸，腓骨前缘（图4-87）。

［主治］①痴呆、中风等髓海不足疾患；②颈项强痛、胸胁满痛、下肢痿痹。

［操作］直刺0.5～0.8寸。

［配伍］配天柱、后溪，治颈项强痛；配风池，治眩晕、耳鸣；配丰隆，治高脂血症。

40. 丘墟（Qiūxū，GB40）原穴

［定位］外踝前下方，趾长伸肌腱的外侧凹陷中（图4-88）。

［主治］①目赤肿痛、目翳等目疾；②颈项痛、腋下肿、胸胁痛、外踝肿痛等病证；③足内翻、足下垂。

［操作］直刺0.5～0.8寸。

［配伍］配昆仑、申脉，治外踝肿痛；配阳陵泉、期门，治胸胁胀痛。

41. 足临泣（Zúlínqì，GB41）输穴；八脉交会穴（通于带脉）

［定位］第4跖趾关节的后方，足小趾伸肌腱的外侧（图4-88）。

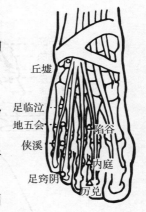

图4-88 丘墟、足临泣、地五会等穴的定位

［主治］①偏头痛、目赤肿痛、胁肋疼痛、足跗疼痛等痛证；②月经不调、乳痈；③瘰疬。

［操作］直刺0.5～0.8寸。

［配伍］配外关、风池、太阳，治偏头痛；配光明，治乳房胀痛；配乳根、肩井，治乳痈。

42. 地五会（Dìwǔhuì，GB42）

［定位］第4、5跖骨间，第4跖趾关节稍后方，当小趾伸肌腱的内侧缘处（图4-88）。

［主治］①头痛、目赤肿痛、胁痛、足跗肿痛等痛证；②耳鸣、耳聋；③乳痈。

［操作］直刺0.5～0.8寸。

［配伍］配耳门、足三里，治耳鸣、腰痛。

43. 侠溪（Xiáxī，GB43）荥穴

［定位］足背，第4、5趾间，趾蹼缘后方赤白肉际处纹头上凹陷处（图4-88）。

［主治］①惊悸；②头痛、眩晕、颊肿、耳鸣、耳聋、目赤肿痛等头面五官病证；③胁肋疼痛、膝股痛、足跗肿痛等病证；④乳痈；⑤热病。

［操作］直刺0.3～0.5寸。

［配伍］配太阳、太冲、阳白、风池、头临泣，治眩晕、偏头痛、耳鸣耳聋、目外眦痛。

44. 足窍阴（Zúqiàoyīn，GB44）井穴

［定位］第4趾外侧趾甲根角旁0.1寸（图4-88）。

［主治］①头痛、目赤肿痛、耳鸣、耳聋、咽喉肿痛等头面五官实热病证；②胸胁痛、足跗肿痛。

［操作］浅刺0.1寸，或点刺出血。

［配伍］配翳风、听会、外关，治耳鸣、耳聋。

本经腧穴汇总详见图4-89。

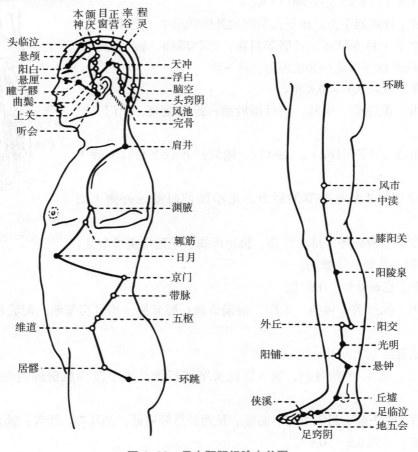

图4-89 足少阳胆经腧穴总图

十二、足厥阴肝经（liver meridian of foot-jueyin，LR）

（一）经脉循行

足厥阴肝经起于足大趾外侧，经足背、内踝前上行于大腿内侧，联系阴部，入体腔，联系于胃、肝、胆、膈、胁肋，经咽喉上联目系，上行出于额部，与督脉交会于颠顶部。目系支脉下经颊里，环绕唇内。肝部支脉上膈，注于肺中（图4-90）。

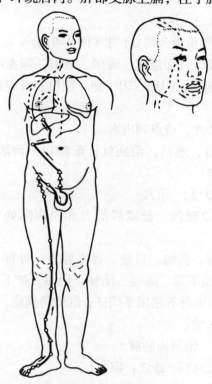

图4-90 足厥阴肝经经脉循行示意图

【原文】

《灵枢·经脉》：肝足厥阴之脉，起于大指丛毛[1]之际，上循足跗上廉，去内踝一寸，上踝八寸，交出太阴之后，上腘内廉，循股阴[2]，入毛中，环阴器，抵小腹，夹胃，属肝，络胆，上贯膈，布胁肋，循喉咙之后，上入颃颡[3]，连目系，上出额，与督脉会于巅。

其支者：从目系下颊里，环唇内。

其支者：复从肝别，贯膈，上注肺。

【注释】

[1] 丛毛：即上节所谓三毛，指足大趾背部毫毛。

[2] 股阴：大腿内侧。

［3］颃颡：此指喉头和鼻咽部。喉咙则指下连气管部分。

（二）主治概要

本经腧穴主治肝、胆、脾、胃病，妇科病，少腹、前阴病，以及经脉循行部位的其他病证。

（三）本经腧穴（14穴）

1. 大敦（Dàdūn，LR1） 井穴

［定位］足大趾外侧趾甲根角旁约0.1寸（图4-91）。

［主治］①疝气、少腹痛；②遗尿、癃闭、五淋、尿血等泌尿系病证；③月经不调、崩漏、阴缩、阴中痛、阴挺等月经病及前阴病证；④癫痫、善寐。

［操作］浅刺0.1～0.2寸，或点刺出血。

［配伍］配太冲、气海、地机，治疝气；配隐白，治崩漏；配太冲、曲泉，治睾丸肿痛。

2. 行间（Xíngjiān，LR2） 荥穴

［定位］足背，第1、2趾间，趾蹼缘后方赤白肉际处（图4-91）。

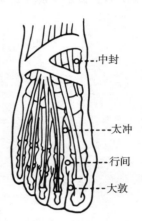

图4-91 大敦、行间、太冲等穴的定位

［主治］①中风、癫痫、头痛、目眩、目赤肿痛、青盲、口㖞等肝经风热病证；②月经不调、痛经、闭经、崩漏、带下等妇科经带病证；③阴中痛、疝气；④遗尿、癃闭、五淋等泌尿系病证；⑤胸胁满痛。

［操作］直刺0.5～0.8寸。

［配伍］配耳尖、太阳，治目赤肿痛。

3. 太冲（Tàichōng，LR3） 输穴；原穴

［定位］足背，第1、2跖骨结合部之前凹陷中（图4-91）。

［主治］①中风、癫狂痫、小儿惊风、头痛、眩晕、耳鸣、目赤肿痛、口㖞、咽痛等肝经风热病证；②月经不调、痛经、闭经、崩漏、带下等妇科经带病证；③黄疸、胁痛、腹胀、呕逆等肝胃病证；④遗尿、癃闭；⑤下肢痿痹、足跗肿痛。

［操作］直刺0.5～0.8寸。

［配伍］配合谷称为"四关穴"，治头痛、眩晕、小儿惊风、口㖞等。

4. 中封（Zhōngfēng，LR4） 经穴

［定位］内踝前1寸，胫骨前肌腱内缘凹陷中（图4-91）。

［主治］①疝气；②遗精；③小便不利；④腰痛、少腹痛、内踝肿痛等痛证。

［操作］直刺0.5～0.8寸。

［配伍］配胆俞、阳陵泉、太冲、内庭，泄热疏肝，治黄疸、疟疾；配足三里、阴廉，治阴缩入腹、阴茎痛、遗精、淋证、小便不利。

5. 蠡沟（Lígōu, LR5） 络穴

［定位］内踝尖上5寸，胫骨内侧面的中央（图4-92）。

［主治］①月经不调、赤白带下、阴挺、阴痒等妇科病证；②小便不利；③疝气、睾丸肿痛。

［操作］平刺0.5～0.8寸。

［配伍］配三阴交、地机，治疗妇科病证。

6. 中都（Zhōngdū, LR6） 郄穴

［定位］内踝尖上7寸，胫骨内侧面的中央（图4-92）。

［主治］①疝气、小腹痛；②崩漏、恶露不尽；③泄泻。

［操作］平刺0.5～0.8寸。

［配伍］配血海、三阴交，治月经过多和崩漏、产后恶露不绝；配太冲，治疝气；配三阴交、阴陵泉、膝阳关、膝关、伏兔、箕门，治下肢痿痹瘫痛。

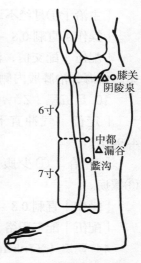

图4-92 蠡沟、中都、膝关穴的定位

7. 膝关（Xīguān, LR7）

［定位］胫骨内上髁后下方，阴陵泉穴后1寸（图4-92）。

［主治］膝髌肿痛、下肢痿痹。

［操作］直刺1～1.5寸。

［配伍］配足三里、血海、阴市、阳陵泉、髀关、伏兔、丰隆，治中风下肢不遂、小儿麻痹等；配委中、足三里，治两膝红肿疼痛。

8. 曲泉（Qūquán, LR8） 合穴

［定位］屈膝，当膝内侧横纹头上方，半腱肌、半膜肌止端前缘凹陷中（图4-93）。

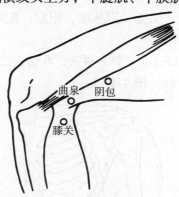

图4-93 曲泉、阴包穴的定位

［主治］①月经不调、痛经、带下、阴挺、阴痒、产后腹痛等妇科病证；②遗精、阳痿、疝气；③小便不利；④膝髌肿痛、下肢痿痹。

［操作］直刺1～1.5寸。

［配伍］配中极、阴陵泉，治小便不利；配膝眼、梁丘、血海，治膝髌肿痛。

9. 阴包（Yīnbāo, LR9）

［定位］股骨内上髁上4寸，缝匠肌后缘（图4-93）。

[主治]①月经不调；②小便不利、遗尿；③腰骶痛引少腹。

[操作]直刺 0.8 ~ 1.5 寸。

[配伍]配交信，治月经不调；配关元、肾俞，治气虚不固之遗尿；配箕门、足五里、血海，治膝股内侧疼痛、小儿麻痹的肌萎缩。

10. 足五里（Zúwǔlǐ，LR10）

[定位]气冲直下 3 寸，大腿根部，耻骨结节下方（图 4-94）。

[主治]①少腹痛；②小便不利、阴挺、睾丸肿痛；③瘰疬。

[操作]直刺 0.8 ~ 1.5 寸。

[配伍]配三阳络、天井、历兑、三间，治嗜卧。

11. 阴廉（Yīnlián，LR11）

[定位]气冲直下 2 寸，大腿根部，耻骨结节下方（图 4-94）。

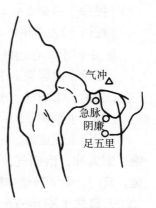

图 4-94　足五里、阴廉、
急脉穴的定位

[主治]①月经不调、带下；②少腹痛。

[操作]直刺 0.8 ~ 1.5 寸。

[配伍]配曲骨、次髎、三阴交，治湿热下注之月经不调、白带多。

12. 急脉（Jímài，LR12）

[定位]耻骨联合下缘中点旁开 2.5 寸，当气冲穴外下方腹股沟处（图 4-94）。

[主治]①少腹痛、疝气；②阴挺。

[操作]避开动脉，直刺 0.5 ~ 1 寸。

[配伍]配大敦，治疝气、阴挺、阴茎痛、阳痿；配阴包、箕门、曲泉、足五里，治下肢痿瘫、小儿麻痹。

13. 章门（Zhāngmén，LR13）　脾之募穴；八会穴之脏会

[定位]第 11 肋游离端下际（图 4-95）。

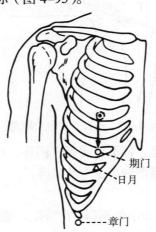

图 4-95　章门、期门穴的定位

［主治］①腹痛、腹胀、肠鸣、腹泻、呕吐等胃肠病证；②胁痛、黄疸、痞块等肝脾病证。

［操作］直刺 0.8 ~ 1 寸。

［配伍］配足三里、梁门，治腹胀；配内关、阴陵泉，治胸胁痛。

14. 期门（Qīmén, LR14）　肝之募穴

［定位］乳头直下，第 6 肋间隙，前正中线旁开 4 寸（图 4-95）。

［主治］①胸胁胀满、呕吐、吞酸、腹胀、腹泻等肝胃病证；②奔豚气；③乳痈。

［操作］斜刺或平刺 0.5 ~ 0.8 寸，不可深刺，以免伤及内脏。

［配伍］配肝俞、膈俞，治胸胁胀满；配阴陵泉、中封，治黄疸。

本经腧穴汇总详见图 4-96。

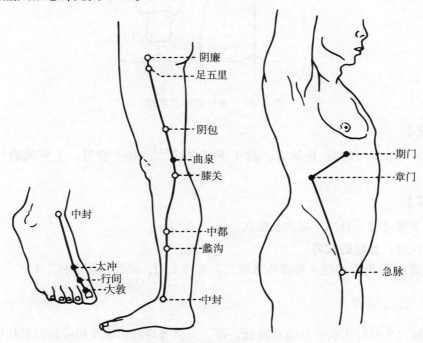

图 4-96　足厥阴肝经腧穴总图

第二节　奇经八脉

一、督脉（governor vessel，GV.）

（一）经脉循行

起于小腹内，下出于会阴部，向后、向上行于脊柱的内部，上达项后风府，进入脑内，上行颠顶，沿前额下行鼻柱，止于上唇内龈交穴（图 4-97）。

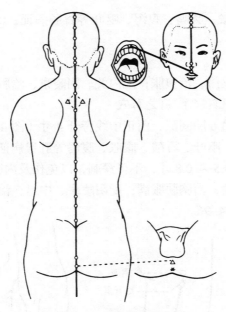

图 4-97　督脉循行示意图

【原文】

《难经·二十八难》：督脉者，起于下极之输[1]，并于脊里，上至风府[2]，入属于脑[3]。

【注释】

[1] 下极之输：脊柱下端的长强穴。

[2] 风府：督脉的穴名。

[3] 脑：《针灸甲乙经·奇经八脉第二》有"上颠，循额，至鼻柱"7字。

（二）主治概要

本经腧穴主治神志病、热病和腰骶、背、头项等局部病证及相应的内脏病证。

（三）本经腧穴（28穴）

1. 长强（Chángqiáng，GV1）　络穴

[定位] 在尾骨端下，当尾骨端与肛门连线的中点处（图 4-98）。

[主治] ①泄泻、痢疾、便秘、便血、痔疾等肠腑病证；②癫狂、脊强反折；③癃淋、阴部湿痒；④腰脊、尾骶部疼痛。

[操作] 斜刺，针尖向上与骶骨平行刺入 0.5 ～ 1 寸。不得刺穿直肠，以防感染。不灸。

[配伍] 配二白、阴陵泉、上巨虚、三阴交，治痔疮（湿热下注型）；配精官、二白、百会（灸），治脱肛、痔疮。

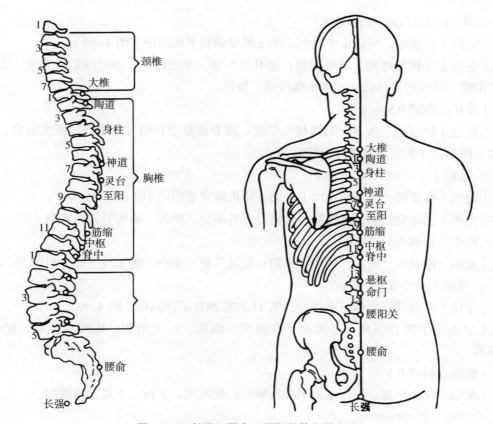

图 4-98　长强、腰俞、腰阳关等穴的定位

2. 腰俞（Yāoshū，GV2）

［定位］在骶部，当后正中线上，适对骶管裂孔（图 4-98）。

［主治］①腰脊强痛、下肢痿痹；②腹泻、便秘、痔疾、脱肛、便血等肠腑病证；③癫痫；④淋浊、月经不调。

［操作］向上斜刺 0.5 ~ 1 寸。

［配伍］配膀胱俞（灸）、长强、气冲、上髎、下髎、居髎，治腰脊冷痛；配太冲，治脊强反折、抽搐。

3. 腰阳关（Yāoyángguān，GV3）

［定位］在腰部，当后正中线上，第 4 腰椎棘突下凹陷中（图 4-98）。

［主治］①腰骶疼痛、下肢痿痹；②月经不调、赤白带下等妇科病证；③遗精、阳痿等男科病证。

［操作］直刺 0.5 ~ 1 寸。

［配伍］补腰阳关、肾俞、次髎，泻委中，治腰脊痛、四肢厥冷、小便频数；配腰夹脊、秩边、承山、飞扬，治坐骨神经痛、腰腿痛；配膀胱俞、三阴交，治遗尿、尿频。

4. 命门（Mìngmén，GV4）

［定位］在腰部，当后正中线上，第 2 腰椎棘突下凹陷中（图 4-98）。

［主治］①腰骶疼痛、下肢痿痹；②月经不调、赤白带下、痛经等妇科病证；③遗精、阳痿、早泄等男科病证；④小腹冷痛、腹泻。

［操作］直刺 0.5 ~ 1 寸。

［配伍］配肾俞、太溪，治遗精、早泄、腰脊酸楚等肾阳亏虚之证；配大肠俞、膀胱俞、阿是穴（灸），治寒湿痹腰痛。

5. 悬枢（Xuánshū，GV5）

［定位］在腰部，当后正中线上，第 1 腰椎棘突下凹陷中（图 4-98）。

［主治］①腰脊强痛；②腹胀、腹痛、完谷不化、泄泻、痢疾等胃肠疾患。

［操作］直刺 0.5 ~ 1 寸。

［配伍］配委中、肾俞，治腰脊强痛；配足三里、太白，治完谷不化、泄泻。

6. 脊中（Jǐzhōng，GV6）

［定位］在背部，当后正中线上，第 11 胸椎棘突下凹陷中（图 4-98）。

［主治］①腰脊强痛；②黄疸；③腹泻、痢疾、小儿疳积、痔疾、脱肛、便血；④癫痫。

［操作］斜刺 0.5 ~ 1 寸。

［配伍］配上巨虚、下巨虚，治腹泻痢疾；配鸠尾、大椎、丰隆，治癫痫。

7. 中枢（Zhōngshū，GV7）

［定位］在背部，当后正中线上，第 10 胸椎棘突下凹陷中（图 4-98）。

［主治］①黄疸；②呕吐、腹满、胃痛、食欲不振；③腰背痛。

［操作］斜刺 0.5 ~ 1 寸。

［配伍］配命门、腰眼、阳陵泉、后溪，治腰脊痛。

8. 筋缩（Jīnsuō，GV8）

［定位］在背部，当后正中线上，第 9 胸椎棘突下凹陷中（图 4-98）。

［主治］①癫狂、惊痫；②抽搐、脊强、四肢不收、筋挛拘急等筋病；③胃痛；④黄疸。

［操作］斜刺 0.5 ~ 1 寸。

［配伍］配角孙、瘈脉，治小儿惊痫、瘛疭、角弓反张；配通里，治癫痫；配水道，治脊强。

9. 至阳（Zhìyáng，GV9）

［定位］在背部，当后正中线上，第 7 胸椎棘突下凹陷中（图 4-98）。

［主治］①胸胁胀痛、黄疸等肝胆病证；②咳嗽气喘；③腰背疼痛、脊强。

［操作］斜刺 0.5 ~ 1 寸。

［配伍］配曲池、阳陵泉、脾俞，治黄疸；配天枢、大肠俞，治腹胀、肠鸣、

泄泻。

10. 灵台（Língtái, GV10）

［定位］在背部，当后正中线上，第6胸椎棘突下凹陷中（图4-98）。

［主治］①咳嗽、气喘；②项强、脊痛；③疔疮。

［操作］斜刺0.5～1寸。

［配伍］配陶道、内关，治间日疟；配胆俞、阳陵泉、太冲，治黄疸。

11. 神道（Shéndào, GV11）

［定位］在背部，当后正中线上，第5胸椎棘突下凹陷中（图4-98）。

［主治］①心痛、惊悸、怔忡等心疾；②失眠健忘、中风不语、癫痫等神志病证；③腰脊强、肩背痛；④咳嗽、气喘。

［操作］斜刺0.5～1寸。

［配伍］配关元，治身热头痛；配神门，治健忘、惊悸；配心俞、厥阴俞、内关、通里、曲泽，治胸痹。

12. 身柱（Shēnzhù，GV12）

［定位］在背部，当后正中线上，第3胸椎棘突下凹陷中（图4-98）。

［主治］①身热头痛、咳嗽、气喘等外感病证；②惊厥、癫狂、痫证等神志病；③腰脊强痛；④疔疮发背。

［操作］斜刺0.5～1寸。

［配伍］配水沟、内关、丰隆、心俞，治癫狂痫；配风池、合谷、大椎，治肺热、咳嗽；配灵台、合谷、委中（泻法），治疔毒。

13. 陶道（Táodào, GV13）

［定位］在背部，当后正中线上，第1胸椎棘突下凹陷中（图4-98）。

［主治］①头痛项强、恶寒发热、咳嗽、气喘等外感病证；②骨蒸潮热；③癫狂、角弓反张；④脊强。

［操作］斜刺0.5～1寸。

［配伍］配丰隆、水沟、神门、心俞，治癫狂痫；配肾俞、腰阳关、委中，治胸背痛。

14. 大椎（Dàzhuī，GV14）

［定位］在后正中线上，第7颈椎棘突下凹陷中（图4-98）。

［主治］①热病、疟疾、咳嗽、喘逆等外感病证；②骨蒸潮热；③小儿惊风、癫狂痫证等神志病证；④项强、脊痛；⑤痤疮、风疹。

［操作］斜刺0.5～1寸。

［配伍］配肺俞，治虚损、盗汗、劳热；配间使、乳根，治脾虚发疟；配足三里、命门，提高机体免疫力；配大椎、定喘、孔最，治哮喘；配曲池、合谷，泄热；配腰奇、间使，治癫痫。

15. 哑门（Yǎmén, GV15）

[定位] 在项部，当后发际正中直上 0.5 寸，第 1 颈椎下（图 4–99）。

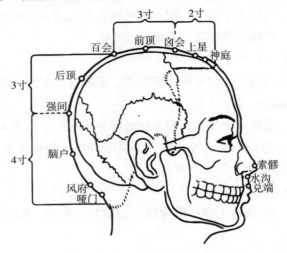

图 4–99 哑门、风府、脑户等穴的定位

[主治] ①舌缓不语、音哑；②头重、头痛、颈项强急；③癫狂、痫证、癔症。

[操作] 伏案正坐位，使头微前倾，项肌放松，向下颌方向缓慢刺入 0.5 ~ 1 寸。

[配伍] 泻哑门、听会、外关（或中渚）、丘墟，治高热或疟疾所致耳聋；配人中、廉泉，治舌强不语、暴喑、咽喉炎；配百会、人中、丰隆、后溪，治癫狂、癫痫。

16. 风府（Fēngfǔ, GV16）

[定位] 在项部，当后发际正中直上 1 寸，枕外隆凸直下，两侧斜方肌之间凹陷处（图 4–99）。

[主治] ①中风、癫狂、痫证、癔症等神志病；②颈项强痛、咽喉肿痛、目痛、鼻衄等内、外风为患病证。

[操作] 伏案正坐位，使头微前倾，项肌放松，向下颌方向缓慢刺入 0.5 ~ 1 寸。针尖不可向上，以免刺入枕骨大孔，误伤延髓。

[配伍] 配腰俞，治足不仁；配昆仑，治癫狂、多言；配二间、迎香，治鼽衄；配金津、玉液、廉泉，治舌强难言。

17. 脑户（Naohù, GV17）

[定位] 在头部，后发际正中直上 2.5 寸，风府上 1.5 寸，枕外隆凸的上缘凹陷处（图 4–99）。

[主治] ①头重、头痛、眩晕；②音哑；③癫狂痫证。

[操作] 平刺 0.5 ~ 0.8 寸。

[配伍] 配通天、脑空，治头重痛；配人中、太冲、丰隆，治癫狂痫。

18. 强间（Qiángjiān, GV18）

[定位] 在头部，当后发际正中直上 4 寸，脑户上 1.5 寸（图 4–99）。

［主治］①头痛、目眩、颈项强痛；②癫狂痫证。

［操作］平刺 0.5 ~ 0.8 寸。

［配伍］配后溪、至阴，治后头痛、目眩；配丰隆，治头痛难忍。

19. 后顶（Hòudǐng, GV19）

［定位］在头部，当后发际正中直上 5.5 寸，脑户上 3 寸（图 4-99）。

［主治］①头痛、眩晕；②癫狂痫证。

［操作］平刺 0.5 ~ 0.8 寸。

［配伍］配百会、合谷，治头顶剧痛；配外丘，治颈项痛、恶风寒；配玉枕、颔厌，治风眩；配率谷、太阳，治偏头痛；配风池，治脱发。

20. 百会（Bǎihuì, GV20）

［定位］在头部，当前发际正中直上 5 寸，或两耳尖连线中点处（图 4-99）。

［主治］①头痛、眩晕、耳鸣等头面病证；②健忘、中风不语、癫狂、痫证、癔症等神志病证；③脱肛、痔疾、阴挺、泄泻。

［操作］平刺 0.5 ~ 0.8 寸。

［配伍］配天窗，治中风失音，不能言语；配长强、大肠俞，治小儿脱肛；配人中、合谷、间使、气海、关元，治尸厥、卒中、气脱；配脑空、天枢，治头风；配百会、水沟、足三里，治低血压；配百会、水沟、京骨，治癫痫大发作。

21. 前顶（Qiánding, GV21）

［定位］在头部，当前发际正中直上 3.5 寸，百会前 0.5 寸（图 4-99）。

［主治］①癫痫、小儿惊风；②头晕、目眩；③鼻渊、目赤肿痛。

［操作］平刺 0.3 ~ 0.5 寸。

［配伍］配前顶、后顶、颔厌，治风眩、偏头痛；配人中，治面肿虚浮；配百会，治目暴赤肿；配五处，治头风目眩、目戴上。

22. 囟会（Xìnghuì, GV22）

［定位］在头部，当前发际正中直上 2 寸，百会前 3 寸（图 4-99）。

［主治］①头痛、目眩；②鼻渊、鼻衄、鼻痔、鼻痈；③癫疾、小儿惊风。

［操作］平刺 0.3 ~ 0.5 寸，小儿禁刺。

［配伍］配玉枕，治头风；配百会，治多睡；配人中、十宣，治中风昏迷、癫痫；配血海、支沟，治血虚头晕。

23. 上星（Shàngxīng, GV23）

［定位］在头部，当前发际正中直上 1 寸（图 4-99）。

［主治］①头痛、眩晕、鼻渊、鼻衄等头面部病证；②癫狂、痫证、小儿惊风；③疟疾、热病。

［操作］平刺 0.5 ~ 0.8 寸。

［配伍］配合谷、太冲，治头目痛；配丘墟、陷谷，治疟疾；配大椎，治鼻中息

肉、面赤肿、口鼻出血不止；配水沟，治癫狂；配印堂、素髎、百会、迎香、合谷、曲池、列缺、支沟，治酒渣鼻。

24. 神庭（Shéntíng，GV24）

［定位］在头部，当前发际正中直上 0.5 寸（图 4-99）。

［主治］①头痛、眩晕、目赤肿痛、鼻渊、鼻衄；②癫狂痫证。

［操作］平刺 0.3 ~ 0.5 寸。

［配伍］配行间，治目泪出；配囟会，治中风不语；配兑端、承浆，治癫痫呕沫；配水沟，治寒热头痛、喘渴、目不可视；配太冲、太溪、阴郄、风池，治肝阳上亢型头痛、眩晕、失眠等病证。

25. 素髎（Sùliáo，GV25）

［定位］在面部，当鼻尖的正中央（图 4-99）。

［主治］①鼻塞、鼻衄、鼻流清涕；②惊厥、昏迷、新生儿窒息。

［操作］向上斜刺 0.3 ~ 0.5 寸，或点刺出血；不灸。

［配伍］配百会、足三里，治低血压休克；配迎香、合谷，治鼻渊。

26. 水沟（Shuǐgōu，GV26）

［定位］在面部，当人中沟的上 1/3 与中 1/3 交点处（图 4-99）。

［主治］①昏迷、晕厥、暑病等急危重症；②癫狂、痫证、急慢惊风等神志病证；③鼻塞、鼻衄、风水面肿、齿痛、牙关紧闭；④挫闪腰疼。

［操作］向上斜刺 0.3 ~ 0.5 寸，或用指甲按掐；不灸。

［配伍］配百会、十宣、涌泉，治昏迷急救。中暑加委中、尺泽，溺水窒息加会阴，癫狂加内关，癔症发作加合谷透劳宫；配上星、风府，治鼻流清涕；配委中（泻法），治急性腰扭伤；配三阴交、血海，治月经不调、崩漏。

27. 兑端（Duìduān，GV27）

［定位］在面部，当上唇的尖端，人中沟下端的皮肤与唇的移行部（图 4-99）。

［主治］①昏迷、晕厥、癫狂、癔症；②口疮臭秽、齿痛、口噤、鼻塞。

［操作］斜刺 0.2 ~ 0.3 寸；不灸。

［配伍］配本神，治癫痫呕沫；配目窗、正营、耳门，治唇吻强，止齿龋痛。

28. 龈交（Yínjiāo，GV28）

［定位］在上唇内，唇系带与上齿龈的相接处（图 4-100）。

［主治］①齿龈肿痛、口噤、口臭、齿衄、鼻衄、面赤颊肿；②癫狂。

［操作］向上斜刺 0.2 ~ 0.3 寸；不灸。

［配伍］配风府，治颈项急，不得顾；配承浆，治口臭难近；配上关、大迎、翳风，治口噤不开。

本经腧穴汇总详见图 4-100。

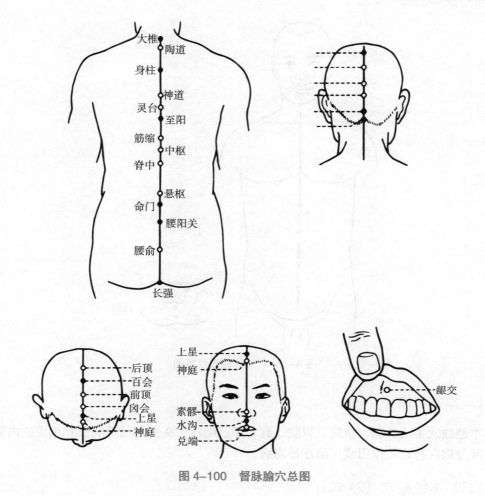

图 4-100　督脉腧穴总图

二、任脉（conception vessel，CV）

（一）经脉循行

任脉起于小腹内，下出于会阴，向前上行于阴毛部，在腹内沿前正中线上行，经关元等穴至咽喉部，再上行环绕口唇，经过面部，进入目眶下，联系于目（图 4-101）。

【原文】

《素问·骨空论》：任脉者，起于中极之下[1]，以上毛际，循腹里，上关元[2]，至咽喉，上颐[3]，循面，入目。

【注释】

［1］中极之下：中极，穴名，在腹正中线脐下 4 寸。张介宾注："中极之下，即胞宫之所。"

［2］关元：穴名，在腹正中线脐下 3 寸。

［3］颐：指下颌部，承浆穴所在。

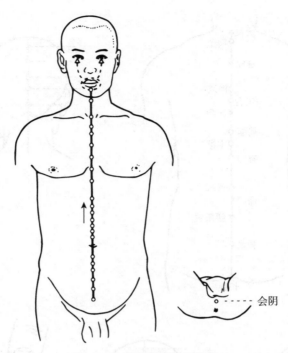

会阴

图 4-101　任脉循行示意图

（二）主治概要

本经腧穴主治少腹、脐腹、胃脘、胸、颈、咽喉、头面等局部病证和相应的内脏病证，部分腧穴有强壮作用或可治疗神志病。

（三）本经腧穴（24 穴）

1. 会阴（Huìyīn, CV1）

［定位］在会阴区，男性在阴囊根部与肛门连线的中点，女性在大阴唇后联合与肛门连线的中点（图 4-101）。

［主治］①小便不利、遗尿、阴痛、阴痒；②产后昏迷不醒、癫狂等神志病证；③脱肛、疝气、月经不调、遗精、痔疾。

［操作］直刺 0.5 ~ 1 寸，孕妇慎用。

［配伍］配神门，治癫狂痫；配水沟，治溺水窒息。

2. 曲骨（Qǔgǔ, CV2）

［定位］在下腹部，耻骨联合上缘，肚脐下 5 寸，前正中线上（图 4-102）。

［主治］①月经不调、痛经、带下；②小便不利、遗尿；③遗精、阳痿。

［操作］直刺 0.5 ~ 1 寸，需在排尿后进行针刺。孕妇禁针。

［配伍］配中极、关元、肾俞，治肾虚、遗尿、小便不利；配关元、命门、阴交（针补法或灸），治宫寒不孕、痛经。

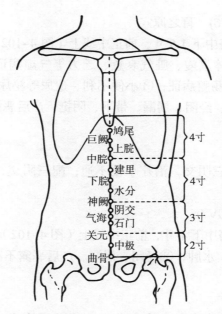

图 4-102　曲骨、中极、关元等穴的定位

3. 中极 (Zhōngjí，CV3)　膀胱募穴

[定位] 在下腹部，脐中下 4 寸，前正中线上（图 4-102）。

[主治] ①遗尿、小便不利、癃闭等泌尿系病证；②遗精、阳痿、不育等男科病证；③月经不调、崩漏、带下等妇科病证。

[操作] 直刺 1 ~ 1.5 寸，需在排尿后进行针刺。孕妇禁针。

[配伍] 配人中、合谷、内庭、百会、气海，治中暑不省人事；配肾俞、阴陵泉，治小便滑数。

4. 关元（Guānyuán，CV4）　小肠募穴

[定位] 在下腹部，脐中下 3 寸，前正中线上（图 4-102）。

[主治] ①中风脱证、虚劳冷惫、羸瘦无力等元气虚损病证；②少腹疼痛、疝气；③腹泻、痢疾、脱肛、便血等肠腑病证；④五淋、尿血、尿闭、尿频等泌尿系病证；⑤遗精、阳痿、早泄、白浊等男科病；⑥月经不调、痛经、经闭、带下、崩漏、阴挺、恶露不尽、胞衣不下等妇科病证。

[操作] 直刺 1 ~ 2 寸，需排尿后进行针刺。孕妇慎用。

[配伍] 配大敦，治疝气；配百劳、心俞、三里、膏肓，治诸虚百损、四肢无力。

5. 石门（Shímén，CV5)　三焦募穴

[定位] 在下腹部，脐中下 2 寸，前正中线上（图 4-102）。

[主治] ①小便不利、水肿；②遗精、阳痿；③经闭、崩漏、产后恶露不净；④腹痛、腹胀、痢疾等肠腑病证；⑤疝气、奔豚气。

[操作] 直刺 1 ~ 2 寸，孕妇慎用。

[配伍] 配气海、关元、天枢，治妇科、泌尿、生殖疾病。

6. 气海（Qìhǎi，CV6）　肓之原穴

［定位］在下腹部，脐中下 1.5 寸，前正中线上（图 4-102）。

［主治］①虚脱、形体羸瘦、脏气衰惫、乏力等气虚病证；②水谷不化、绕脐疼痛、腹泻、痢疾、便秘等肠腑病证；③小便不利、遗尿等泌尿系病证；④遗精、阳痿、疝气；⑤月经不调、痛经、经闭、崩漏、带下、阴挺、产后恶露不止、胞衣不下等妇科病证。

［操作］直刺 1 ~ 2 寸。

［配伍］配阴陵泉、三阴交，治疗小便不通；配三阴交，治疗白浊、遗精；配璇玑，治疗喘促。

7. 阴交（Yīnjiāo，CV7）

［定位］在下腹部，脐中下 1 寸，前正中线上（图 4-102）。

［主治］①小便不利、水肿；②经闭、崩漏、产后恶露不净；③腹痛、腹胀等肠腑病证；④疝气、奔豚气。

［操作］直刺 1 ~ 2 寸。

［配伍］配阴陵泉、带脉穴，治赤白带下；配子宫穴、三阴交，治月经不调、崩漏。

8. 神阙（Shénquè，CV8）

［定位］在脐区，脐中央（图 4-102）。

［主治］①虚脱、中风脱证等元阳暴脱证；②腹痛、腹胀、腹泻、痢疾、便秘、脱肛等肠腑病证；③水肿、小便不利。

［操作］禁针刺，宜灸。

［配伍］配水分、气海，治绕脐痛；配复溜，治水肿。

9. 水分（Shuǐfèn，CV9）

［定位］在上腹部，脐中上 1 寸，前正中线上（图 4-102）。

［主治］①腹痛、泄泻、反胃；②水肿、腹胀。

［操作］直刺 1 ~ 2 寸。

［配伍］配阴陵泉、气海，治水肿。

10. 下脘（Xiàwǎn，CV10）

［定位］在上腹部，脐中上 2 寸，前正中线上（图 4-102）。

［主治］①腹胀、腹痛、腹泻、呕吐、完谷不化、小儿疳积等脾胃病证。②痞块。

［操作］直刺 1 ~ 2 寸。

［配伍］配天枢、照海，治泄泻不止、里急后重；配中脘、梁门，治胃脘痛。

11. 建里（Jiànlǐ，CV11）

［定位］在上腹部，脐中上 3 寸，前正中线上（图 4-102）。

［主治］①胃痛、呕吐、食欲不振、腹胀、腹痛等脾胃病证；②水肿。

［操作］直刺 1 ~ 1.5 寸。

［配伍］配中脘、下脘、梁门治疗胃脘痛。

12 中脘 (Zhōngwǎn, CV12)　胃之募穴；八会穴之腑会

[定位] 在上腹部，脐中上 4 寸，前正中线上（图 4-102）。

[主治] ①胃痛、腹胀、纳呆、呕吐、吞酸、呃逆、小儿疳积等脾胃病证；②黄疸；③失眠、脏躁、癫狂痫等神志病。

[操作] 直刺 1 ~ 1.5 寸。

[配伍] 配腕骨，治脾虚黄疸；配太白、中魁，治中满不快、反胃吐食。

13. 上脘 (Shàngwǎn, CV13)

[定位] 在上腹部，脐中上 5 寸，前正中线上（图 4-102）。

[主治] ①胃痛、呕吐、吞酸、腹胀等胃腑病证；②癫痫、不寐等神志病；③黄疸。

[操作] 直刺 1 ~ 1.5 寸。

[配伍] 配中脘、下脘、梁门，治胃脘痛。

14. 巨阙 (Jùquè, CV14)　心募穴

[定位] 在上腹部，脐中上 6 寸，前正中线上（图 4-102）。

[主治] ①胃痛、吞酸、呕吐；②胸痛、心悸；③脏躁、癫狂痫等神志病。

[操作] 向下斜刺 0.5 ~ 1 寸。

[配伍] 配心俞、大陵，治心悸、心痛。

15. 鸠尾 (Jiūwěi, CV15)

[定位] 在上腹部，剑胸结合下 1 寸，前正中线上（图 4-102）。

[主治] ①胸闷、心痛；②噫膈；③癫狂痫。

[操作] 向下斜刺 0.3 ~ 0.6 寸。

[配伍] 配梁门、足三里，治胃痛；配内关、足三里，治呕吐。

16. 中庭 (Zhōngtíng, CV16)

[定位] 在上腹部，剑胸结合中点处，前正中线上（图 4-103）。

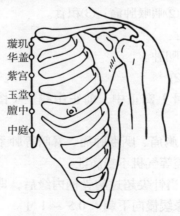

璇玑
华盖
紫宫
玉堂
膻中
中庭

图 4-103　中庭、膻中、玉堂等穴的定位

[主治] ①心痛；②胸腹胀满、呕吐；③梅核气。

[操作] 平刺 0.3 ~ 0.5 寸。

［配伍］配俞府、意舍，治呕吐。

17. 膻中（Dànzhōng，CV17）　心包募穴；八会穴之气会

［定位］在胸部，横平第4肋间隙，前正中线上（图4-103）。

［主治］①咳嗽、气喘、胸闷、心痛、噎膈、呃逆等胸中气机不畅的病证；②产妇乳少，乳痈、乳癖等胸乳病证。

［操作］平刺0.3～0.5寸。

［配伍］配天突，治疗哮喘；配百会、内关、攒竹，治气机上逆。

18. 玉堂（Yùtáng，CV18）

［定位］在胸部，横平第3肋间隙，前正中线上（图4-103）。

［主治］胸痛、胸闷、咳喘、呕吐。

［操作］平刺0.3～0.5寸。

［配伍］玉堂透膻中、内关、胸夹脊（T1～5），治胸痹。

19. 紫宫（Zǐgōng，CV19）

［定位］在胸部，横平第2肋间隙，前正中线上（图4-103）。

［主治］胸痛、胸闷、咳喘。

［操作］平刺0.3～0.5寸。

［配伍］配玉堂、太溪，治呃逆上气、心烦。

20. 华盖（Huágài，CV20）

［定位］在胸部，横平第1肋间隙，前正中线上（图4-103）。

［主治］胸痛、胸闷、咳喘。

［操作］直刺0.3～0.5寸。

［配伍］配气户，治胁肋疼痛。

21. 璇玑（Xuánjī，CV21）

［定位］在胸部，胸骨上窝下1寸，前正中线上（图4-103）。

［主治］①胸痛、胸闷；②咽喉肿痛；③积食。

［操作］平刺0.3～0.5寸。

［配伍］配鸠尾，治喉痹咽肿。

22. 天突（Tiāntū，CV22）

［定位］在颈前区，胸骨上窝正中，前正中线上（图4-104）。

［主治］①咳嗽、哮喘、胸痛、咽喉肿痛、暴喑等肺系病证；②瘿气、梅核气、噎膈等气机不畅病证。

［操作］先直刺0.2寸，当针尖超过胸骨柄内缘后，即向下沿胸骨柄后缘、气管前缘缓慢向下刺入0.5～1寸。

［配伍］配肺俞、足三里，治哮喘、胸膈疼痛。

23. 廉泉（Liánquán，CV23）

［定位］在颈前区，喉结上方，舌骨上缘凹陷中，前正

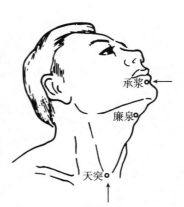

图4-104　天突、廉泉、承浆穴的定位

中线上（图 4-104）。

［主治］中风失语、暴喑、吞咽困难、舌缓流涎、舌下肿痛、口舌生疮、喉痹等咽喉口舌病证。

［操作］斜刺 0.5 ~ 0.8 寸。

［配伍］配中冲，治舌下肿痛。

24. 承浆 (Chéngjiāng, CV24)

［定位］在面部，颏唇沟的正中凹陷处（图 4-104）。

［主治］①口㖞、齿龈肿痛、流涎、面肿等口面部病证；②暴喑；③癫痫。

［操作］斜刺 0.3 ~ 0.5 寸。

［配伍］配委中，治鼻出血；配神庭、兑端，治疗癫痫；配风府，治疗头项疼痛、牙疼。

本经腧穴汇总详见图 4-105。

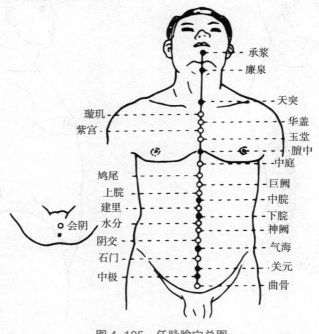

图 4-105 任脉腧穴总图

三、冲脉（thoroughfare vessel）

（一）经脉循行

冲脉起于小腹内，下出于会阴部，向上行于脊柱内；其外行者经气冲与足少阴经交会，沿着腹部两侧，上行至胸中而散，并上达咽喉，环绕口唇（图 4-106）。

（二）主要病证

月经失调、不孕等妇科病证及腹部气逆上冲等。

（三）交会腧穴

会阴、阴交（任脉），气冲（足阳明经），横骨、大赫、气穴、四满、中注、肓俞、商曲、石关、阴都、通谷、幽门（足少阴肾经）。

四、带脉（belt vessel）

（一）经脉循行

带脉起于季肋部的下面，斜向下行到带脉、五枢、维道穴，横行绕身一周（图4-107）。

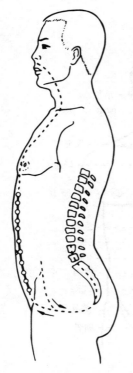 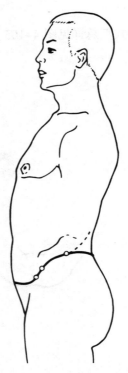

图 4-106　冲脉循行示意图　　　　　　　　图 4-107　带循行示意图

（二）主要病证

月经失调、赤白带下等妇科经带病证及痿证等。

（三）交会腧穴

带脉、五枢、维道（足少阳胆经）。

五、阴维脉（yin link vessel）

（一）经脉循行

阴维脉起于小腿内侧，沿大腿内侧上行到腹部，与足太阴经相合，过胸部，与任脉会于颈部（图 4-108）。

（二）主要病证

心痛、胃痛、胸腹痛、忧郁等。

（三）交会腧穴

筑宾（足少阴肾经），府舍、大横、腹哀（足太阴脾经），期门（足厥阴肝经），天突、廉泉（任脉）。

六、阳维脉（yang link vessel）

（一）经脉循行

阳维脉起于足跟外侧，向上经过外踝，沿足少阳胆经上行至髋关节部，经胁肋后侧，从腋后上肩，至前额，再到项后，合于督脉（图 4-109）。

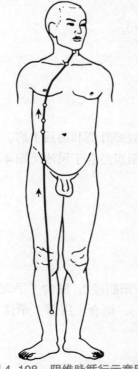 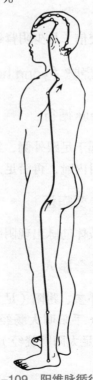

图 4-108 阴维脉循行示意图　　　　　　图 4-109 阳维脉循行示意图

（二）主要病证

恶寒发热等外感病及腰痛等。

（三）交会腧穴

金门（足太阳膀胱经），阳交（足少阳胆经），臑俞（手太阳小肠经），天髎（手少阳三焦经），肩井（足少阳胆经），头维（足阳明胃经），本神、阳白、头临泣、目窗、正营、承灵、脑空、风池（足少阳胆经），风府、哑门（督脉）。

七、阴跷脉（yin heel vessel）

（一）经脉循行

阴跷脉起于足舟骨的后方，上行内踝的上面，沿小腿、大腿的内侧直上，经过阴部，向上沿胸部内侧，进入锁骨上窝，上行人迎的前面，过颧部，到目内眦，与足太阳膀胱经和阳跷脉相会合（图 4-110）。

（二）主要病证

多眠、癃闭及肢体筋脉出现阳缓阴急。

（三）交会腧穴

照海、交信（足少阴肾经），睛明（足太阳膀胱经）。

八、阳跷脉（yang heel vessel）

（一）经脉循行

阳跷脉起于足跟外侧，经外踝上行腓骨后缘，沿股部外侧和胁后上肩，过颈部上夹口角，进入目内眦，再沿足太阳膀胱经上额，与足少阳胆经合于风池（图 4-111）。

（二）主要病证

不眠及肢体筋脉出现阴缓阳急。

（三）交会腧穴

申脉、仆参、跗阳（足太阳膀胱经），居髎（足少阳胆经），臑俞（手太阳小肠经），肩髃、巨骨（手阳明大肠经），天髎（手少阳三焦经），地仓、巨髎、承泣（足阳明胃经），睛明（足太阳膀胱经）。

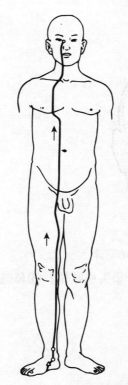

图 4-110 阴跷脉循行示意图

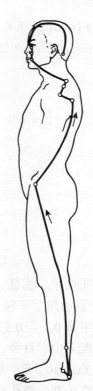

图 4-111 阳跷脉循行示意图

第三节 常用奇穴

一、头颈部穴（points of head and neck，EX-HN）

1.四神聪 (Sìshéncōng，EX-HN1)

［定位］在头部，百会穴前后左右各旁开 1 寸，共 4 个（图 4-112）。

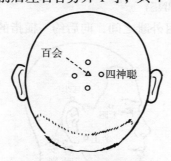

图 4-112 四神聪穴的定位

［主治］①头痛、眩晕；②失眠、健忘、癫痫、痴呆等神志病证；③目疾。

［操作］平刺 0.5 ～ 0.8 寸。

［配伍］配百会、印堂，治失眠、健忘、头晕、头痛。

2. 印堂 (Yìntáng，EX-HN2)

[定位] 在额头部，两眉头的中间（图4-113）。

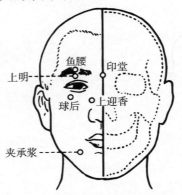

图4-113　印堂、鱼腰、上明穴的定位

[主治] ①痴呆、痫证、失眠、健忘等神志病证；②头痛眩晕；③鼻衄、鼻渊；④小儿惊风、产后血晕、子痫。

[操作] 平刺0.3 ~ 0.5寸。

[配伍] 配人中、百会、四神聪，治神志病证。

3. 鱼腰 (Yúyāo，EX-HN3)

[定位] 在头部，瞳孔直上，眉毛中（图4-113）。

[主治] ①眉棱骨痛，眼睑眴动，眼睑下垂；②目赤肿痛、目翳；③口眼㖞斜。

[操作] 平刺0.3 ~ 0.5寸。

[配伍] 配丝竹空、攒竹、太阳，治疗眼睑下垂、闭合不全等眼疾。

4. 上明 (Shàngmíng，EX-HN4)

[定位] 在额部，眉弓中点，眶上缘下（图4-113）。

[主治] 目疾。

[操作] 轻压眼球向下，向眶缘缓慢直刺0.5 ~ 1.5寸，不提插。

5. 太阳 (Tàiyáng，EX-HN5)

[定位] 在头部，眉梢与目外眦之间，向后约一横指的凹陷中（图4-114）。

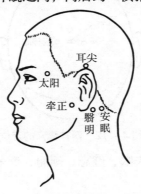

图4-114　太阳、耳尖穴的定位

［主治］①头痛；②目疾；③面瘫、面痛。

［操作］直刺或斜刺 0.3 ~ 0.5 寸，或三棱针点刺出血。

［配伍］配丝竹空、鱼腰，治眼睑下垂。

6. 耳尖（Ěrjiān，EX-HN6）

［定位］在耳区，在外耳轮的最高点（图 4-114）。

［主治］①目疾；②头痛；③咽喉肿痛。

［操作］直刺 0.1 ~ 0.2 寸，或三棱针点刺出血。

［配伍］配大椎放血，治热证、痤疮。

7. 球后（Qiúhòu，EX-HN7）

［定位］在面部，当眶下缘外 1/4 与内 3/4 交界处（图 4-113）。

［主治］目疾。

［操作］轻压眼球向上，沿眼眶下缘缓慢直刺 0.5 ~ 1.5 寸，不提插。出针时压迫局部 1 ~ 3 分钟，以防出血。

［配伍］配攒竹、太阳，治目疾、眼睑下垂、闭合不全。

8. 上迎香（Shàngyíngxiāng，EX-HN8）

［定位］在面部，当鼻翼软骨与鼻甲的交界处，近鼻唇沟上端处（图 4-113）。

［主治］鼻疾、鼻部疮疖。

［操作］向内上方斜刺 0.3 ~ 0.5 寸。

［配伍］配迎香、印堂，治鼻部疾病。

9. 内迎香（Nèiyíngxiāng，EX-HN9）

［定位］在鼻孔内，当鼻翼软骨与鼻甲交界的黏膜处（图 4-115）。

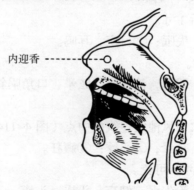

内迎香

图 4-115　内迎香穴的定位

［主治］①鼻塞、鼻炎、鼻渊等鼻疾；②头痛、眩晕；③目赤肿痛。

［操作］由鼻孔内向上直刺 0.1 ~ 0.2 寸，或点刺出血。禁灸。

［配伍］配迎香、上迎香、印堂，治鼻部疾病。

10. 夹承浆（Jiáchéngjiāng）

［定位］在面部，承浆穴旁开 1 寸处（图 4-113）。

［主治］齿龈肿痛、口㖞。

［操作］斜刺或平刺 0.3 ~ 0.5 寸。

［配伍］配承浆、地仓、颊车，治口角流涎、喝斜。

11. 金津、玉液 (Jīnjīn、Yùyè，EX–HN12、EX–HN13)

［定位］在口腔内，当舌下系带两侧静脉上，左为金津，右为玉液（图 4–116)。

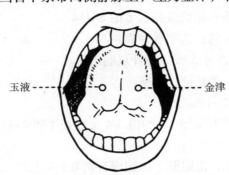

图 4–116　金津、玉液穴的定位

［主治］①口疮、舌强、舌肿、失语；②呕吐、消渴。

［操作］点刺出血。不可灸。

12. 牵正 (Qiānzhèng)

［定位］在面颊部，耳垂前 0.5 ~ 1 寸处（图 4–114)。

［主治］①口喝、口疮；②牙痛。

［操作］向前斜刺 0.5 ~ 0.8 寸。

［配伍］配地仓、颊车、下关、阳白、四白，治口角喝斜。

13. 翳明 (Yìmíng，EX–HN14)

［定位］在颈部，翳风后 1 寸。

［主治］①头痛、眩晕、失眠；②目疾、耳鸣。

［操作］直刺 0.5 ~ 1 寸。

［配伍］配风池、完骨、翳风，治头痛、眩晕、口角喝斜。

14. 安眠 (Ānmián)

［定位］在项部，翳风穴与风池穴连线的中点（图 4–114)。

［主治］①失眠、头痛、眩晕；②心悸；③癫狂。

［操作］直刺 0.8 ~ 1.2 寸。可灸。

［配伍］配印堂、神门，治失眠、健忘，头昏、头痛。

二、胸腹部穴（points of chenst and abdomen，EX–CA)

1. 子宫 (Zǐgōng，EX–CA1)

［定位］在下腹部，脐中下 4 寸，前正中线旁开 3 寸（图 4–117)。

［主治］①阴挺；②月经不调、痛经、崩漏；③不孕症。

［操作］直刺 0.8 ~ 1.2 寸。

［配伍］配气海、关元，治月经不调、痛经、不孕症。

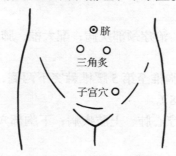

图 4-117　子宫、三角灸穴的定位

2. 三角灸 (Sānjiǎojiǔ)

［定位］以患者两口角之间的长度为一边，作等边三角形，将顶角置于患者脐心，底边呈水平线，两底角处是该穴（图 4-117）。

［主治］①疝气、奔豚、腹痛；②不孕症。

［操作］灸法。

［配伍］配气海、子宫、关元，治月经不调、痛经、不孕症。

三、背部穴（points of back，EX-B）

1. 定喘 (Dìngchuǎn，EX-B1)

［定位］在脊柱区，横平第 7 颈椎棘突下，后正中线旁开 0.5 寸（图 4-118）。

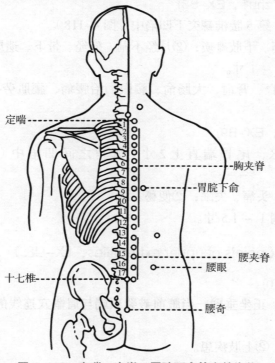

图 4-118　定喘、夹脊、胃脘下俞等穴的定位

［主治］①哮喘、咳嗽；②落枕、肩背痛、上肢疾患。

［操作］直刺 0.5 ～ 0.8 寸。

［配伍］配大椎、颈夹脊，治疗颈部疾病；配大椎、肺俞，治疗咳嗽、哮喘。

2. 夹脊 (Jiájǐ，EX–B2)

［定位］在脊柱区，第 1 胸椎至第 5 腰椎棘突下两侧，后正中线旁开 0.5 寸，一侧 17 穴，左右共 34 穴（图 4–118）。

［主治］上胸部穴位，治疗心肺、上肢疾病；下胸部穴位，治疗胃肠疾病；腰部穴位，治疗腰腹及下肢疾病。

［操作］直刺 0.3 ～ 0.5 寸，或用梅花针叩刺。可灸。

3. 胃脘下俞 (Wèiwǎnxiàshū，EX–B3)

［定位］在脊柱区，横平第 8 胸椎棘突下，后正中线旁开 1.5 寸（图 4–118）。

［主治］①消渴；②胃痛、腹痛、胸胁痛。

［操作］斜刺 0.3 ～ 0.5 寸。可灸。

［配伍］配脾俞、胃俞，治疗脾胃疾病。

4. 腰眼 (Yāoyǎn，EX–B7)

［定位］在腰部，第 4 腰椎棘突下，旁开约 3.5 寸凹陷中（图 4–118）。

［主治］①腰痛；②月经不调、带下；③虚劳。

［操作］直刺 1 ～ 1.5 寸。

［配伍］配腰夹脊、肾俞、大肠俞、腰宜，治疗腰痛、腰肌劳损、月经病。

5. 十七椎 (Shíqīzhuī，EX–B8)

［定位］在腰区，第 5 腰椎棘突下凹陷中（图 4–118）。

［主治］①腰骶痛、下肢瘫痪；②月经不调、痛经、带下、遗尿。

［操作］直刺 0.5 ～ 1 寸。

［配伍］配腰夹脊、肾俞、大肠俞、腰眼，治腰痛、腰肌劳损、月经病。

6. 腰奇 (Yāoqí，EX–B9)

［定位］在骶区，尾骨端直上 2 寸，骶角之间凹陷中（图 4–118）。

［主治］①癫痫、头痛、失眠；②便秘。

［操作］向上平刺 1 ～ 1.5 寸。

四、上肢部穴（points of upper extremities，EX–UE.）

1. 肩前 (Jiānqián)

［定位］在肩部，正坐垂臂，当腋前皱襞顶端与肩髃穴连线的中点（图 4–119）。

［主治］①肩痛；②上肢疾患。

［操作］直刺 0.5 ～ 1 寸。

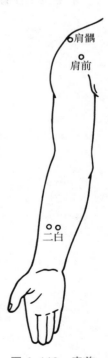

图 4–119　肩前、
二白穴的定位

［配伍］配肩髃、肩髎、肩贞，治肩痛。

2. 肘尖 (Zhǒujiān, EX–UE1)

［定位］在肘后部，屈肘当尺骨鹰嘴的尖端（图4-120）。

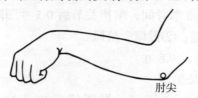

图4-120 肘尖穴的定位

［主治］①瘰疬；②痈疽、肠痈、痈疮、痈肿等痈毒病证。

［操作］宜用灸法，艾炷灸7～15壮。

3. 二白 (Èrbái, EX–UE2)

［定位］在前臂前区，腕掌侧远端横纹上4寸，桡侧腕屈肌腱的两侧，一肢2穴（图4-119）。

［主治］①痔疾、脱肛；②前臂痛、胸胁痛。

［操作］直刺或斜刺0.5～0.8寸。

4. 中魁 (Zhōngkuí, EX–UE4)

［定位］在手指，中指背面，近侧指骨间关节的中点处（图4-121）。

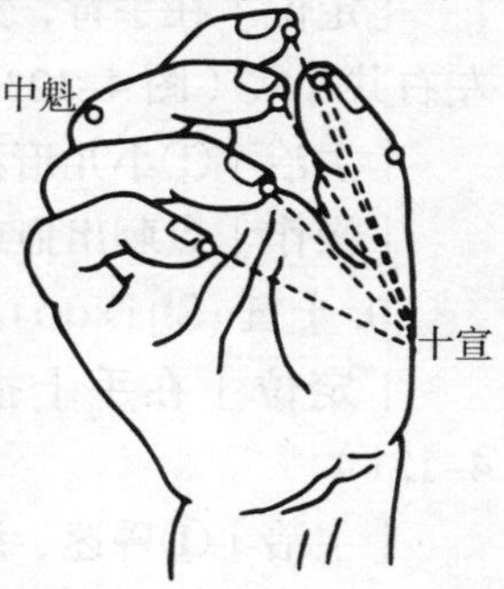

［主治］①噎膈、呕吐、食欲不振、呃逆；②牙痛。

［操作］直刺0.2～0.3寸。

［配伍］配攒竹，治呃逆。

图4-121 中魁、十宣穴的定位

5. 腰痛点 (Yāotòngdiǎn, EX–UE7)

［定位］在手背，第2、3掌骨及第4、5掌骨之间，腕背侧远端横纹与掌指关节中点处，一侧2穴（图4-122）。

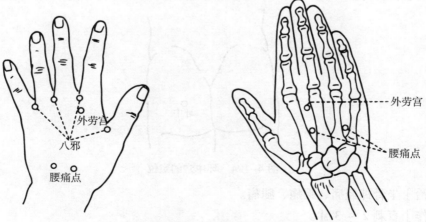

图4-122 腰痛点、外劳宫、八邪穴的定位

［主治］急性腰扭伤。

［操作］由两侧向掌中斜刺 0.5 ～ 0.8 寸。

6. 外劳宫 (Wàiláogōng，EX–UE8)

［定位］在手背，第 2、3 掌骨间，掌指关节后 0.5 寸凹陷中（图 4–122）。

［主治］①落枕、手臂痛；②胃痛、脐风。

［操作］直刺或斜刺 0.5 ～ 0.8 寸。

7. 八邪 (Bāxié，EX–UE9)

［定位］在手背，第 1 ～ 5 指间，指蹼缘后方赤白肉际处，左右共 8 穴（图 4–122）。

［主治］①手背肿痛、手指麻木；②烦热、目痛；③毒蛇咬伤。

［操作］直刺或斜刺 0.5 ～ 0.8 寸。

8. 四缝 (Sìfèng，EX–UE10)

［定位］在手背，第 2 ～ 5 指掌面的近侧指骨间关节横纹的中央，左右共 8 穴（图 4–123）。

［主治］①小儿疳积；②百日咳。

［操作］点刺出血或挤出少许黄色透明黏液。

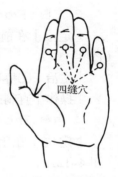

图 4–123 四缝穴
的定位

9. 十宣 (Shíxuān，EX–UE11)

［定位］在手十指尖端，距指甲游离缘 0.1 寸，一手 5 穴（图 4–121）。

［主治］①昏迷、癫痫；②高热、咽喉肿痛；③手指麻木。

［操作］浅刺 0.1 ～ 0.2 寸，或点刺出血。

五、下肢部穴（points of lower extremities，EX–LE.）

1. 环中 (Huánzhōng，EX–LE1)

［定位］在臀部，环跳穴与腰俞穴连线的中点（图 4–124）。

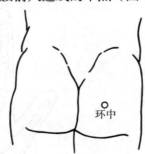

图 4–124 环中穴的定位

［主治］坐骨神经痛、腰痛、腿痛。

［操作］直刺 2 ～ 3 寸。

［配伍］配环跳、委中，治腰腿痛。

2. 鹤顶 (Hèdǐng，EX–LE2)

［定位］在膝上部，髌底中点的上方凹陷中（图 4–125）。

［主治］膝痛、足胫无力、瘫痪。

［操作］直刺 0.8 ~ 1 寸。

［配伍］配血海、梁丘、膝眼，治膝痹。

3. 百虫窝 (Bǎichóngwō，EX–LE3)

［定位］屈膝，在大腿内侧，髌底内侧端上 3 寸，即血海上 1 寸（图 4–126）。

［主治］①虫积；②风湿痒疹、下部生疮。

［操作］直刺 1.5 ~ 2 寸。

4. 膝眼 (Xīyǎn，EX–LE4)

［定位］屈膝，在髌韧带两侧凹陷处。在内侧的称内膝眼，在外侧的称外膝眼（图 4–125）。

［主治］①膝痛，腿痛；②脚气。

［操作］向膝中斜刺 0.5 ~ 1 寸，或透刺对侧膝眼。

［配伍］配血海、梁丘、阳陵泉，治疗膝痹。

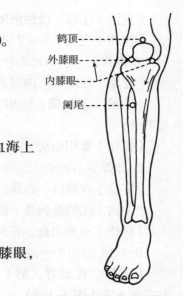

图 4–125　鹤顶、膝眼、阑尾穴的定位

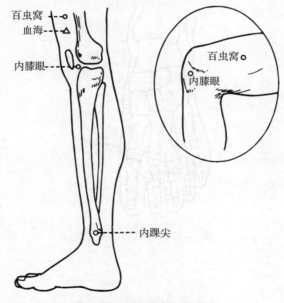

图 4–126　百虫窝穴的定位

5. 胆囊 (Dǎnnáng，EX–LE6)

［定位］在小腿外侧，腓骨小头前下方凹陷处（阳陵泉）直下 2 寸（图 4–127）。

［主治］①急慢性胆囊炎、胆石症、胆道蛔虫症等胆腑病证；②下肢痿痹。

［操作］直刺 1 ~ 2 寸。

6. 阑尾 (Lánwěi，EX–LE7)

［定位］在小腿前侧上部，当犊鼻穴下 5 寸，胫骨前缘旁开一横指（图 4–125）。

［主治］①急、慢性阑尾炎；②消化不良；③下肢痿痹。

［操作］直刺 1.5 ~ 2 寸。

7. 内踝尖 (Nèihuáijiān，EX–LE8)

［定位］在踝区，内踝的最凸起处（图 4–125）。

［主治］①齿痛、咽痛、口疮；②脚外廉转筋、脚气；③小儿不语。

［操作］常用灸法。

8. 外踝尖 (Wàihuáijiān，EX–LE9)

［定位］在踝区，外踝的最凸起处（图 4–127）。

［主治］①脚趾拘急、踝关节肿痛；②脚气；③牙痛。

［操作］点刺出血。宜灸。

9. 八风 (Bāfēng，EX–LE10)

［定位］在足背，第 1 ~ 5 趾间，趾蹼缘后方赤白肉际处，左右共 8 穴（图 4–128）。

［主治］①足跗肿痛、趾痛；②毒蛇咬伤；③脚气。

［操作］斜刺 0.5 ~ 0.8 寸，或点刺出血。

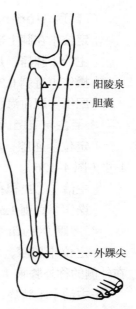

图 4–127　胆囊、外踝尖穴的定位

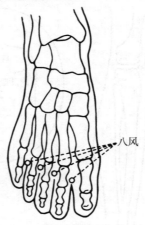

图 4–128　八风穴的定位

第五章　刺灸法 ▷▷▷▷

刺灸法是研究针灸防治疾病的各种方法、操作技术及作用原理的一门学科，是针灸学的重要组成部分，是针灸临床治疗疾病必须掌握的基本技能。历代针灸学家在长期的医疗实践中，积累了丰富的临床经验和理论知识，使刺灸法的内容不断充实、理论不断完善，为刺灸法的发展奠定了理论和实践基础。

刺灸法的内容主要包括针法、灸法，以及在此基础上发展起来的各种针灸治疗技术，在临床上可根据病症性质、症候类型、腧穴部位、患者体质及治疗要求等具体情况选择应用。治疗时，操作手法应用得当与否，直接关系到疗效的优劣。因此，如何正确并熟练地掌握针灸的操作方法，就成为学好针灸的关键。

第一节　毫针刺法

一、毫针的构造、规格和检查

（一）毫针的构造

毫针是临床上应用最广泛的一种针具，通常用不锈钢丝制成。毫针的结构可分为 5 个部分，即针尖、针身、针根、针柄、针尾（图 5-1）。针的尖端锋锐部分称为针尖，又称针芒；针尖至针柄之间的主体部分称为针身；针身与针柄连接的部分称为针根；针根之后执针着力的部分称为针柄；针柄的末梢部分称为针尾。针柄与针尾多用金属丝缠绕，针柄的形状有圈柄、花柄、平柄、管柄等多种。

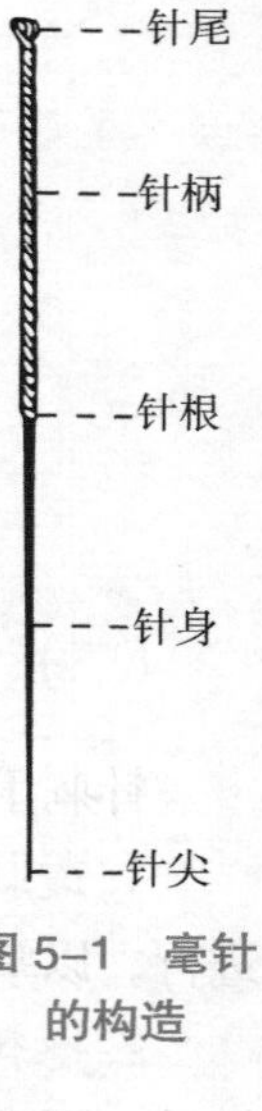

（二）毫针的规格

毫针的规格主要以针身的长短和粗细来区分。针身的长度有 0.5 寸、1 寸、1.5 寸、2 寸、2.5 寸……6 寸等，针的粗细有 26、27、28……35 号等，一般临床以 1 ～ 3 寸、28 ～ 30 号粗细者最为常用。

（三）毫针的检查

毫针在使用前，尤其是消毒前需认真检查，注意针尖有无钩曲、卷毛，针身有无生

图 5-1　毫针的构造

锈、弯曲，针根有无剥蚀，针柄缠丝有无松动等。

二、针刺的练习

针刺练习主要指对指力和手法的练习。

（一）指力的练习

指力是指医者持针之手的力度。指力的练习，可先在纸垫或棉团上进行（图5-2、图5-3）。练习时，右手拇、食、中指夹持针柄，使针垂直于纸垫或棉团，当针尖抵于纸垫或棉团后，手指逐渐加力，待针刺透纸垫或刺入棉团后，再换一处针刺。

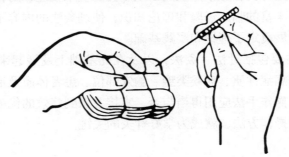

图 5-2　纸垫练针法

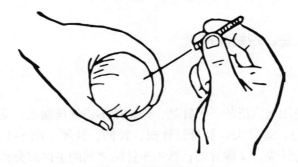

图 5-3　棉团练针法

（二）手法的练习

针刺手法的练习是在指力练习的基础上进行的，主要有以下几种：

1. 透刺的练习　以左手拇、食指爪切，右手持针，使针尖迅速刺入 2 ~ 3cm，反复进行，以掌握进针速度。

2. 捻转的练习　以右手拇、食、中指持针刺入后，在原处不动地向前、向后来回转动。要求捻转角度均匀、快慢自如。

3. 提插的练习　以右手拇、食、中指持针刺入后，在原处做上下提插的动作。要求提插的深浅适宜，针体垂直无偏斜。

（三）自身试针

通过练习，有了一定的指力、掌握了针刺手法后，便可在自己身上选取穴位进行试针，也可相互试针，以体会针感。

三、针刺前的准备

（一）针具的选择

正确选择使用不同规格的针具，是提高疗效和防止医疗事故的一个重要因素。针刺前应按有关要求仔细检查针具的质量。此外，还要根据患者的体质、年龄、胖瘦、针刺的部位和不同疾病，选择适宜的针具。一般而言，体壮、形肥、病变部位深、穴位所在皮肉丰厚者，可选稍粗、较长的毫针；体弱、形瘦、病变部位浅、穴位所在皮薄肉少者，就应选较短、较细的毫针。临床上选针常以将针刺入腧穴应至之深度，而针身还应露在皮肤外少许为宜。

（二）体位的选择

针刺时患者体位的选择是否适当，对于正确取穴和针刺施术都有很大影响，对于一些重症、体力衰弱或精神紧张的患者，体位的选择就更为重要。一般以既有利于腧穴的正确定位，又便于针灸的施术操作和较长时间的留针而不致疲劳为原则。体虚、初诊、病重或精神紧张的患者，应尽量采用卧位。

常用的体位有两种：卧位和坐位。卧位又可分为仰卧位、俯卧位、侧卧位（图5-4～图5-6），坐位又可分为仰靠坐位、俯伏坐位、侧伏坐位（图5-7～图5-9）。

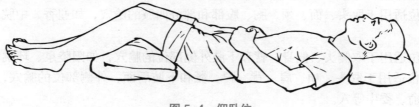

图 5-4　仰卧位

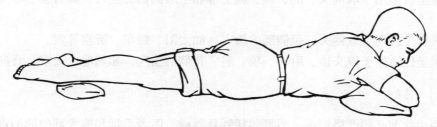

图 5-5　俯卧位

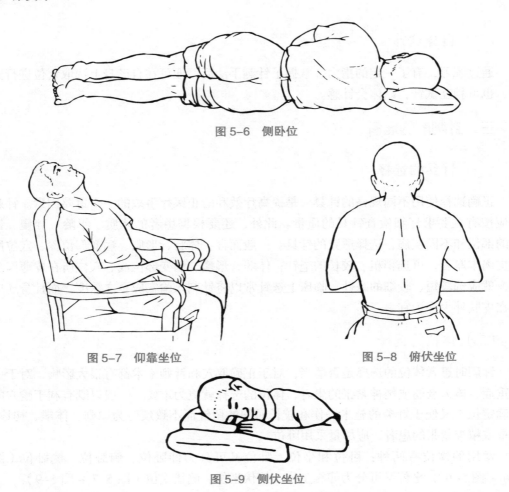

图 5-6　侧卧位

图 5-7　仰靠坐位

图 5-8　俯伏坐位

图 5-9　侧伏坐位

仰卧位适用于取头、面、颈、胸、腹部和部分四肢的腧穴，如迎香、中脘、足三里等穴。

侧卧位适用于取侧头、侧身、臂和下肢外侧部位的腧穴，如阳陵泉、环跳等穴。

俯卧位适用于取头、项、肩、背、腰、骶和下肢后面、外侧部位的腧穴，如风池、大椎、背俞、委中等穴。

仰靠坐位适用于取前头、面、颈、胸上部和上肢的部分腧穴，如百会、印堂、曲池等穴。

侧伏坐位适用于取侧头、颈侧部的腧穴，如太阳、颊车、听宫等穴。

俯伏坐位适用于取头顶、后头、项、肩、背部的腧穴，如风池、天宗、背俞等穴。

（三）消毒

针刺治疗前必须严格消毒，消毒包括针具器械、医者手指和施术部位的消毒。

1. 针具器械的消毒　包括高压消毒、煮沸消毒、药物（75% 酒精）浸泡消毒，目前临床使用的更多是一次性无菌针具。

2. 医者手指消毒　医者手指在施术前，应先用肥皂水洗干净，再用 75% 的酒精棉球涂擦。

3. 施术部位消毒　在患者需针刺的穴位上，用碘伏拭擦，或用 2% 的碘酒涂擦后，再用 75% 的酒精棉球脱碘，擦拭时从中心向外圈拭擦。

四、毫针刺法

（一）进针法

进针法是指将针刺入皮肤的操作方法。临床针刺操作时一般用右手持针操作，称之为"刺手"，用左手爪切按压所刺部位，称之为"押手"。刺手的作用是掌握针具，进针时运指力于针尖，使针顺利刺入皮肤，行针时左右捻转、上下提插和弹刮搓震，以及出针时的操作；押手的作用是固定腧穴的位置，夹持针身协助刺手进针，使针身有所依附而保持垂直，便于进针，减少疼痛，协助调节和控制针感。临床施术时，刺手和押手的配合是很重要的。临床上常用的进针方法有以下两种。

1. 单手进针法　用刺手将针刺入穴位的方法。用右手拇、食指夹持针柄，中指指端靠近穴位，指腹抵住针尖和针身下端，当拇、食指向下用力时，中指随之屈曲，将针刺入。此外，也可用拇、食指指腹夹持针身下端，露出少许针尖，进针时针尖对准穴位快速刺入（图 5-10）。

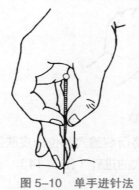

单手进针法
视频

图 5-10　单手进针法

2. 双手进针法　左、右手互相配合将针刺入的方法。常用的有以下 4 种。

（1）指切进针法　用左手拇或食指的爪甲切按在穴位旁，右手持针，紧靠指甲，将针刺入穴位。此法适用于短针的进针（图 5-11）。

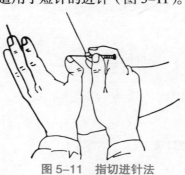

指切进针法
视频

图 5-11　指切进针法

（2）夹持进针法　用左手拇、食指夹持消毒干棉球，夹住针身下端，露出针尖，右手持针柄，将针对准穴位，接近皮肤时，双手配合，协同将针刺入穴位。此法适用于长针的进针（图 5-12）。

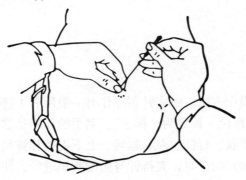

夹持进针法
视频

图 5-12　夹持进针法

（3）舒张进针法　用左手拇、食二指将所刺穴位部位的皮肤向两侧撑开绷紧，右手持针，使针从左手拇、食两指的中间刺入。此法适用于皮肤松弛部位腧穴的进针（图 5-13）。

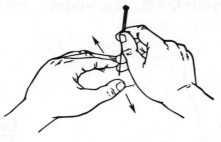

舒张进针法
视频

图 5-13　舒张进针法

（4）提捏进针法　用左手拇、食二指将所刺腧穴部位的皮肤捏起，右手持针从捏起的上端刺入。此法适用于皮肉浅薄部位腧穴的进针（图 5-14）。

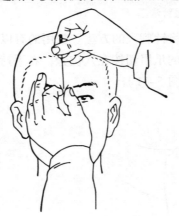

提捏进针法
视频

图 5-14　提捏进针法

（二）针刺的角度和深度

针刺操作过程中，掌握正确的针刺角度和深度，是增强针感、提高疗效、防止意外事故发生的重要环节。针刺的角度和深度，主要根据施术部位、病情需要、患者体质强弱和形体的胖瘦等具体情况而定。

1.针刺的角度 是指进针时针身与所刺部位皮肤表面形成的夹角。主要依腧穴所在部位的解剖特点和治疗要求而定，一般分为下列 3 种（图 5–15）。

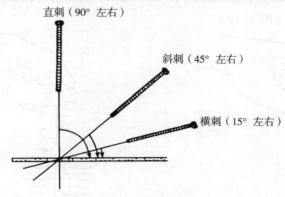

图 5–15 针刺角度

（1）直刺 针身与皮肤呈 90°，垂直刺入。适用于人体大部分腧穴。深刺或浅刺均适用，尤其是肌肉丰厚部位的腧穴，如腰部、腹部等部位的腧穴。

（2）斜刺 针身与皮肤呈 45°，倾斜刺入。适用于不能或不宜深刺的腧穴，如胸部、背部的腧穴。

（3）横刺 又称平刺或沿皮刺，针身与皮肤呈 15°，横向刺入。适用于皮肉浅薄处的腧穴，如头部的腧穴。此外，施行透穴刺法时也用此法。

2.针刺的深度 指针刺入腧穴部位的深浅度而言。一般以既有针感而又不伤及重要脏器为原则。临床应用时，要根据所刺腧穴所在的部位、患者的体质、年龄、病情而灵活掌握，每个腧穴的常规针刺深度在腧穴各论中已有详述，在此仅作原则性介绍：身体瘦弱、年老体弱、小儿、阳证、表证、新病、头面、胸背及皮肉浅薄处宜浅刺；身强体肥、中青年身强体壮、里证、阴证、久病、臀部、腹部等肌肉丰厚处宜深刺。

五、行针与得气

行针又名运针，是指针刺入腧穴后，为了使之得气、调节针感和进行补泻而施行的各种针刺手法。得气是指针刺入腧穴后所产生的经气感应。行针的手法又分为基本手法和辅助手法。

（一）基本手法

是针刺的基本动作。两种手法既可单用，也可配合运用。

1.提插法　将针刺入腧穴一定深度后，施行上下、进退的行针动作，即将针从浅层插向深层，再由深层提到浅层，如此反复地上提下插，这种纵向的行针手法称为"提插法"。提插的幅度、频率、时间，需根据患者的体质、病情和腧穴的部位来定（图5-16）。

2.捻转法　将针刺入一定深度后，施行前后、左右的行针动作，即将针向前向后来回旋转捻动，这种行针手法称为"捻转法"。捻转的角度、频率，需根据患者的病情和腧穴的部位来定。必须注意不能单向转动，否则针身容易牵缠肌纤维，使患者局部疼痛，并造成出针困难（图5-17）。

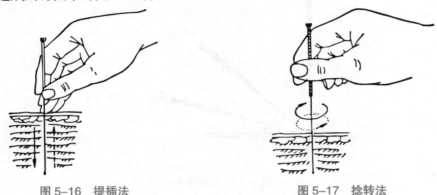

图5-16　提插法　　　　　　　　　　图5-17　捻转法

（二）辅助手法

是为了使针刺后得气，或加强针感而施行的一些操作方法。常用的有以下几种：

1.循法　用手指沿着针刺穴位所属经脉循行路线上下左右轻柔地循按的方法（图5-18）。此法可激发经气，促使针感传导或缓解滞针。

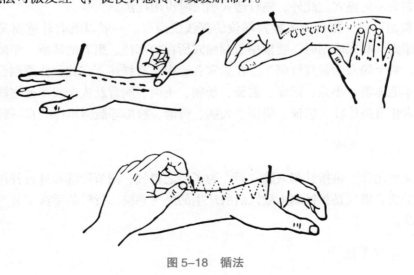

图5-18　循法

2. **刮柄法**　用指甲刮动针柄的方法（图 5-19）。此法可激发经气，增强针感，促使针感的扩散。

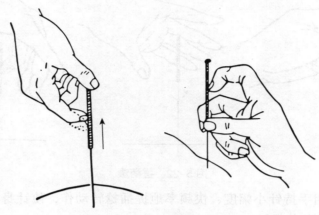

图 5-19　刮柄法

3. **弹法**　用手指轻弹针柄或针尾，使针体微微振动的方法（图 5-20）。此法可激发经气、催气速行。

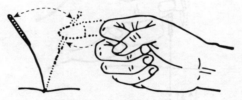

图 5-20　弹法

4. **摇柄法**　手持针柄轻轻摇动的方法（图 5-21）。直身而摇可加强针感，卧针而摇可使针感传导。

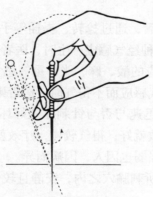

图 5-21　摇柄法

5. **搓柄法**　又名飞法，用拇、食、中三指持针单向捻转，然后松手，一捻一放，反复数次的方法（图 5-22）。此法可促使得气，加强针感。

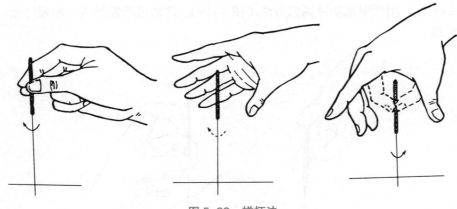

图 5-22　搓柄法

6. 震颤法　用手持针小幅度、快频率地提插捻转动作，使针身轻微震动的方法（图 5-23）。此法可促使得气。

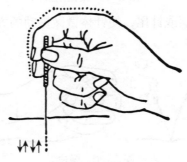

图 5-23　震颤法

（三）得气、候气、催气和守气

1. 得气　是指针刺入腧穴后，通过捻转、提插等手法，使针刺部位产生特殊的感应或反应，亦称"针感"。当这种经气感应产生时，医者会感到针下有徐和沉紧的感觉。同时，患者针刺部位会出现相应的酸、麻、胀、重等感觉，这种感觉可沿着一定部位、向一定方向扩散传导；若无经气感应而不得气时，医者则感觉针下空虚无物，患者亦无酸、麻、胀、重等感觉。得气迅速与否与针刺疗效好坏关系密切，且直接影响治疗效果。一般而言，得气迅速，疗效就好；得气较慢，疗效就差；若不得气，就可能无治疗效果。但也应注意到，得气的强弱也因人、因病而异。

2. 候气　是指将针留置于所刺腧穴之内，安静且较长时间的留针，或间歇地运针，施以手法，等候气至。

3. 催气　是指针刺后若不得气，可以均匀的进行提插、捻转的基本手法，或施用弹、刮等辅助手法，以激发经气，促使气至。

4. 守气　是指针刺得气后，必须谨慎地守护其气，防止该气散失。

六、针刺补泻手法

《灵枢·经脉》："盛则泻之，虚则补之，热则疾之，寒则留之，陷下则灸之。"针刺补泻手法就是根据这一基本理论原则确立的两种不同的治疗方法。

补法，泛指能鼓舞人体正气，使低下的功能恢复旺盛的方法。泻法，泛指能疏泄病邪，使亢进的功能恢复正常的方法。针刺补泻就是通过针刺腧穴，采用适当的手法激发经气以补益正气，疏泄病邪而调节人体脏腑功能，促使阴阳平衡而恢复健康的方法。

（一）单式补泻手法

临床常见的几种针刺单式补泻手法见表 5-1。

表 5-1　单式补泻手法

名称	补法	泻法
提插补泻	先浅后深，重插轻提，幅度小，频率慢，时间短，以下插为主	先深后浅，轻插重提，幅度大，频率快，时间长，以上提为主
捻转补泻	捻转角度小，用力轻，频率慢，时间短	捻转角度大，用力重，频率快，时间长
徐疾补泻	徐（慢）进针，少捻转，疾（快）出针	疾（快）进针，多捻转，徐（慢）出针
开阖补泻	出针后按闭针孔	出针时不按闭针孔，或摇大针孔
迎随补泻	针尖随经脉循行方向，顺经而刺	针尖迎着经脉循行方向，逆经而刺
呼吸补泻	呼气时进针，吸气时出针	呼气时出针，吸气时进针
平补平泻	进针得气后，均匀地提插捻转	

（二）复式补泻手法

1. 烧山火　烧山火手法的操作顺序是由浅而深地分层进入，三进一退，具体手法由呼吸、徐疾、提插、开阖等单式补法组成，以针下产生热感为效应标准。通过施用一系列的手法，使机体阳气渐盛、热感渐生、阴寒自除，起到补虚的作用。

2. 透天凉　透天凉手法按深、中、浅三层顺序由深而浅地分层退出，一进三退，具体手法由呼吸、徐疾、提插、开阖等单式泻法组成，以针下产生凉感为效应标准。通过施行手法，使体内阴气渐盛、凉感渐生、邪热得消，而起到泻实的作用。

七、留针与出针

（一）留针

进针后，将针留置于腧穴内，谓之留针。留针过程中可间歇行针，以加强针感和针刺的持续作用。留针与否和留针时间的长短，应根据具体情况而定，一般病症可酌情留针 15 ~ 30 分钟；而慢性、顽固性、疼痛性、痉挛性疾病，可适当延长留针时间，并在留针过程中间歇行针；有些病症，只要针下得气，施术完毕后即可出针，如感冒、发热等；小儿一般不便留针；点刺出血亦无须留针；还有一些腧穴常用快速针刺法，亦不必留针。

（二）出针

出针是毫针刺法操作过程中的最后一道程序。出针时以左手拇、食两指用消毒干棉球或棉签按于针孔周围，右手持针轻微捻转退至皮下，然后迅速拔出；或将针轻捷地直接向外拔出。出针的快慢，必须结合病情和各种补泻手法的需要而定。若拔针后针孔偶有出血，是由于刺破血管所致，可用消毒干棉球按压片刻即可。出针之后应注意核对针数，防止遗漏。

八、针刺异常情况的处理及预防

针刺治病，虽然比较安全，但如操作不慎，疏忽大意，或犯刺禁，或针刺手法不适当，或对人体解剖部位缺乏全面的了解，有时也会出现一些不应有的异常情况。一旦发生，应妥善处理，否则将会给患者带来不必要的痛苦，甚至危及生命。临床上常见的有以下几种。

（一）晕针

晕针是指在针刺过程中患者发生的晕厥现象。

【原因】

多见于初次接受治疗的患者，可因精神紧张、体质虚弱、过度劳累、饥饿，或大汗、大泻、大失血之后，或体位不当，以及施术手法过重等。

【症状】

患者突然出现头晕目眩，面色苍白，心慌气短，出冷汗，恶心欲呕，精神萎倦，血压下降，脉沉细；严重者会出现四肢厥冷，神志昏迷，二便失禁，唇甲青紫，脉细微欲绝。

【处理】

立即停止针刺，将针迅速全部拔出，让患者平卧，头部放低，注意保暖或通风，给饮温开水或糖水，一般可渐渐恢复。重者可加按压或针刺水沟、素髎、内关、涌泉，亦可灸百会、关元、气海等穴，必要时配合其他急救措施。

【预防】

对初诊、精神紧张、体弱患者，先做好解释，消除顾虑，同时选择舒适自然能持久的体位，尽量采取卧位，选穴不宜过多，手法宜轻。对于饥饿、过度疲劳者，应待其进食、体力恢复后再进行针刺。医生要思想集中，密切观察患者的神态变化，询问其感觉。一旦有不适，可及早采取措施，防患于未然。

（二）滞针

滞针是指在行针或出针时，医者感觉针下涩滞，捻转、提插、出针均感困难，而患者则感疼痛的现象。

【原因】

患者精神紧张、行针手法过猛，或单向连续捻转，体位改变，致局部肌肉紧张，肌纤维缠绕针体所致。

【症状】

针在体内捻转不动，提插、出针均感困难，若勉强捻转、提插时，则患者痛不可忍。

【处理】

体位改变所致者纠正体位；精神紧张、行针过猛者，可延长留针或在局部（附近）按揉，或加刺一针，以宣散气血、缓解痉挛；单捻所致者，须向反方向将针捻回。

【预防】

做好解释工作，消除顾虑；操作手法宜轻巧，不宜过猛；避免单向捻转。

（三）弯针

弯针是指进针时或针刺入腧穴后，针身在体内形成弯曲的现象。

【原因】

医生手法不熟练，用力过猛，或针尖碰到坚硬组织；或因患者移动体位；或因针柄受外力碰击；或因滞针处理不当，而造成弯针。

【症状】

针身弯曲，针柄改变了进针刺入时的方向和角度，提插、捻转及出针均感困难，而患者感疼痛。

【处理】

不得再行手法，慢慢将针拔出；移动体位所致者，让患者慢慢恢复原体位，再将针拔出；切忌强行拔针，以免断针。

【预防】

医生施术手法要熟练，指力要均匀，避免进针过猛；选择适当的体位，嘱患者留针期间不要随意改变体位；注意保护针刺部位，针柄不得受外物碰压。

（四）断针

断针是指针身折断，残留在患者体内的现象。

【原因】

针具质量不佳，或使用过久，进针前失于检查；针刺时将针身全部刺入，行针时强力提插、捻转，致使肌肉强力收缩；或留针时患者体位改变；或弯针、滞针时未及时正确处理，并强力抽拔；或外物碰压，均可出现断针。

【症状】

针身折断，或部分针体浮露于皮肤外，或全部没入于皮肤之下。

【处理】

医生必须镇静，并嘱患者不要惊慌，保持原有体位，以防残端向深层陷入。若残端外露，可用手或镊子钳出。若残端与皮肤相平或稍低，而可见到残端者，可用手指在针旁挤按，使残端露出皮肤之外，再取出。若断针完全陷入肌肉，须在X线定位下，施行手术取出。

【预防】

施术前认真检查针具，不符合要求者剔除不用；避免过强的行针；嘱患者不要随意更换体位；不要将针全部刺入，应留部分在体外；及时处理弯针、滞针，不可强拉硬拔。

（五）血肿

血肿是指出针后，针刺部位出现皮下肿块，呈青紫色或肿胀疼痛的现象。

【原因】

针刺时损伤血管。

【症状】

出针后，针刺部位肿胀疼痛，皮肤呈现青紫色。

【处理】

微量皮下出血的局部小块青紫，一般不必处理，可自行消退。局部青紫肿痛较甚或影响活动者，可先冷敷止血，再热敷，以促进瘀血消散吸收。

【预防】

仔细检查针具，熟悉人体解剖部位，避开血管针刺。

（六）气胸

气胸是指针具刺穿胸腔且伤及肺组织，气体积聚于胸腔，出现呼吸困难等现象。

【原因】

主要是针刺胸部、背部和锁骨附近的穴位过深，针具刺穿了胸腔且伤及肺组织，气体积聚于胸腔而造成气胸。

【症状】

患者突感胸闷、胸痛、气短、心悸，严重者呼吸困难、发绀、冷汗、烦躁、恐惧，到一定程度会发生血压下降、休克等危急现象。检查：患侧肋间隙变宽，胸廓饱满，叩诊鼓音，听诊肺呼吸音减弱或消失，气管可向健侧移位。如气窜至皮下，患侧胸部、颈部可出现握雪音，X线胸部透视可见肺组织被压缩现象。有些病情轻者，出针后并不出现症状，而是过一定时间才慢慢感到胸闷、疼痛、呼吸困难。

【处理】

一旦发生气胸，应立即出针，采取半卧位休息，要求患者心情平静，切勿恐惧而翻转体位。一般漏气量少者，可自然吸收。同时要密切观察，随时对症处理，如给予镇咳、消炎药物，以防止肺组织因咳嗽扩大创孔，加重漏气和感染。对严重病例如发现呼吸困难、发绀、休克等现象，需组织抢救，如胸腔排气、少量慢速输氧、抗休克等。

【预防】

针刺治疗时，术者必须思想集中，选好适当体位，注意选穴，根据患者体型肥瘦，掌握进针深度，施行提插手法的幅度不宜过大。对于胸部、背部及缺盆部位的腧穴，最好平刺或斜刺，且不宜太深，一般避免直刺，不宜留针时间过长。如有四肢部位的同效穴，尽量不用胸背部腧穴。更不可用粗针深刺该部腧穴。

九、针刺注意事项

由于人的生理功能状态和生活环境条件等因素，在针刺时还应注意以下几个方面：

1. 患者过饥、疲劳、精神过度紧张时，不宜立即针刺。体弱者，手法不宜过强，并应尽量选用卧位。

2. 妇女怀孕者，不宜针刺其腹部、腰骶部腧穴，三阴交、合谷、昆仑、至阴等具有活血化瘀作用的腧穴禁刺。妇女行经时，若非为了调经，亦不应针刺。

3. 小儿囟门未合时，头顶部腧穴不宜针刺。

4. 常有自发性出血或损伤后出血不止者，不宜针刺。

5. 皮肤有感染、溃疡、瘢痕或肿瘤的部位，不宜针刺。

6. 对胸、胁、腰、背脏腑所居之处的腧穴，不宜直刺、深刺。

7. 针刺眼区和项部的风府、哑门等穴及脊椎部的腧穴，要掌握一定的角度，更不宜大幅度地提插、捻转和长时间留针。

8. 尿潴留患者针刺其小腹部腧穴时，应掌握适当的针刺方向、角度和深度。

第二节 灸法

灸法是以艾绒为主要材料，点燃后在体表一定部位进行烧、灼、熏、熨，给人体以温热刺激，达到防治疾病目的的一种外治方法。

一、灸法的作用

1. **温经散寒** 灸法具有温经散寒的功能，临床上可治疗寒湿痹痛和寒邪为患之胃脘痛、腹痛、泄泻、痢疾等。

2. **扶阳固脱** 阳衰则阴盛，阴盛则为寒、为厥，甚则欲脱；当此之时，可用艾条来温补，扶助虚脱之阳气。临床上灸法多用于治疗脱证和中气不足、阳气下陷而引起的遗尿、脱肛、阴挺、崩漏、带下、痰饮等。

3. **消瘀散结** 气为血帅，血随气行，气得温则行，气行则血亦行。灸能使气机通调，营卫和畅，而瘀结自散。故临床常用灸法治疗气血凝滞之疾，如乳痈初起、瘰疬、瘿瘤等。

4. **防病保健** 灸法具有防病保健的作用。无病施灸，可激发人体正气，增强抗病的能力，使人精力充沛，长寿不衰。

二、灸法的种类

灸法的种类很多，常见的有以下几种：

（一）艾炷灸

将纯净的艾绒放在平板上，用拇、食、中三指边捏边旋转，把艾绒捏紧成圆锥形，小者如麦粒大，中等者如枣核，大者如橄榄。每燃烧一个艾炷，称为一壮（图5-24）。艾炷灸分为直接灸和间接灸两类。

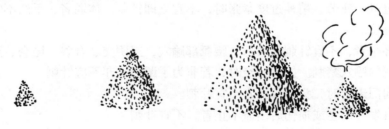

图5-24　艾炷

1. **直接灸** 即将艾炷直接置放在皮肤上施灸的一种方法。根据灸后对皮肤刺激程度的不同，又分为无瘢痕灸和瘢痕灸两种。

（1）**无瘢痕灸** 又称非化脓灸，即将艾炷放置在皮肤上之后，从上端点燃，当燃剩2/5左右，患者感到烫时，用镊子将艾炷夹去，换炷再灸，一般灸3～7壮，以局部皮肤充血、红晕为度。此法适用于慢性虚寒性疾病，如哮喘、眩晕、慢性腹泻、风寒湿痹等。

（2）**瘢痕灸** 又称化脓灸，施术前在施灸部位涂上少量凡士林或大蒜汁，然后放置艾炷，点燃，烧近至皮肤时患者有灼痛感，可用手在周围拍打以减轻疼痛，燃尽，除去灰烬，换艾炷。可灸7～9壮，灸毕，在施灸部位贴敷淡水膏，大约1周可化脓，化脓时每天换膏药1次，灸疮45天左右愈合，留有瘢痕。临床常用于治疗哮喘、慢性胃肠病、瘰疬

直接灸视频

等。对于身体过于虚弱，或有糖尿病、皮肤病的患者不宜使用此法。

2. 间接灸　又称隔物灸，即在艾炷和皮肤之间隔垫上物品而施灸的一种方法（图5-25）。临床常用的有以下几种：

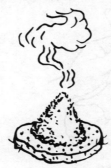

间接灸视频

图 5-25　隔物灸

（1）隔姜灸　用鲜姜切厚度为 0.2 ~ 0.3cm 的薄片，中间以针刺数孔，上置艾炷施灸，燃尽易炷。一般灸 5 ~ 10 壮，施灸过程中，若患者感觉灼热难忍时，可将姜片提起或缓慢移动。此法适用于一切虚寒病证，对呕吐、腹痛、泄泻、痛经和风寒湿痹等疗效较好。

（2）隔蒜灸　方法同隔姜灸。以蒜片作间隔物。此法多用于治疗肺痨、腹中积块及未溃疮疡等。

（3）隔盐灸　用纯净干燥的食盐填敷于脐部，与脐平，上置艾炷施灸，患者感灼痛即更换艾炷。也可在盐上放置姜片再施灸，以防食盐受火爆起。一般灸 5 ~ 9 壮。临床常用于治疗急性寒性腹痛、吐泻、痢疾、中风脱证等。

（4）隔附子灸　以附子片或附子饼作间隔物。药饼的制法是将附子研成细末，以黄酒调和制成直径约 3cm、厚约 0.8cm 的饼，中间用针刺数孔。此法多用于治疗因命门火衰而致阳虚的阳痿、早泄、遗精和疮疡久溃不敛的病证。

（二）艾条灸

用桑皮纸包裹艾绒卷成圆筒形的艾条，点燃一端，对准穴位或患处施灸的一种方法（图 5-26）。临床常见的有以下几种：

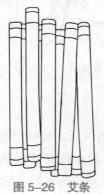

艾条灸视频

图 5-26　艾条

1. 温和灸　将艾条的一端点燃，对准施灸的腧穴或患处，距离皮肤 2 ~ 3cm 处进行熏烤，使患者局部有温热感而无灼痛为宜，一般每穴灸 10 ~ 15 分钟，至皮肤红晕为度（图 5-27）。

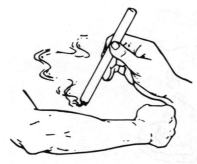

图 5-27　温和灸

2. 雀啄灸　施灸时，艾条点燃的一端与施灸部位的皮肤不固定在一定距离，而是像鸟雀啄食一样，一上一下施灸（图 5-28）。

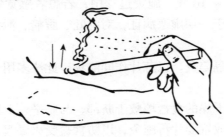

图 5-28　雀啄灸

3. 回旋灸　施灸时，艾条点燃的一端与施灸部位的皮肤虽保持一定距离，但不固定，而是向左右方向移动或反复旋转地施灸（图 5-29）。

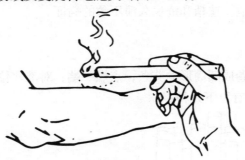

图 5-29　回旋灸

（三）温针灸

针刺与艾灸相结合的一种方法，即在针刺得气后，将针留在适当的深度，在针柄上穿置一段长约 2cm 的艾条施灸，或在针尾上搓捏少许艾绒点燃施灸，直待燃尽，除去灰烬，再将针取出（图 5-30）。使用此法应注意防止灰火脱落烧伤皮肤。

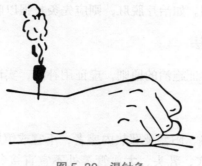

图 5-30　温针灸

（四）温灸器灸

用专门的温灸器施灸的方法称为温灸器灸。目前临床常用的温灸器有灸盒、灸筒等（图 5-31）。将艾条或艾绒放置于温灸器内点燃，放置于需要施灸的部位固定，以患者感到舒适、热力不烫伤皮肤为宜。

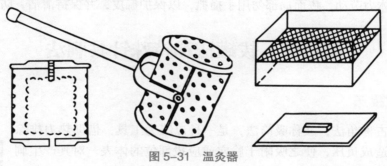

图 5-31　温灸器

（五）其他灸法

1. 灯火灸　灯火灸是将灯心草蘸植物油点燃后，迅速烧灼所选部位，以治疗疾病的灸法。其方法属直接灸。取灯心草 1 根，蘸麻油等植物油少许，点燃蘸油端，迅速敏捷地向所选穴部位点灸烧灼，一触即提起。

2. 蒜泥灸　将大蒜剥皮捣绒，取适量放置于所选腧穴上，用胶布固定，通过蒜对腧穴的辛辣刺激发挥治疗作用。

3. 中药饼灸　将有辛热刺激作用的中药，如细辛、白芥子、天南星等研成细末，用黄酒、姜汁或水调和成泥，取适量放置于所选腧穴上，用胶布固定，通过中药对腧穴的辛热刺激而发挥治疗疾病的作用。

三、施灸的注意事项

（一）施灸的先后顺序

一般的规律是先上后下，先阳后阴，壮数先少后多，艾炷先小后大。但临床应用时，需结合病情，灵活应用。如治疗脱肛，则应先灸长强以收肛，后灸百会以举陷。

（二）施灸的补泻方法

灸法的补泻亦需根据辨证施治的原则，虚证用补法，实证用泻法。

（三）施灸的禁忌

1. 病情禁忌　阴虚发热、阳盛及邪热内盛者，不宜或慎用。
2. 部位禁忌　面部腧穴、乳头、大血管等处不宜直接灸；关节活动部位不宜化脓灸；孕妇的腹部和腰骶部不宜施灸。

（四）灸后的处理

施灸过量，时间过长，局部出现水疱，不要擦破，可任其自然吸收；如水疱较大，可用消毒毫针刺破水疱，放出水液，再涂以龙胆紫。瘢痕灸者，在灸疮化脓期间，1个月内慎从事体力劳动，疮面局部勿用手搔抓，以保护痂皮，并保持清洁，防止感染。

第三节　拔罐法和特殊针具刺法

一、拔罐法

拔罐法古称角法，又称吸筒法，是一种以罐为工具，借助热力排除其中空气，造成负压，使之吸附于腧穴或应拔部位的体表，对其产生刺激，使局部皮肤充血、瘀血，以达到防治疾病目的的方法。

拔罐法在古代主要是治疗疮疡时，用来吸拔脓血，后来又扩大应用于肺结核、风湿病等内科病证。随着医疗实践的不断发展，不仅火罐的质料和拔罐的方法不断得到改进和发展，而且治疗范围也逐渐扩大，外科、内科等都有它的适应证，并经常和针刺配合使用。

拔罐法视频

（一）罐的种类

罐的种类很多，目前临床常用的有竹罐、陶罐、玻璃罐和抽气罐等（图 5–32）。

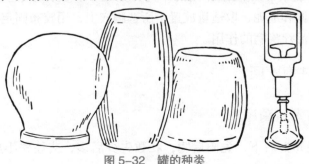

图 5–32　罐的种类

1. **竹罐**　用直径 3～5cm 坚固的竹子截成 6～10cm 不同长度磨光而成。这种罐的优点是取材容易，制作简单，轻巧价廉，且不易损坏，适于药煮，临床多有采用；缺点是易爆裂漏气。

2. **陶罐**　用陶土烧制而成，罐的两端较小，中间略向外凸出，状如瓷鼓，底平，口径大小不一，口径小者较短，口径大者略长。这种罐的特点是吸力大，但质地较重，容易摔碎损坏。

3. **玻璃罐**　用玻璃制成，形如球状，肚大口小，口边外翻，有大、中、小 3 型。其优点是质地透明，使用时可直接观察局部皮肤的变化，便于掌握时间，临床应用较普遍；其缺点也是容易破碎。

4. **抽气罐**　主要用透明塑料制成，上面加置活塞，便于抽气；也可用青、链霉素药瓶或类似的小药瓶，将瓶底整齐切去、磨光滑，瓶口的橡胶塞须保留完整，以便于抽气。这种罐亦易破碎。

（二）拔罐的方法

拔罐的方法有多种，可分为火罐法、水罐法、抽气罐法，其操作如下：

1. **火罐法**　利用燃烧时火的热力排出罐内空气，形成负压，将罐吸在皮肤上。具体操作有以下几种：

（1）**闪火法**　用镊子夹 95% 的乙醇棉球，点燃后在罐内绕 1～3 圈再抽出，并迅速将罐子扣在应拔的部位上（图 5-33）。这种方法比较安全，是常用的拔罐方法。但须注意的是点燃的乙醇棉球切勿将罐口烧热，以免烫伤皮肤。

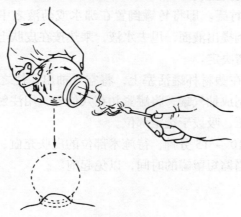

闪火法视频

图 5-33　闪火法

（2）**投火法**　用 95% 乙醇棉球或纸片，燃着后投入罐内，乘火最旺时，迅速将火罐扣在应拔的部位上即可吸住（图 5-34）。这种方法吸附力强，但由于罐内有燃烧物质，火球落下很容易烫伤皮肤，故宜在侧面横拔。

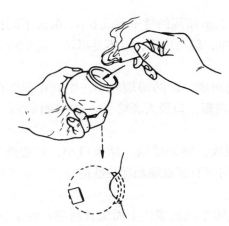

图 5-34 投火法

（3）贴棉法　用棉花一小方块，略浸 95% 乙醇，压平贴在罐内壁的中下段或罐底，用火柴点燃后，将罐子迅速扣在选定的部位上，即可拔住。这种方法须注意棉花浸乙醇不宜过多，否则燃烧的乙醇滴下时，容易烫伤皮肤。

（4）架火法　用一不易燃烧和传热的物体，如小瓶盖等（其直径要小于罐口），放在应拔的部位上，上置小块乙醇棉球，点燃后迅速将罐子扣上，这种方法吸附力也较强。

（5）滴酒法　在火罐内滴入 95% 乙醇 1～3 滴，翻倒之使其均匀地布于罐壁，然后点火燃着，迅速将罐子扣在应拔的部位上。这种方法须注意滴入乙醇要适量，如过少不易燃着，若过多往往淌下会灼伤皮肤。

2. 煮罐法　此法一般适用竹罐。即将竹罐倒置在沸水或药液之中，煮沸 1～2 分钟，然后用镊子夹住罐底，颠倒提出液面，甩去水液，乘热按在皮肤上，即能吸住。这种方法所用的药液，可根据病情决定。

3. 抽气罐法　用抽气筒套在塑料杯罐活塞上，将空气抽出，使之吸拔在选定的部位上；或用青、链霉素药瓶磨制成抽气罐，将罐紧扣在穴位上，用注射器从橡皮塞刺入瓶内，抽出空气，使其产生负压，吸拔于选定部位。

以上各种方法，一般留罐 10～15 分钟，待施术部位的皮肤充血、瘀血时，将罐取下。若罐大吸拔力强时，可适当缩短留罐的时间，以免起疱。

（三）拔罐法的应用

临床拔罐时，可根据不同病情，选用不同的拔罐法，常见的拔罐法有以下 6 种：

1. 留罐　又称坐罐，即拔罐后将罐子吸拔留置于施术部位 10～15 分钟，然后将罐起下。此法是常用的一种方法，一般疾病均可应用，而且单罐、多罐皆可应用。

2. 走罐　又称推罐，一般用于面积较大、肌肉丰厚的部位，如腰背部、大腿部等。可选用口径较大的罐，最好用玻璃罐，罐口要平滑，先在罐口或欲拔罐部位涂一些凡士林油膏等润滑剂，再将罐拔住，然后用右手握住罐，上下往返推移。至所拔皮肤潮红、充血甚或瘀血时，将罐起下（图 5-35）。

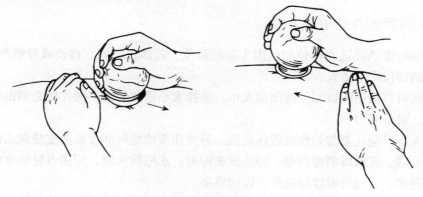

图 5-35 走罐

3. 闪罐 此法是将罐吸拔于所选部位，又立即取下，再迅速拔住，如此反复多次地拔上起下，起下再拔，直至皮肤潮红为度。

4. 留针拔罐 此法是将针刺和拔罐相结合应用的一种方法。即先针刺待得气后留针，再以针为中心点，将火罐拔上，留置 10 ～ 15 分钟，然后起罐起针（图 5-36）。

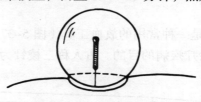

图 5-36 留针拔罐

5. 刺血拔罐 此法又称为刺络拔罐。即在应拔罐部位的皮肤消毒后，用三棱针点刺出血或用皮肤针叩刺，然后将火罐吸拔于点刺的部位上，加速出血，以加强刺血治疗的作用。一般针后拔罐留置 10 ～ 15 分钟。

6. 药罐 此法是指先在抽气罐内盛贮一定的药液，常为罐子的 1 / 2 左右，常用的如生姜汁、辣椒液、两面针酊、风湿酒等，或根据需要配制，然后按抽气罐操作法，抽去空气，使罐吸附在皮肤上。

（四）拔罐的作用和适用范围

拔罐法具有通经活络、行气活血、消肿止痛、祛风散寒等作用，其适用范围较为广泛，如风湿痹痛、各种神经麻痹，以及一些急慢性疼痛，如腹痛、背腰痛、痛经、头痛等均可应用，还可用于感冒、咳嗽、哮喘、消化不良、胃脘痛、眩晕等脏腑功能紊乱方面的病证。此外，如丹毒、红丝疔、毒蛇蚊伤、疮疡初起未溃等外科疾病亦可用拔罐法。

（五）起罐的方法

起罐时一般先用左手夹住火罐，右手拇指或食指在罐口旁边按压一下，使空气进入罐内，即可将罐取下，若罐吸附过强时，切不可硬行上提或旋转提拔，以轻缓为宜。

（六）拔罐的注意事项

1.拔罐时要选择适当体位和肌肉丰满的部位，若体位不当、移动或骨骼凸凹不平、毛发较多的部位均不适宜。

2.拔罐时要根据所拔部位的面积大小，选择大小适宜的罐。操作时必须迅速，才能使罐拔紧，吸附有力。

3.用火罐时应注意勿灼伤或烫伤皮肤。若烫伤或留罐时间太长而皮肤起水疱时，小疱不需要处理，仅敷以消毒纱布，防止擦破即可。水疱较大时，用消毒针将水放出，涂以龙胆紫药水，或用消毒纱布包敷，以防感染。

4.皮肤有过敏、溃疡、水肿和大血管分布的部位，不宜拔罐。高热抽搐者和孕妇的腹部、腰骶部位，亦不宜拔罐。

二、特殊针具刺法

（一）三棱针

三棱针古称"锋针"，是一种常用的放血工具（图5–37），用来刺破人体的一定部位，放出少量血液，达到治疗疾病的目的。古人称三棱针为"刺血络"或"刺络"，今有人称之为"放血疗法"。

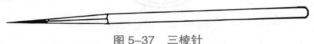

图5–37 三棱针

1.**操作方法** 针具和针刺部位消毒后，可按疾病的需要，选用下列不同的刺法。

（1）**点刺法** 针刺前，在预定针刺部位上下用左手拇指向针刺处推按，使血液积聚于针刺部位，继而用碘伏消毒或予2%碘酒棉球消毒，再用75%乙醇棉球脱碘。针刺时左手拇、食、中指夹紧被刺部位，右手持针，用拇、食两指捏住针柄、中指指腹紧靠针身下端，针尖露出3～5mm，对准已消毒的部位，刺入3～5mm深，随即将针迅速退出，轻轻挤压针孔周围，使出血少许，然后用消毒干棉球或棉签按压针孔（图5–38）。此法多用于四肢末端放血，如十宣、十二井穴和耳尖等穴。

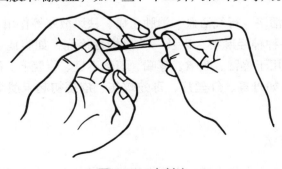

图5–38 点刺法

（2）散刺法　又叫豹纹刺，是对病变局部周围进行点刺的一种方法。根据病变部位大小的不同，可针10～20针，由病变外缘环形向中心点刺，以促使瘀血或水肿的排除，达到祛瘀生新、通经活络的目的（图5-39）。此法多用于局部瘀血、血肿或水肿、顽癣等。

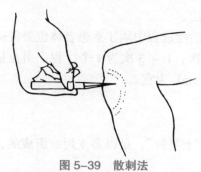

图 5-39　散刺法

（3）刺络法　先用带子或橡皮管结扎在针刺部位上端，然后迅速消毒。针刺时，左手拇指压在被针刺部位的下端，右手持三棱针对准针刺部位的静脉，刺入脉中后立即将针退出，使其流出少量血液，出血停止后，再用消毒干棉球或棉签按压针孔。在其出血时，也可轻轻按压静脉上端，以助瘀血外出，毒邪得泻（图5-40）。此法多用于曲泽、委中等穴，治疗急性吐泻、中暑发热等。

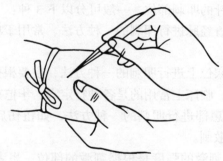

图 5-40　刺络法

（4）挑刺法　用左手按压施术部位的两侧，或夹起皮肤，使皮肤固定，右手持针迅速刺入皮肤1～2mm，随即将针身倾斜挑破皮肤，使之出少量血或少量黏液。也有再刺入5mm左右深，将针身倾斜并使针尖轻轻提起，挑断皮下部分纤维组织，然后出针，覆盖敷料。此法常用于治疗血管神经性头痛、肩周炎、失眠、胃脘痛、颈椎综合征、支气管哮喘等。

2.适用范围　三棱针刺络放血具有通经活络、开窍泄热、调和气血、消肿止痛等作用，各种实证、热证、瘀血、疼痛等均可应用。目前较常用于某些急症和慢性病，如昏厥、高热、中暑、中风闭证、急性咽喉肿痛、目赤红肿、顽癣、疔疮初起、扭挫伤、痄疾、痔疾、久痹、头痛、丹毒、指（趾）麻木等。

3.注意事项

（1）对患者要做必要的解释工作，以消除其思想上的顾虑。

（2）操作时手法宜轻、宜稳、宜准、宜快，不可用力过猛，防止刺入过深，创伤过大，损伤其他组织，更不可伤及动脉。

（3）注意严格消毒，防止感染。

（4）对体弱、贫血、低血压、妇女怀孕和产后等，均要慎重使用。凡有出血倾向和血管瘤的患者，不宜使用本法。

（5）三棱针刺激较强，治疗过程中须注意患者体位要舒适，谨防晕针。

（6）每日或隔日治疗1次，1～3次为1个疗程，出血量多者，每周1～2次。一般每次出血量以数滴至3～5mL为宜。

（二）皮肤针

皮肤针又称"梅花针""七星针"，是以多支短针组成的，用来叩刺人体一定部位或穴位的一种针具（图5–41）。

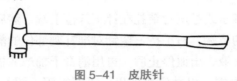

图5–41　皮肤针

1. 操作方法

（1）叩刺部位　皮肤针的叩刺部位，一般可分以下3种：

①循经叩刺：是指循着经脉进行叩刺的一种方法，常用于项背腰骶部的督脉和足太阳膀胱经。

②穴位叩刺：是指在穴位上进行叩刺的一种方法，主要根据穴位的主治作用，选择适当的穴位予以叩刺治疗，临床上常用的是各种特定穴、华佗夹脊穴、阿是穴等。

③局部叩刺：是指在患部进行叩刺的一种方法，如扭伤后局部的瘀肿疼痛、顽癣等，可在局部进行围刺或散刺。

2. 刺激强度与疗程　刺激的强度是根据刺激的部位、患者的体质和病情的不同而决定的，一般分轻、中、重3种。

（1）轻刺　用力稍小，皮肤仅现潮红、充血为度。适用于头面部、老弱妇女患者，以及病属虚证、久病者。

（2）重刺　用力稍大，以皮肤有明显潮红，并有微出血为度。适用于压痛点、背部、臀部、年轻体壮患者，以及病属实证、新病者。

（3）中刺　介于轻刺与重刺之间，以局部有明显潮红，但不出血为度。适用于一般部位，以及一般患者。

每日或隔日1次，10次为1个疗程，疗程间可间隔3～5日。

3. 操作　针具和叩刺部位常规消毒后，以右手拇指、中指、无名指握住针柄，食指伸直按住针柄中段，针头对准皮肤叩击，运用腕部的弹力，使针尖叩刺皮肤后，立即弹起，如此反复叩击。叩击时针尖与皮肤必须垂直，弹刺要准确，强度要均匀，可根据病情选择不同的刺激部位或刺激强度（图5–42）。

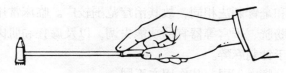

图 5-42　皮肤针持针方法

4. 适用范围　皮肤针的适用范围很广，临床各种病症均可应用，如近视、视神经萎缩、急性扁桃体炎、感冒、咳嗽、慢性肠胃病、便秘、头痛、失眠、腰痛、皮神经炎、斑秃、痛经等。

5. 注意事项

（1）针具要经常检查，注意针尖有无钩毛、针面是否平齐。

（2）叩刺时动作要轻捷，正直无偏斜，以免造成患者疼痛。

（3）局部如有溃疡或损伤者不宜用本法，急性传染性疾病和急腹症也不宜用本法。

（4）叩刺局部和穴位，若手法重而出血者，治疗后应进行清洁和消毒，注意防止感染。

第四节　电针法和穴位注射法、穴位埋线法

一、电针法

电针是在针刺得气后，在针上通以接近人体生物电的微量电流，利用针和电两种刺激相结合，以防治疾病的一种方法。其优点是能代替人做较长时间的持续运针，节省人力；且能比较客观地控制刺激量。

（一）操作方法

1. 配穴处方　电针的处方与针刺法相同。一般选用其中的主穴，配用相应的辅助穴位，多取同侧肢体的 1 ~ 3 对穴位为宜。

2. 电针方法　针刺入穴位有了得气感应后，将输出电位器调至"0"位，负极接主穴，正极接配穴，也有不分正负，将两根导线任意接在两个针柄上，然后打开电源开关，选好波形，慢慢调高至所需输出电流量。通电时间一般在 5 ~ 20 分钟，如感觉弱时，可适当加大输出电流量，或暂时断电 1 ~ 2 分钟后再行通电。当达到预定时间后，先将输出电位器退回"0"位，然后关闭电源开关，取下导线，最后按一般起针方法将针取出。

3. 电流的刺激强度　当电流开到一定强度时，患者有麻刺感，这时的电流强度称为"感觉阈"。如电流强度再稍增加，患者会突然产生刺痛感，能引起疼痛感觉的电流强度称为电流的"痛阈"。脉冲电流的"痛阈"强度因人而异，在各种病理状态下其差异也较大。一般情况下，在感觉阈和痛阈之间的电流强度是治疗最适宜的刺激强度。

（二）电针的作用和适用范围

电针有调整人体生理功能的作用，可止痛、镇静，促进气血循环，调整肌张力等。

电针的适用范围基本和毫针刺法相同，故其治疗范围较广。临床常用于各种痛证、痹证和心、胃、肠、胆、膀胱、子宫等器官的功能失调，以及癫狂和肌肉、韧带、关节的损伤性疾病等，并可用于针刺麻醉。

电针电流的波形、频率不同，其作用亦不同。

1. 密波　频率在每秒 50 ~ 100 次，为密波（高频），能降低神经应激功能。先对感觉神经起抑制作用，接着对运动神经也产生抑制作用。常用于止痛、镇静、缓解肌肉和血管痉挛、针刺麻醉等。

2. 疏波　频率在每秒 2 ~ 5 次，为疏波（低频），其刺激作用较强，能引起肌肉收缩，提高肌肉韧带的张力，对感觉和运动神经的抑制发生缓慢。常用于治疗痿证和各种肌肉、关节、韧带、肌腱的损伤等。

3. 疏密波　是疏波、密波自动交替出现的一种波形，疏、密交替持续的时间各约为 1.5 秒，能克服单一波形易产生适应的缺点。动力作用较大，治疗时兴奋效应占优势。能增加代谢，促进气血循环，改善组织营养，消除炎性水肿。常用于止血、扭挫伤、关节周围炎、坐骨神经痛、面瘫、肌无力、局部冻伤等。

4. 断续波　是有节律地时断时续自动出现的一种波形。断时，在 1.5 秒时间内无脉冲电输出；续时，是密波连续工作 1.5 秒。断续波形，机体不易产生适应，其动力作用颇强。能提高肌肉组织的兴奋性，对横纹肌有良好的刺激收缩作用。常用于痿证、瘫痪等。

（三）注意事项

1. 电针刺激量较大，需要防止晕针，体质虚弱、精神过敏者，尤应注意电流不宜过大。

2. 调节电流时，不可突然增强，以防引起肌肉强烈收缩，造成弯针或折针。

3. 电针器最大输出电压在 40V 以上者，最大输出电流应限制在 1mA 以内，防止发生触电。

4. 毫针的针柄如经过温针火烧之后，表面氧化不导电，不宜使用。若使用，输出导线应夹持针体。

5. 心脏病患者，应避免电流回路通过心脏。在接近延髓、脊髓部位使用电针时，电流输出量宜小，切勿通电太强，以免发生意外。孕妇亦当慎用电针。

6. 电针器在使用前须检查性能是否完好，如电流输出时断时续，须注意导线接触是否良好，应检查修理后再用。干电池使用一段时间后如输出电流微弱，就须更新电池。

二、穴位注射法

穴位注射法又称"水针"，是指根据药物的功能，选用某些中西药物注射剂，将药物注射到穴位内以防治疾病的一种方法。

穴位注射法是在针刺疗法和西医学封闭疗法相结合的基础上发展而来，是通过针刺对穴位的刺激、药物本身对穴位的药理作用和药液吸收过程对穴位的刺激等多重作用有机结合的疗法。此疗法可充分发挥协同治疗效应，从而大大提高临床疗效，具有操作简便、用药量小、适应证广、作用迅速等优点，随着西医学的不断发展，临床选用药物日益丰富，适应病种也日益增多。

（一）用具和常用药物

1. 用具　常使用无菌注射器和针头，现在临床采用一次性注射器。根据使用药物剂量的多少及腧穴所在部位肌肉的厚薄，应选用不同规格的注射器和针头，一般常用的型号有 1mL、2mL 和 5mL 注射器，针头可选用 5 ~ 7 号普通注射针头、牙科用 5 号长针头，以及封闭用长针头等。

2. 常用药物　常用药物有以下 3 类：

（1）中成药制剂　如丹参注射液、当归注射液、红花注射液、野木瓜注射液、川芎嗪注射液、鱼腥草注射液等可肌内注射的药物。

（2）西药制剂　如维生素 B_1 注射液、维生素 B_6 注射液、维生素 B_{12} 注射液、维生素 C 注射液、维丁胶性钙注射液、葡萄糖注射液、生理盐水、加兰他敏、利多卡因、泼尼松龙、曲安奈德、神经生长因子注射液、甲钴胺注射液、胎盘组织液、地塞米松注射液等。

（二）药物剂量

穴位注射的用药剂量差异较大，具体用量因药物的性质、浓度及注射部位而各异。肌肉丰厚处用量大，肌肉浅薄处、关节腔、神经根等处用量宜小；刺激性较小的药物用量可大，刺激性较大的药物用量宜小。一般耳穴每穴 0.1 ~ 0.2mL，头面部穴位每穴 0.3 ~ 0.5mL，背部每穴 0.5 ~ 1mL，腹及腰臀部每穴 1 ~ 3mL，四肢部每穴 1 ~ 2mL。

（三）针刺角度及深度

根据所选穴位所在部位的不同及疾病治疗的需要，决定针刺角度和注射的深浅。针刺角度与毫针针刺相同，包括直刺、斜刺和平刺三种。针刺深度的原则也同毫针针刺，因注射穴位肌肉厚薄和个体肥瘦而异。皮肉浅薄部位多浅刺，如四肢远端及头面等处；肌肉丰厚部位可深刺，如腰部及四肢等。

（四）操作方法

1. 选穴　根据针灸治疗时的处方原则辨证取穴，但穴位注射选穴宜"少而精"。一般以选取肌肉比较丰厚的部位施术为多，如下腹部腧穴、腰部的背俞穴、四肢部的某些腧穴及疼痛部位阿是穴。

2. 操作　穴位注射操作前的准备同毫针针刺，包括针具、患者体位、穴位的选择、穴位皮肤的消毒、医师手的消毒等。

进针前先定取穴位，局部皮肤常规消毒，刺手将针头迅速刺入皮肤下，然后慢慢推进或上下提插，待针下有得气感后，回抽一下，若回抽无血，即可将药缓慢推入，并随时观察患者的反应。如果注射药物较多时，可以将注射针由深部逐渐退后至浅层，边退针边推药，或将注射器变换不同的方向进行穴位注射。药物注射完后出针，并用无菌棉签压迫 1 ~ 2 分钟。

（五）疗程

所选穴位交替使用，每日或隔日注射 1 次。治疗后反应强烈者可以延长间隔时间。10 次为 1 个疗程。疗程间可休息 5 ~ 7 日。

（六）临床适应证

穴位注射疗法的适用范围广泛，毫针刺法适应证的大部分病证均适用。临床上常用于各部位的痹证（如肩痹、膝痹、腰痹、皮痹、筋痹等）、各种痛证（如面痛、腰腿痛、牙痛等）、皮肤病（如荨麻疹、痤疮、神经性皮炎等）、妇科疾病（如月经不调、痛经、不孕等）、消化系统疾病（如便秘、腹泻等）等。

（七）注意事项

1. 向患者做好解释说明工作。穴位注射前，应向患者说明本疗法的特点和施术后出现的正常反应，如局部会出现酸胀感或轻度不适，或不适感持续较长时间，但是一般不超过 1 天。

2. 注意药物的性能、药理作用、剂量、配伍禁忌及毒副作用。凡需皮试才能肌内注射的药物，必须皮试为阴性才能用于穴位注射。副作用较严重的药物，应谨慎使用。要注意药物的有效期，使用有效期内的药物。注意检查药液有无沉淀变质等情况，禁止使用变质药物。

3. 操作因人而异。年老体弱及初次接受治疗者，最好取卧位，穴位不宜过多，药量酌情减少，以免发生晕针。孕妇的下腹部、腰骶部及合谷、三阴交等穴，不宜做穴位注射，以免引起流产。

4. 药物不宜注入关节腔、血管内和脊髓腔。不可在表皮破损的部位进行操作。

5. 应注意避开神经干。如操作时患者出现触电样的感觉，应及时退针，不可盲目地反复提插。

6. 注意针刺深度与方向。膀胱经上的背俞穴注射时，针尖要斜向脊椎，以免直刺引起气胸。体内有重要脏器的部位不宜针刺过深，以免刺伤内脏。眼周围腧穴要注意角度和深度，不应做提插捻转等行针手法。

7. 耳穴进行注射治疗时，应选用易于吸收、无刺激性或刺激性较小的药物。

三、穴位埋线法

穴位埋线法是将医用肠线埋入穴位内，利用线对穴位的持续刺激作用，激发经气、调和气血，以防治疾病的方法。穴位埋线法根据病证特点，辨证论治，取穴配方，发挥针刺、经穴和"线"的综合作用，具有刺激性强、疗效持久的特点，可广泛应用于临床各科病证。

（一）埋线用具

1. 埋线针　无菌特制的埋线针或无菌注射器针头作套管、相应毫针剪去针尖作针芯配成的简易埋线针。

2. 埋线线　0～3号医用羊肠线、可吸收性外科缝线。

3. 辅助用品　碘伏、无菌镊子、敷料、棉签等。

（二）操作方法

1. 选穴　根据针灸治疗时的处方原则辨证取穴。穴位埋线多选择肌肉比较丰厚部位的穴位，以腹部、腰部及大腿部穴位最常用。

2. 操作　将埋线针内芯往后抽出一段，将埋线用线0.8～1.5cm放入埋线针套管内，局部皮肤常规消毒，左手拇、食指绷紧或捏起穴位周围皮肤，刺手持针刺入穴位，到达所需深度，获得针感后，边推针芯，边退套管，将线埋置在皮下组织、脂肪层或肌层内，出针后用无菌干棉签按压针孔，针孔处覆盖敷贴。

（三）临床应用

1. 适用范围　本法适用范围较为广泛，毫针刺法适应证的大部分病证均适用。临床上常用于哮喘、胃脘痛、腹泻、便秘、遗尿、面瘫、鼻渊、阳痿、痛经、癫痫、腰腿痛、失眠、痿证、单纯性肥胖症、中风后遗症、痹证等的治疗，也可用于防病保健。

2. 术后反应及处理

（1）正常反应　在术后1～5天，由于埋线用线的刺激和损伤刺激，埋线局部可能出现红、肿、热、痛等无菌性炎症反应，少数病例反应较重，伤口处有少量渗出液，此为正常现象，一般不需处理。若渗液较多凸出于皮肤表面时，可将乳白色渗液挤出，用75%酒精棉球擦去，覆盖消毒纱布，以免感染。部分患者施术后可出现埋线局部皮温升高，可持续3～7天。少数患者可出现体温升高，一般在38℃左右，持续2～4天，但局部无感染症状。也有患者出现白细胞计数增高等现象，应注意观察。

（2）异常反应　若患者在治疗后3～4天出现埋线局部红肿、疼痛加剧，并可能伴有发热等感染症状，应给予抗感染处理。若患者对医用羊肠线过敏，治疗后出现局部红肿、瘙痒、发热等反应，甚至埋线处脂肪液化，线体溢出，应适当做抗过敏处理。若发生神经损伤现象，应及时抽出羊肠线，并给予适当处理。如感觉神经损伤，会出现神经分布区皮肤感觉障碍；运动神经损伤，会出现神经所支配的肌肉群瘫痪。

（四）注意事项

1. 严格无菌操作，防止感染。

2. 根据不同部位，掌握埋线的深度。线要埋植于皮下组织、脂肪层或肌层内，切记不可太浅暴露在皮肤外面，也不能太深伤及内脏、大血管和神经干，造成功能障碍和疼痛。

3. 对蛋白质过敏的患者，不宜做羊肠线埋线治疗。

4. 皮肤局部有感染或有溃疡时不宜埋线。有出血倾向的患者慎用埋线疗法。由糖尿病及其他各种疾病导致皮肤和皮下组织吸收和修复功能障碍者忌用埋线疗法。

5. 在同一个穴位上做多次治疗时，需间隔 2 周以上。

6. 注意术后的反应，若发生异常反应，应及时处理。

7. 精神紧张、过劳或过饥者，应稍作休息、进食后才能进行治疗，避免晕针现象发生。

第五节　耳针疗法

耳针是在耳郭穴位上用针刺或其他方法刺激，以防治疾病的一种方法。通过对耳穴的望诊、压诊、电测等，还可用于诊断疾病。古代称为"小针""微针""耳底神针"。

为了便于国际研究和交流，我国制定了《耳穴名称与部位的国家标准方案》。

一、耳与经络、脏腑的关系

耳与经络之间有着密切的联系，早在两千多年前的医学帛书《阴阳十一脉灸经》中就记述了"耳脉"，《内经》则对耳与经脉、经别、经筋的关系做了较详细的阐述。手太阳、手足少阳、手阳明等经脉、经别都入耳中，足阳明、足太阳的经脉则分别上耳前、至耳上角。六阴经虽不直接入耳，但都通过经别与阳经相合，而与耳相联系。因此，十二经脉都直接或间接上达于耳。奇经八脉中阴跷、阳跷脉并入耳后，阳维脉循头入耳。所以，《灵枢·口问》说："耳者，宗脉之所聚也。"

耳与脏腑的关系密切。据《内经》《难经》等书记载，耳与五脏均有生理功能上的联系。如《灵枢·脉度》说："肾气通于耳，肾和则耳能闻五音矣。"《难经·四十难》说："肺主声，故令耳闻声。"后世医家在论述耳与脏腑的关系时更为详细。如《证治准绳》说："肾为耳窍之主，心为耳窍之客。"《厘正按摩要术》进一步将耳郭分为心、肝、脾、肺、肾五部，曰："耳珠属肾，耳轮属脾，耳上轮属心，耳皮肉属肺，耳背玉楼属肝。"说明耳与脏腑在生理功能上是息息相关的。在临床上可通过观察耳郭形态和色泽的改变来判断脏腑的病理变化，诊断疾病。可见，耳不仅与脏腑的生理活动有关，而且在病理改变上也是不可分割的。

二、耳郭的表面解剖

耳郭分为凹面的耳前和凸面的耳背（图 5-43、图 5-44）。

耳轮：耳郭卷曲的游离部分。

耳轮结节：耳轮后上部的膨大部分。

耳轮尾：耳轮向下移行于耳垂的部分。

耳轮脚：耳轮深入耳甲的部分。

对耳轮：与耳轮相对呈"Y"字形的隆起部，由对耳轮体、对耳轮上脚和对耳轮下脚三部分组成。

对耳轮体：对耳轮下部呈上下走向的主体部分。

对耳轮上脚：对耳轮向上分支的部分。

对耳轮下脚：对耳轮向前分支的部分。

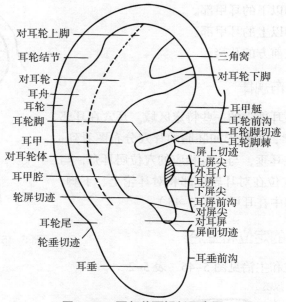

图 5-43 耳郭前面解剖示意图

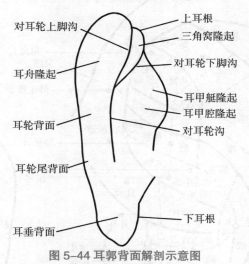

图 5-44 耳郭背面解剖示意图

三角窝：对耳轮上、下脚与相应耳轮之间的三角形凹窝。

耳舟：耳轮与对耳轮之间的凹沟。

耳屏：耳郭前方呈瓣状的隆起。

屏上切迹：耳屏与耳轮之间的凹陷处。

对耳屏：耳垂上方、与环屏相对的瓣状隆起。

屏间切迹：耳屏和对耳屏之间的凹陷处。

轮屏切迹：对耳轮与对耳屏之间的凹陷处。

耳垂：耳郭下部无软骨的部分。

耳甲：部分耳轮和对耳轮、对耳屏、耳屏及外环门之间的凹窝。由耳甲艇、耳甲腔两部分组成。

耳甲腔：耳轮脚以下的耳甲部。

耳甲艇：耳轮脚以上的耳甲部。

外耳门：耳甲腔前方的孔窍。

三、耳穴的分布规律

耳穴是指分布在耳郭上的一些特定区域。耳穴在耳郭的分布有一定的规律，根据形如胚胎的耳穴分布图看到：与头面相应的穴位在耳垂，与上肢相应的穴位居耳舟，与躯干和下肢相应的穴位在对耳轮体部和对耳轮上、下脚，与内脏相应的穴位集中在耳甲（图 5-45）。

图 5-45　耳穴分布规律示意图

四、常用耳穴的定位和主治

常用耳穴的定位和主治见图 5-46、表 5-2。

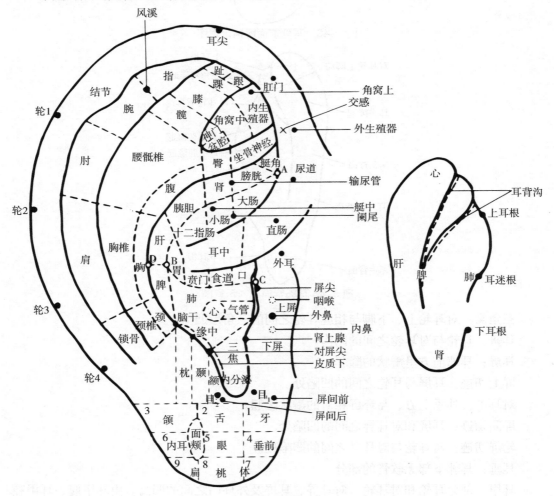

图 5-46　常用耳穴定位示意图

表 5-2 常用耳穴的定位和主治

穴位名称	定位	主治
耳尖	在耳郭向前对折的上部尖端处	发热、高血压、急性结膜炎、睑腺炎、牙痛、失眠
风溪	在耳轮结节前方	荨麻疹、皮肤瘙痒症、过敏性鼻炎
内生殖器	在三角窝前 1/3 的下部	痛经、月经不调、白带过多、功能性子宫出血、阳痿、遗精、早泄
神门	在三角窝后 1/3 的上部	失眠、多梦、戒断综合征、癫痫、高血压、神经衰弱
肾上腺	在耳屏游离缘下部尖端	低血压、风湿性关节炎、腮腺炎、链霉素中毒、眩晕、哮喘、休克
皮质下	在对耳屏内侧面	痛证、间日疟、神经衰弱、假性近视、失眠
对屏尖	在对耳屏游离缘的尖端	哮喘、腮腺炎、睾丸炎、附件炎、神经性皮炎
缘中	在对耳屏游离缘上，对屏尖与轮屏切迹之中点处	遗尿、内耳眩晕症、尿崩症、功能性子宫出血
脑干	在轮屏切迹处	眩晕、后头痛、假性近视
口	在耳轮脚下方前 1/3 耳甲处	面瘫、口腔炎、胆囊炎、胆石症、戒断综合征、牙周炎、舌炎
胃	在耳轮脚消失处	胃痉挛、胃炎、胃溃疡、失眠、牙痛、消化不良、恶心呕吐、前额痛
小肠	在耳轮脚上方中 1/3 处。	消化不良、腹痛、腹胀、心动过速
大肠	在耳轮脚上方前 1、3 处	腹泻、便秘、咳嗽、牙痛、痤疮
膀胱	在对耳轮下脚下方中部	膀胱炎、遗尿、尿潴留、腰痛、坐骨神经痛、后头痛
肾	在对耳轮下脚下方后部	腰痛、耳鸣、神经衰弱、肾盂肾炎、遗尿、哮喘、月经不调、阳痿、遗精、早泄
胰胆	在耳甲艇的后上部	胆囊炎、胆石症、胆道蛔虫症、偏头痛、带状疱疹、中耳炎、耳鸣、急性胰腺炎
肝	在耳甲艇的后下部	胁痛、眩晕、经前期紧张症、月经不调、更年期综合征、高血压、假性近视、单纯性青光眼
脾	在耳甲腔的后上部	腹胀、腹泻、便秘、食欲不振、功能性子宫出血、白带过多、内耳眩晕症
心	在耳甲腔正中凹陷处	心动过速、心律不齐、心绞痛、无脉症、神经衰弱、口舌生疮
肺	在心区上下方	咳嗽、胸闷、声音嘶哑、皮肤瘙痒症、荨麻疹、便秘、戒断综合征
三焦	在外耳门后下，肺与内分泌区之间	便秘、腹胀、上肢外侧疼痛
内分泌	在屏间切迹内，耳甲腔的前下部	痛经、月经不调、更年期综合征、痤疮、间日疟、甲状腺功能减退或亢进症
眼	在耳垂正面中央部	急性结膜炎、电光性眼炎、睑腺炎、假性近视
耳背沟	在对耳轮沟和对耳轮上、下脚沟处	高血压、皮肤瘙痒症
耳迷根	在耳轮脚后沟的耳根处	胆囊炎、胆石症、胆道蛔虫症、鼻塞、心动过速、腹痛、腹泻

五、耳穴的临床应用

(一) 耳穴的适应证

耳穴治病有广、廉、简、验、无副作用等特点，适应证如下：

1. **疼痛性疾病** 各种扭挫伤、头痛和神经性疼痛等。

2. **炎性疾病及传染病** 急慢性结肠炎、牙周炎、咽喉炎、扁桃体炎、胆囊炎、流感、百日咳、菌痢、腮腺炎等。

3. **功能紊乱和变态反应性疾病** 眩晕综合征、高血压、心律不齐、神经衰弱、荨麻疹、哮喘、鼻炎、紫癜等。

4. **内分泌代谢紊乱性疾病** 甲状腺功能亢进或低下、糖尿病、肥胖症、更年期综合征等。

5. **其他** 有催乳、催产，预防和治疗输血、输液反应，同时还有美容、戒烟、戒毒、延缓衰老、防病保健等作用。

(二) 取穴原则

1. **按相应部位取穴** 当机体患病时，在耳郭的相应部位上有一定的敏感点，它便是本病的首选穴位，如胃痛取"胃"穴等。

2. **按脏腑辨证取穴** 根据脏腑学说的理论，按各脏腑的生理功能和病理反应进行辨证取穴。如脱发取"肾"穴，皮肤病取"肺""大肠"穴等。

3. **按经络辨证取穴** 根据十二经脉循行和其病候选取穴位。如坐骨神经痛取"膀胱"或"胰胆"穴，牙痛取"大肠"穴等。

4. **按西医学理论取穴** 耳穴中一些穴名是根据西医学理论命名的，如"交感""肾上腺""内分泌"等。这些穴位的功能基本上与西医学理论一致，故在选穴时应考虑其功能，如炎性疾病取"肾上腺"穴。

5. **按临床经验取穴** 临床实践发现，有些耳穴具有治疗本部位以外疾病的作用，如"外生殖器"穴可以治疗腰腿痛，故可根据临床经验取穴。

(三) 操作方法

随着现代科学和新技术的发展，耳穴治疗疾病的刺激方法日益增加，本教材仅介绍一些目前临床常用的方法，供治疗选择应用。

1. **毫针法** 是利用毫针针刺耳穴，治疗疾病的一种常用方法。其操作程序如下：

（1）**定穴和消毒** 诊断明确后，用探棒或耳穴探测仪将所测得的敏感点或耳穴作为针刺点。行针刺之前耳穴必须严格消毒，用碘伏消毒或先用2%碘酒消毒，再用75%的乙醇脱碘，待乙醇干后施术。

（2）**体位和进针** 一般采用坐位，如年老体弱、病重或精神紧张者宜采用卧位，针具选用26～30号粗细的0.3～0.5寸长的不锈钢针。进针时，医者左手拇、食指固定耳郭，中指托着针刺部的耳背，既可以掌握针刺的深度，又可以减轻针刺疼痛。然后用右手拇、食二指持针，在刺激点针刺即可，用快速插入的速刺法或慢慢捻入的慢刺法进针均可。刺入深度应视患者耳郭局部的厚薄灵活掌握，一般刺入皮肤 2 ~ 3 分，达软骨后毫针站立不摇晃为准。刺入耳穴后，如局部感应强烈，患者症状往往有即刻减轻感；如局部无针感，应调整针刺的方向、深度和角度。刺激强度和手法依患者的病情、体质、证型、耐受度等综合考虑。

（3）留针和出针　留针时间一般为 15 ~ 30 分钟，慢性病、疼痛性疾病留针时间适当延长，儿童、年老者不宜多留。留针期间为提高疗效，可每隔 10 分钟运针 1 次。出针是一次治疗的结束动作，医者左手托住耳郭，右手迅速将毫针垂直拔出，再用消毒干棉球或棉签压迫针眼，以免出血。

2. 电针法　是毫针法与脉冲电流刺激相结合的一种疗法，临床上更适用于神经系统疾病、内脏痉挛、哮喘诸症。

针刺获得针感后，接上电针器两极，具体操作参照电针法。电针器旋钮要慢慢旋动，逐步调至所需刺激量，切忌突然增强刺激，以防发生意外。通电时间一般以10 ~ 20 分钟为宜。

3. 埋针法　是将皮内针埋入耳穴治疗疾病的方法，适用于慢性疾病和疼痛性疾病，起到持续刺激、巩固疗效和防止复发的目的。

使用时，左手固定常规消毒后的耳郭，右手用镊子夹住皮内针柄，轻轻刺入所选耳穴，再用胶布固定。一般埋患侧耳郭，必要时埋双耳，每日自行按压 3 次，每次留针3 ~ 5 日，5 次为 1 个疗程。

4. 压丸法　是在耳穴表面贴敷压丸替代埋针的一种简易疗法。此法既能持续刺激穴位，又安全无痛，无副作用，目前广泛应用于临床。

压丸所选材料就地取材，如王不留行、油菜籽、小米、绿豆、白芥子等。临床现多用王不留行籽，因其表面光滑，大小和硬度适宜。应用前用沸水烫洗 2 分钟，晒干装瓶备用。

应用时将王不留行贴附在 0.6cm×0.6cm 大小胶布中央，用镊子夹住贴敷在选用的耳穴上，每日自行按压 3 ~ 5 次，每次每穴按压 30 ~ 60 秒，3 ~ 7 日更换 1 次，双耳交替。刺激强度以患者情况而定，一般儿童、孕妇、年老体弱、神经衰弱者用轻刺激法，急性疼痛性病证宜用强刺激法。

5. 穴位注射法　是用微量药物注入耳穴，通过注射针对穴位的刺激和药物的药理作用，协同调整机体功能，促进疾病恢复，达到防治疾病的目的。

一般使用结核菌素注射器配 26 号针头，依病情吸取选用的药物，左手固定耳郭，右手持注射器刺入耳穴的皮内或皮下，行常规皮试操作，缓缓推入 0.1 ~ 0.3mL 药物，使皮肤呈小皮丘，耳郭有痛、胀、红、热等反应，完毕后用消毒干棉球或棉签轻轻压迫针孔，隔日 1 次。

（四）注意事项

1. 严格消毒，防止感染。因耳郭暴露在外，表面凹凸不平，结构特殊，针刺前必须严格消毒，有创面和炎症部位禁针。针刺后如针孔发红、肿胀，应及时涂碘伏消毒，防止化脓性软骨膜炎的发生。

2. 对扭伤和有运动障碍的患者，进针后宜适当活动患部，有助于提高疗效。

3. 有习惯性流产的孕妇应禁针。

4. 患有严重器质性病变和伴有高度贫血者不宜针刺，对严重心脏病、高血压者不宜行强刺激法。

5. 耳针治疗时亦应注意防止发生晕针，万一发生应及时处理。

第六章 针灸治疗 ▷▷▷

第一节 治疗总论

针灸治疗疾病，是以中医基础理论为指导，运用针灸的方法，根据患者的具体情况进行辨证论治。中医的基本特色是辨证论治，针灸治疗也必须辨证论治，即将四诊所收集到的有关疾病的各种资料，通过八纲、脏腑、经络辨证，加以分析、综合、归纳，以判断疾病性质（寒、热、虚、实）、病位（表里、经络、脏腑），制定相应的治疗措施——包括理、法、经、穴、术5项内容。

一、针灸的治疗原理

（一）调和阴阳

阴阳失调是疾病产生的根本原因，若因六淫七情等因素导致人体阴阳的偏盛偏衰，失去相对平衡，就会使脏腑经络功能活动失常，从而引起疾病的发生。"阴胜则阳病，阳胜则阴病。"针对人体疾病的这一主要病理变化，运用针灸方法调节阴阳的偏盛偏衰，可以使机体转归于"阴平阳秘"的状态，恢复脏腑经络的正常功能，从而达到治愈疾病的目的。

针灸调和阴阳的作用，主要是通过经穴配伍和针刺手法完成的。例如，胃火炽盛引起的牙痛，属阳热偏盛，治宜清泻胃火，取内庭，针用泻法；肾阴不足、肝阳上亢引起的头痛，属阴虚阳亢，治宜育阴潜阳，取太溪，针用补法，配行间，针用泻法；又如阳气盛、阴气虚导致的失眠，阴气盛、阳气虚引起的嗜睡，可以根据八脉交会穴的特点，取照海和申脉进行治疗，但失眠应补阴泻阳，嗜睡则应补阳泻阴。

（二）疏通经络

经络"内属于腑脏，外络于肢节"，其主要生理功能是运行气血。经络功能正常，气血运行通畅，则"内溉脏腑，外濡腠理"，各脏腑器官得以营养，脏腑体表得以沟通。若经络功能失常，气血运行受阻，则会影响人体正常功能活动，进而出现病理变化，引起疾病的发生。

经络不通，则气血运行受阻，其主要临床表现为疼痛、麻木等。针灸治疗主要是通过经络、腧穴和针灸手法的作用，使经络通畅，促使气血的正常运行，达到治疗疾病的目的。

（三）扶正祛邪

扶正，就是扶助正气，提高机体抗病能力；祛邪，就是祛除病邪，消除致病因素影响。疾病的发生、发展及其转归的过程，实质上是正邪相争的过程。正盛邪祛则病情缓解，正虚邪盛则病情加重。因此，扶正祛邪是保证疾病趋向良性转归的基本法则。

针灸治病，就在于能够发挥其扶正祛邪的作用。治疗上必须坚持补虚泻实的原则，并通过具体运用针灸补虚泻实的方法，起到扶正祛邪的目的。运用针灸手法的补法，选配一定的腧穴，可以起到扶正的作用；运用针灸手法的泻法，选配一定的腧穴，可以起到祛邪的作用。临床运用时，多根据正邪在病变过程中所处的地位来决定扶正与祛邪的主次先后。一般而言，扶正适用于正虚邪不盛的病证，祛邪适用于邪实而正未伤的病证，扶正与祛邪同时进行适用于正虚邪实的病证。正邪相搏，正虚为主宜扶正兼祛邪，邪盛为主则宜祛邪兼扶正。病情较重，正气虚弱不耐攻伐时，应先扶正后祛邪，病邪强盛，正气虽虚但尚可攻伐时，宜先祛邪后扶正。

二、针灸的治疗原则

古人对针灸的治疗原则做过深刻的概括。如《灵枢·九针十二原》载："凡用针者，虚则实之，满则泄之，宛陈则除之，邪胜则虚之。"《灵枢·经脉》亦说："盛则泻之，虚则补之，热则疾之，寒则留之，陷下则灸之，不盛不虚以经取之。"这些指出了补法、泻法、调法或补泻兼施的治疗原则。

（一）补法

1. **虚则补之**　在正邪斗争中，如果正气不足，症状多表现为虚证。例如：大病久病消耗真气，或大汗、吐利、大出血损伤阳气、阴液，导致正气虚弱，功能减退。症见面色苍白或萎黄、精神萎靡、身疲乏力、心悸气短、形寒肢冷或五心烦热、自汗盗汗、大便滑脱、小便失禁等。阳虚、气虚者，针用补法加灸以振奋阳气；阴虚者，针用补法以养阴。

2. **陷下则灸之**　陷下有二解：一指中气下陷失于固摄，二指脉象沉下。陷下则灸之是指脏腑之气虚弱、固摄无力之证或脉沉无力者用灸法治疗。例如：阳气暴脱、汗出不止、肢冷脉微之证，取神阙、关元、气海大艾炷重灸以回阳固脱；脱肛、子宫脱垂等中气下陷证，可灸百会、气海以升举下陷之气。

3. **寒则留之**　寒证或阳气虚，脏腑经络之气凝滞，可久留针治疗。症见恶寒喜热、痹痛怕冷、泄泻等。例如：外感寒湿邪气的寒痹，可深刺、久留针，以激发阳气、驱除寒邪。

（二）泻法

1.**盛则泻之，满则泄之**　邪气盛的实证如发热、胸闷、烦躁、腹胀痛拒按、便秘、小便不利、苔厚腻、脉实有力等，针刺用泻法或三棱针放血或梅花针重叩出血以除病邪。

2.**宛陈则除之，血实者决之**　气血郁滞、邪气郁结不散，积瘀经络或邪入营血、郁结不解或久痛入络，可用三棱针点刺出血以活血除瘀通络，或局部刺络拔罐。

3.**热则疾之**　邪盛、新疾针用快进快出法。例如：热痹、神昏、舌红、苔黄、脉紧或浮数者，针用快进快出以清热邪，或浅刺放血。

（三）调法

不盛不虚，以经取之　不因气血盛衰而发病，不由邪气所致而生疾，由脏气或经气失和而发病或虚实不明显者，用平补平泻法以调和之。

三、取穴处方的原则

针灸处方是在辨证立法的基础上，选取适当的腧穴加以配伍，并配合适宜的刺灸方法，包括腧穴、治疗方法、时间等。取穴原则主要包括近部取穴、远部取穴和随证取穴等。

（一）近部取穴

近部取穴是指选取病痛的所在部位或邻近部位的腧穴，这一取穴原则是根据腧穴普遍具有近治作用的特点提出来的。其应用非常广泛，大凡其症状在体表部位反映较为明显和较为局限的病证，均可按近部取穴原则选取腧穴予以治疗。例如：鼻病取迎香，口喝取颊车、地仓，胃痛取中脘、梁门，皆属于近部取穴。

（二）远部取穴

远部取穴是指选取距离病痛较远处部位的腧穴，这一取穴原则是根据腧穴具有远治作用的特点提出来的。人体许多腧穴，尤其是四肢肘、膝关节以下的经穴，不仅能治疗局部病证，而且还可以治疗本经循行所及的远隔部位的病证。远部取穴临床上运用非常广泛，具体取穴时既可取所病脏腑经脉的本经腧穴，也可取表里经或其他相关经脉上的腧穴。

1.**本经取穴**　凡是经脉循行部位发生的疾病，就可在其经脉上选取穴位进行治疗。例如：咳嗽、咯血属肺系病证，可选取手太阴肺经的尺泽、鱼际；胆经郁热导致的少阳头痛，可近取胆经的率谷、风池，远取本经的荥穴侠溪。

2.**异经取穴**

（1）**表里经取穴**　某经或所属的脏腑器官发生病变，可取其表里经穴位治疗。例如：胃痛可选取足阳明胃经的足三里，同时可选足太阴脾经的公孙（表里经）。

（2）按病因病机取穴　病位确定后，再结合病因病机选穴。例如：肝气横逆犯胃所致的胃痛，可配足厥阴肝经的太冲。

（3）同名经取穴　因同名经互通，取穴时除取病变脏腑本经腧穴外，还可取与其经络名称相同的经脉的经穴。如胃痛可取足阳明胃经的足三里、手阳明大肠经的合谷；胁痛可取足少阳胆经的阳陵泉、手少阳三焦经的支沟。

（三）随证取穴

随证取穴，亦名对证取穴，或称辨证取穴，是指针对某些全身症状而选取腧穴，这一取穴原则是根据中医理论和腧穴主治功能而提出的。如治高热可选取大椎、陶道，治失眠多梦可选取神门、大陵，治盗汗可选取阴郄、后溪，治虚脱可选取气海、关元，治昏迷可选取素髎、水沟等，均属随症取穴的范畴。

（四）按腧穴的特殊作用取穴（特定穴的应用）

特定穴是指十四经穴中具有某种特殊治疗作用和特定名称的腧穴，因分布、特性和作用的不同，特定穴各有不同的含义和命名。特定穴的临床应用范围较广，在选穴配伍上也有一定的特点。

特定穴分为以下 8 类：

1. 五输穴　五输穴是十二经穴中"井、荥、输、经、合"5 类腧穴的简称，这些腧穴均分布在四肢肘、膝以下的部位，其分布特点是以四肢末端依次按"井、荥、输、经、合"的次序向肘、膝部位排列，每经 5 穴，十二经共有 60 穴。

五输穴的特性，如《灵枢·九针十二原》所载："所出为井，所溜为荥，所注为输，所行为经，所入为合。"古代文献对五输穴主治作用的记载不尽相同，总的思想是指井穴适用于与脏有关的病证，荥、输及经穴适用于与经脉有关的病证，合穴适用于与腑有关的病证。《难经·六十八难》说："井主心下满，荥主身热，输主体重节痛，经主喘咳寒热，合主逆气而泄。"

2. 俞募穴　俞募穴是俞穴和募穴的合称。俞穴是脏腑之气输注之处，均位于背腰部，故又称背俞穴。募穴是脏腑之气汇集之处，均位于胸腹部，故又称腹募穴。俞为阳，是阴病行阳的重要处所；募为阴，是阳病行阴的重要处所。每一脏腑均有各自的俞穴和募穴。

当某一脏腑发生病变时，常在其相应的俞募穴处出现疼痛或过敏等病理性反应。因此，临床上可通过观察、触扪俞募穴处的异常变化，来诊断相应脏腑疾病，又可利用针刺、艾灸作用于俞募穴来治疗相应脏腑的疾病。俞穴和募穴常配伍运用。俞穴和募穴的主治作用各有一定的特点，一般而言，脏病、虚证多取俞穴，腑病、实证多取募穴。例如：五脏虚损，取相应背俞穴以补之；六腑实满，取相应腹募穴以泻之。此外，俞募穴单穴独用，还可治疗与脏腑经络相联属的组织、器官所发生的病证，如取肝俞治疗目疾，取肾俞治疗耳疾等。

3. 原络穴 原穴是脏腑的原气输注经过留止的部位。每一脏腑各有 1 个原穴，故有"十二原"之称，其分布均位于腕、踝部附近。脏腑之疾，可取相应的原穴治疗，即所谓"五脏六腑之有疾者，皆取其原也"。临床上还可根据原穴的反应变化，推断脏腑功能的盛衰，以诊断脏腑疾病。

络穴是络脉由经脉别出部位的腧穴，也是表里两经联络之处。十二经脉各有 1 个络穴，皆位于肘、膝关节以下。十二络脉的主要功能是加强十二经脉中表里经之间的联系，故络穴在临床上具有主治表里两经有关病证的作用。

原穴和络穴在临床上既可单独应用，也可相互配合应用。本经原穴与其相表里经的络穴相互配合应用时，称为"原络配穴"。相表里的脏腑经络同病，先病者为主，取本经原穴（主穴），后病者为客，取相表里经脉的络穴（客穴），故"原络配穴"又称"主客原络配穴"，属表里配穴法的一种。例如：肺经先病，即先取其经的原穴"太渊"，大肠后病，再取其经的络穴"偏历"；反之，若大肠先病，即先取其经的原穴"合谷"，肺经后病，再取其经的络穴"列缺"。

4. 八脉交会穴 八脉交会穴指奇经八脉与十二经之气相交会的 8 个腧穴，又称交经八穴，均分布于腕踝部上下。八脉交会穴具有主治奇经病证的作用。临床应用时，可以单独治疗各自相通的奇经病证。例如：脊柱强痛、角弓反张等督脉病证，可取通于督脉的后溪穴；胸腹气逆而拘急的冲脉病证，可取通于冲脉的公孙穴。按一定的原则两穴配伍，可治疗两脉相合部位的病证。例如：公孙通冲脉，内关通阴维脉，两穴配伍可治疗冲脉、阴维脉相合部位（心、胸、胃部）病证；后溪通督脉，申脉通阳跷脉，两穴配合可治疗督脉、阳跷脉相合部位（目锐眦、颈项、身、肩部）病证。这属于上下配穴法范畴。

5. 八会穴 八会穴是指人体脏、腑、气、血、筋、脉、骨、髓之精气聚会处的 8 个腧穴。此 8 个穴虽分属于不同经脉，但均对各自相应的脏腑、组织等病证具有特殊治疗作用，临床应用时常作为治疗这些病证的主穴。例如：腑病，可取腑之会穴中脘；血病，可取血之会穴膈俞；筋病，可取筋之会穴阳陵泉；脉病，可取脉之会穴太渊等。

6. 郄穴 郄穴是指经脉之气深聚部位的腧穴。十二经脉各有 1 个郄穴，阴维脉、阳维脉、阴跷脉、阳跷脉也各有 1 个郄穴，共计有 16 个郄穴。临床上郄穴常用于治疗本经循行部位及其所属脏腑的急性病证。根据古代文献记载，阴经郄穴多治血证，阳经郄穴多治急性痛证。例如：治疗肺病咯血，可取肺经郄穴孔最；治疗急性胃脘痛，可取胃经郄穴梁丘等。

7. 下合穴 下合穴是指六腑合于下肢三阳经的 6 个腧穴，故又称"六腑下合穴"。胃、胆、膀胱三腑的下合穴与本经五输穴中的合穴同名同位，大肠、小肠、三焦三腑的下合穴与本经五输穴中的合穴不同名不同位。《灵枢·邪气脏腑病形》载"合治内腑"，概括了下合穴的主治功能。在临床上，对于六腑病证均可选用各自相应的下合穴治疗。例如：大肠合于巨虚上廉，治疗大肠病证可取上巨虚；胆合于阳陵泉，治疗胆的病证可取阳陵泉等。

8. 交会穴 交会穴是指两经或两条以上经脉相交、会合部位的腧穴，其具有治疗本经和交会经病证的作用，临床上常选用交会穴治疗多经病证。例如：三阴交既是足太阴脾经腧穴，又是足三阴经交会穴，故不仅可以治疗脾经病证，也可治疗足厥阴肝经、足少阴肾经病证；关元、中极既是任脉腧穴，又是任脉、足三阴经之交会穴，故不仅能治疗任脉病证，也可治疗足三阴经病证。

（五）结合西医学知识选穴

1.结合解剖部位 如中风取头针治疗。

2.按神经节段 如 $C_{1~3}$ 治头痛，$C_{4~7}$ 治上肢病。

3.按神经干的走向和分布 如牵正穴位于面神经分支，可取之治疗面瘫。

第二节 内科病证

一、中风

中风是以突然昏仆，不省人事，伴口角㖞斜、语言不利、半身不遂，或不经昏仆仅以口㖞、半身不遂为主症的一种疾病。因起病急骤，症见多端，变化迅速，与自然界之风性善行数变特性相似而得名中风；又因其发病突然亦称"卒中"。

西医学的脑血管病均归属中医学"中风"范畴。

【病因病机】

中风的发生，风、火、痰、瘀是其主因，病位在脑，但与心、肝、脾、肾等脏密切相关。

1.正气不足 卫外不固，外邪入中经络，气血痹阻；或因劳累过度，肝肾阴虚，肝阳鸱张，气血上逆。

2.痰湿内生 饮食不节，恣食厚味，脾虚痰热内盛，风阳夹痰上升，蒙闭清窍。

3.五志过极 暴怒伤肝，引动心火，风火相煽，气血上冲，发为中风。

西医学认为，高血压、动脉硬化、脑血管畸形，或动脉瘤等导致的脑出血、蛛网膜下腔出血，以及风湿性心脏病、心房颤动、细菌性心内膜炎等形成的脑血栓、脑栓塞，均可发生本病。

【辨证分型】

1.中风先兆 多因气血上逆而病，症见眩晕，心悸，肢体麻木，手足乏力，舌强等。

2.中经络 病位浅，病情轻，多无神志改变。若脉络空虚，风邪入中，症见手足麻木，口角㖞斜，语言不利，甚或半身不遂，苔薄白，脉弦滑或弦数。若因肝肾阴虚，风阳上扰，症见头晕头痛，耳鸣目眩，突然口角㖞斜，舌强语謇，肢体麻木，半身不遂，舌红苔黄，脉弦细而数或弦滑。

3.中脏腑 病位较深，病情危重，根据病因、病机不同，可分为闭证和脱证。闭证症见突然昏仆，不省人事，口渴，半身不遂，牙关紧闭，两手握固，面赤气粗，喉中痰鸣，二便不通，脉弦滑而数。脱证症见突然昏仆，不省人事，目合口张，鼻鼾息微，手撒肢冷，二便失禁，脉细弱；如见汗出如油，瞳孔散大或两侧不对称，脉微欲绝或浮大无根，为真阳外越之危候。

【治疗】

1. 中经络

治则：开窍醒神，疏通经络。以手厥阴经、督脉、足太阴经穴为主。

处方：水沟、极泉、尺泽、内关、委中、三阴交。

方义：心主藏神，内关为心包经络穴，可调理心神，通调气血；脑为元神之府，督脉入脑络，督脉上穴位水沟可醒脑调神开窍；三阴交为足三阴经交会穴，可滋补肝肾；极泉、尺泽、委中可疏通肢体经络。

随症配穴：肝阳上亢加太冲、太溪；风痰阻络加中脘、丰隆；痰热腑实加天枢、曲池、内庭；气虚血瘀加气海、血海、足三里；阴虚风动加太溪、阴郄。病程日久，上肢瘫可配大椎、肩外俞，下肢瘫可配腰阳关、白环俞等。如患侧经筋屈曲拘挛者，肘部配取曲泽，腕部配取大陵，膝部配取曲泉，踝部配取太溪，乃阳病取阴之意。语言謇涩，配哑门、廉泉、通里。肌肤不仁，可用皮肤针叩刺患部。

操作：内关用泻法，水沟予以雀啄法，以眼球湿润或面色潮红为度。三阴交用补法，极泉直刺，用提插法，以上肢有麻胀感或抽动为度。尺泽、委中用直刺，提插法，使肢体出现抽动感为度。每日1次，每次留针20～30分钟，10次为1个疗程。

2. 中脏腑

（1）闭证

治则：平肝息风，清心豁痰，醒脑开窍。

处方：十二井穴、水沟、太冲、丰隆。

方义：肝阳化火生风，气血上逆，痰浊随升，蒙闭清窍，取十二井穴，接通十二经气，调和阴阳；水沟醒脑开窍；太冲潜阳降逆，平肝息风；丰隆直通脾胃气机，清化痰浊。

随症配穴：牙关紧闭配下关、颊车；两手握固配合谷；语言不利配哑门、上廉泉。

操作：十二井穴点刺放血，水沟向上斜刺用泻法，太冲、丰隆用泻法，每日1次，每次留针30分钟。

（2）脱证

治则：回阳固脱。

处方：关元、神阙。

方义：关元为任脉和足三阴经交会穴，可扶助元阳；神阙为生命之根蒂，真气所系，可以回阳固脱。

随症配穴：汗出不止配阴郄、复溜；小便失禁配三阴交。

操作：关元穴大炷艾灸，神阙隔盐艾灸，直至四肢转温为止。

二、眩晕

眩晕是一种常见的自觉症状。"眩"指眼花，轻者稍作闭目即可恢复；重者两眼昏花缭乱，视物不明。"晕"指头晕而言，轻者如坐舟车，飘摇不定；重者旋摇不止，难于站立，昏昏欲倒，胸中泛泛，恶心呕吐。

西医学中的耳源性眩晕及脑动脉硬化、高血压、心血管病、贫血、神经衰弱等引起的眩晕，均属本证范畴。

【病因病机】

本证起因常与忧郁恼怒、恣食厚味、劳伤过度和气血虚弱等有关。

1. 肝阳上亢　素体阳盛，情志不舒，气郁化火，风阳升动而致眩晕。
2. 痰湿中阻　恣食肥厚，脾失健运，清阳不升而发眩晕。
3. 肾精亏损　劳伤过度，不能上充于脑可发眩晕。
4. 气血虚弱　病后体虚，脑失所养发生眩晕。

【辨证分型】

头晕目眩，泛泛欲吐，甚则昏眩欲仆。如兼见头痛，耳鸣，急躁易怒，口苦多梦，舌红苔黄，脉弦，为肝阳上亢；如兼见头重如裹，胸闷恶心，神疲困倦，舌胖苔白腻，脉弦滑，为痰湿中阻；如兼见遗精，耳鸣，腰膝酸软，舌淡，脉沉细，为肾精亏损；如兼见神疲乏力，心悸失眠，面色白，舌淡，脉细者，为气血虚弱。

【治疗】

1. 肝阳上亢

治则：平肝潜阳，滋水涵木。

处方：风池、肝俞、肾俞、行间、侠溪。

方义：肝胆两经，同为风木所寄，取风池、侠溪、行间清泄肝胆上亢之阳；肝俞平肝潜阳，肾俞滋水涵木，乃治本之法。

随证配穴：耳鸣配翳风，头胀痛配太阳。

操作：毫针刺，风池、肝俞、行间、侠溪用泻法，肾俞用补法，每日1次，每次留针20 ~ 30分钟，10次为1个疗程。

2. 痰湿中阻

治则：运脾和中，除湿涤痰。

处方：头维、内关、中脘、丰隆、阴陵泉。

方义：头维为足阳明、足少阳之交会穴，为治目眩要穴；内关宽胸止呕，中脘和中，丰隆降逆祛疾；阴陵泉为脾经合穴，利湿降浊。

随证配穴：胸闷配膻中，纳差配足三里。

操作：毫针刺，头维、丰隆、阴陵泉均用泻法，内关、中脘用平补平泻法，每日1次，每次留针15 ~ 20分钟，10次为1个疗程。

3. 肾精亏损

治则：补肾益精，培元固本。

处方：百会、悬钟、肾俞、太溪。

方义：百会属督脉，入络于脑以止眩晕；悬钟为髓会，补益精髓；肾俞、太溪俞原相配，补肾益精，培元固本。

随证配穴：遗精配关元、三阴交，耳鸣配翳风。

操作：毫针刺，均用补法，每日1次，每次留针30分钟，10次为1个疗程。

4. 气血虚弱

治则：调理脾胃，补益气血。

处方：百会、足三里、脾俞、胃俞。

方义：气血不足，脑脉失养，当补足三里、脾俞、胃俞调理脾胃，以资气血生化之源；百会升提气血，充益髓海，脑髓得养则眩晕自除。

随证配穴：心悸失眠配神门。

操作：毫针刺，用补法，每日1次，每次留针30分钟，10次为1个疗程。可灸。

附：高血压

高血压病的病因尚未十分明确，它是以动脉血压增高为主要临床表现的一种独立疾病。本病发病率高与年龄、职业、家族史有一定关系，临床可分为原发性高血压和继发性高血压，眩晕是其主症之一。

中医学认为，高血压病的病因病机主要是由于情志失调、饮食失节和内伤虚损等导致肝肾功能失调所致；其病位在肝肾，又可互为标本。

本病早期表现有头痛、头晕或头胀、耳鸣、心悸、失眠等；后期除上述症状外，还可累及心、脑、肾等脏器。

【治疗】

治则：清泄肝火，育阴潜阳。

处方：百会、曲池、太冲、太溪

方义：督脉入络于脑.取百会疏泄浮阳，平肝息风；曲池清泄头目，以降血压；太冲平肝泻火；太溪育阴潜阳。

随证配穴：头晕甚者配风池，耳鸣配翳风，心悸失眠配神门。

操作：毫针刺，百会、曲池、太冲用泻法，太溪用补法，每日1次，每次留针30分钟，10次为1个疗程。

【注意事项】

1. 针灸治疗原发性高血压有一定效果，对继发性高血压，以治疗原发病为主。
2. 高血压危象非针灸治疗的适应证。

三、面瘫

面瘫是以口眼向一侧歪斜为主要症状的一种疾病，故又称"口眼歪斜"。本病可发生于任何年龄，无明显的季节性。

本病相当于现代医学的面神经麻痹症，其主要临床表现为病侧面部肌肉运动障碍，发生口眼歪斜，亦称为"周围性面神经麻痹"。

【病因病机】

本病多由正气不足，脉络空虚，卫外不固，风邪乘虚入中经络，导致气血痹阻，面部少阳脉络、阳明经筋失于濡养，以致肌肉纵缓不收而发。

现代医学认为，本病可因风寒导致面神经血管痉挛、缺血、水肿，使面神经受压，神经营养缺乏，甚至引起神经变性而致病，亦有因病毒感染引起非化脓性炎症所致。

至于脑中风引起的中枢性面瘫与本病病理虽然不同，但可参照本病治法进行治疗。

【辨证分型】

本病通常急性发作，突然一侧面部表情肌麻痹，额纹消失，眼裂变大，露睛流泪，鼻唇沟变浅，口角下垂歪向健侧，病侧不能作皱眉、蹙额、闭目、露齿、鼓颊和吸嘴等动作；部分患者初起时有耳后、耳下疼痛，还可出现患侧舌前 2 / 3 味觉减退或消失，听觉过敏等症。病程延久，可因瘫痪肌肉挛缩，口角反牵向患侧，形成"倒错"现象。

【治疗】

治则：祛风通络，疏调经筋。

处方：太阳、阳白、地仓、颊车、翳风、合谷。

方义：本病乃风中经络、气血痹阻、经脉失养、纵缓不收所致，取太阳、阳白、地仓、颊车疏调局部经气，温经散寒，濡润筋肉；翳风疏解风寒；合谷循经远取，亦有"面口合谷收"之意。

随证配穴：人中沟㖞斜配水沟，体弱者配足三里。

操作：毫针刺，平补平泻，亦可温灸，每日 1 次，每次留针 30 分钟，合谷穴可取健侧穴位，10 次为 1 个疗程。

【附注】

1. 面瘫分周围性和中枢性两种，应注意鉴别。

2. 本病初起时针刺量不宜过强。

3. 治疗期间避免风吹受寒，面部可做按摩和热敷。

4. 防止眼部感染，可用眼罩和眼药水点眼，每日 2~3 次。

三、不寐

不寐，通常称为"失眠"或"不得眠""不得卧""目不瞑"，是指经常不能获得正常睡眠，或入睡困难，或睡眠时间不足，或睡眠不深，严重时则以彻夜不眠为特征的一种病证。

西医学的神经衰弱等归属中医学"不寐"范畴。

【病因病机】

不寐的病因分为外感、内伤。

1. **外感**　外感引起的不寐常为各种热病过程中的一种症状。

2. **内伤**

（1）心脾两虚　忧思过度，劳逸失调，耗伤心脾，导致气血不足，无以奉养心神而致不寐。

（2）阴虚火旺　惊恐，房劳伤肾，以致心火独炽，心肾不交，神志不宁。

（3）心胆气虚　素体虚弱，心胆虚怯，心神不安。

（4）肝阳上亢　情志抑郁，肝失条达，肝阳扰动心神而成不寐。

（5）胃腑不和　饮食不节，脾胃受伤，宿食停滞，胃气不和，而致不得安寐。

西医学认为，本病是由于长期过度的紧张脑力劳动，强烈的思想情绪波动，久病后体质虚弱，使大脑皮层兴奋与抑制相互失衡，导致大脑皮层功能活动紊乱而成。

【辨证分型】

本病以不易入睡为主症，但症状表现不一，有初寝难以入寐，有寐而易醒，醒后不能再寐，亦有时寐时醒，甚至彻夜不寐等。由于病因不同，则各有兼症。

1. **心脾亏损**　兼见心悸健忘，头晕目眩，纳差倦怠，面色无华，易汗出，舌淡苔薄，脉细弱。

2. **心肾不交**　兼见头晕耳鸣，腰膝酸软，五心烦热，遗精盗汗，舌质红，脉细数。若属心胆虚怯，兼见心悸多梦，善惊恐，多疑善虑，舌淡，脉弦细。

3. **肝阳上亢**　兼见急躁易怒，头晕头痛，胸胁胀闷，舌红，脉弦。

4. **胃腑不和**　兼见脘闷噫气，嗳腐吞酸，心烦口苦，苔厚腻，脉滑数。

【治疗】

治则：宁心安神。

处方：四神聪、神门、三阴交。

方义：四神聪镇静安神；不寐病位在心，取心经原穴神门宁心安神；三阴交健脾益气，柔肝益阴，可使脾气和，肝气疏泄，心肾交通以达心气安而不寐除。

随证配穴：心脾亏损配心俞、脾俞；心肾不交配心俞、肾俞、太溪；心胆气虚配心俞、胆俞；肝阳上亢配太冲；胃腑不和配足三里；痰热内扰配内关、丰隆。

操作：毫针刺，虚证用补法，实证用泻法，每日 1 次，每次留针 20 ~ 30 分钟，10 次为 1 个疗程。

四、郁证

郁证是以心情抑郁、情绪不宁、胸部满闷、胁肋胀满，或易怒易哭，或咽中如有异物哽塞等为主症的一类病证。本病是内科常见病证，近年来随着现代社会的竞争和精神压力的增大，发病率不断上升，多发于青中年女性。据统计，类属郁证的病例，约占综合性医院内科门诊人数的 10% 左右；有医院报道在内科住院病例中，有肝郁证表现者占 21% 左右。

郁有积、滞、蕴结等含义，有广义和狭义之分。广义的郁包括外邪、情志等因素所致的郁在内；狭义的郁，即单指情志不舒为病因的郁。明代以后及现代的郁证多单指情志之郁而言。

本病主要见于西医学的抑郁症、癔症及焦虑症等，也可见于围绝经期综合征等。西医学认为，本类疾病多由精神创伤和长时间的精神紧张而诱发，多见于神经类型抑制性弱者，患者有特殊的性格特征，如思想片面、胸襟狭隘、理智缺乏、容易感情用事、感情反应强烈而不稳定等，临床表现症状复杂；发病多因大脑皮质遭受过度刺激而致皮层和皮层下相关的功能失调、障碍。

【病因病机】

本病的发生，主要与情志内伤和脏气素弱有关。情志不遂，肝失疏泄，气机不畅，肝气郁结，而成气郁；气郁日久化火，则肝火上炎，而成火郁；思虑过度，精神紧张，或肝郁横犯脾土，使脾失健运，水湿停聚，而成痰郁；情志过极，损伤心神，心神失守，而成精神惑乱；病变日久，损及肝肾心脾，使心脾两虚，或肝肾不足，心失所养。总之，当肝失疏泄，脾失健运，脏腑阴阳气血失调，而使心神失养或被扰，气机失畅，均可出现郁证。

【辨证分型】

本病以精神抑郁善忧、情绪不宁或易怒易哭为主症。兼见胸胁胀满，脘闷嗳气，不思饮食，大便不调，脉弦为肝气郁结；性情急躁易怒，口苦而干，或头痛、目赤、耳鸣，或嘈杂吐酸，大便秘结，舌红，苔黄，脉弦数为气郁化火；咽中如有物哽塞，吞之不下，咳之不出，苔白腻，脉弦滑为痰气郁结（梅核气）；精神恍惚，心神不宁，多疑易惊，悲忧善哭，喜怒无常，或时时欠伸，或手舞足蹈等，舌淡，脉弦为心神惑乱（脏躁）；多思善疑，头晕神疲，心悸胆怯，失眠健忘，纳差，面色不华，舌淡，脉细为心脾两虚；眩晕耳鸣，目干畏光，心悸不安，五心烦热，盗汗，口咽干燥，舌干少津，脉细数为肝肾亏虚。

【治疗】

治法：调神理气，疏肝解郁。

处方：水沟，百会，内关，神门，太冲。

方义：脑为元神之府，督脉入络脑，水沟、百会可调理脑神。心藏神，神门为心经原穴，内关为心包经络穴，二穴可调理心神而安神定志；内关又可宽胸理气。太冲疏肝解郁。

随证配穴：肝气郁结加膻中、期门；气郁化火加行间、侠溪；痰气郁结加丰隆、廉泉；心神惑乱加通里、心俞；心脾两虚加心俞、脾俞；肝肾亏虚加肝俞、肾俞；咽部异物哽塞感明显者，加天突、照海；癔症性失明者加四白、光明；癔症性失听者加听宫、耳门；癔症性失语者加廉泉、通里；癔症性瘫痪者，上肢加曲池、合谷，下肢加阳陵泉、隐白；癔症性意识障碍者加中冲、涌泉。

操作：水沟用雀啄泻法；神门用平补平泻法；百会、内关、太冲用泻法。配穴按虚补实泻法操作。每日 1 次，每次留针 20 ~ 30 分钟，10 次为 1 个疗程。

【注意事项】

1. 针灸治疗郁证有良好的疗效。在治疗过程中，针对具体情况，解除情志致病的原因可大大提高针灸的疗效。

2. 对患者应做好心理治疗的工作，使患者能正确对待疾病，增强战胜疾病的信心。应鼓励患者做适度的体育锻炼。

五、感冒

感冒是外邪侵袭人体所致的常见外感疾病，临床表现以鼻塞流涕、咳嗽头痛、恶寒发热、全身不适为特征，全年均可发病，尤以春季多见。由于感邪不同，体质强弱不一，故证候表现可分风寒、风热两大类，并有夹湿、夹暑的兼证，以及体虚感冒的不同。在病情上也有轻重之分，轻者一般称"伤风"；重者在一个时期内广泛流行，称为"时行感冒"。

西医学的上呼吸道感染属中医学"感冒"范畴，流行性感冒属"时行感冒"范畴。

【病因病机】

感冒的发生，主要是由于体虚抗病能力减弱，当气候急剧变化时，人体卫外功能不能适应，邪气乘虚由皮毛、口鼻而入，引起一系列肺卫症状。由于外邪有偏寒、偏热和人体反应的差异，因此，偏于寒则寒邪束表，肺气不宣，阳气郁阻，毛窍闭塞；偏于热则热邪灼肺，腠理疏泄太过，肺失清肃。感冒虽以风邪多见，但不同季节，多夹时气或非时之气，故临床以风寒、风热多见，又有夹湿、夹暑之兼证。

【辨证分型】

1. 风寒感冒　症见头痛，肢体酸楚，鼻塞声重，咳嗽流涕，鼻痒喷嚏，痰液稀薄，恶寒发热或不发热，无汗，苔薄白，脉浮紧。

2. 风热感冒　症见发热汗出，微恶风寒，头痛昏胀，咳嗽痰稠，鼻塞涕浊，口渴咽痛，苔薄黄，脉浮数。

夹湿则头痛如裹，胸闷纳呆；夹暑则汗出不解，心烦口渴。

【治疗】

1. 风寒感冒

治则：祛风散寒，解表宣肺。

处方：大椎、风门、列缺。

方义：寒邪束表，卫阳闭阻，大椎为督脉与诸阳经之会，疏风散寒以解表邪；外感风寒先犯太阳而伤肺卫，取风门解表宣肺，疏调太阳；列缺乃肺经络穴，宣通肺气而止咳。

随证配穴：头痛配太阳、风池，咳嗽甚配尺泽，鼻塞配迎香，气虚感冒配足三里。

操作：毫针刺，用泻法，风门、大椎可拔火罐，每日1次，每次留针20～30分钟，10次为1个疗程。

2. 风热感冒

治则：疏散风热，清肃肺气。

处方：大椎、曲池、外关、合谷。

方义：大椎为诸阳之会，取之疏散外邪以解热；曲池为手阳明合穴，清热解表；外关通利三焦，疏散热邪；合谷为手阳明原穴，疏利阳明，宣肺利窍，透邪于外。诸穴合用，可宣散风热，清肃肺气。

随证配穴：头痛配太阳，咽喉痛配少商放血，全身酸楚配身柱，夹湿配阴陵泉，夹暑配委中放血。

操作：毫针刺，用泻法，每日1次，每次留针20～30分钟，10次为1个疗程。

六、咳嗽

咳嗽是肺系疾病的主要症状。"咳"指肺气上逆，有声无痰；"嗽"指咳吐痰液，有痰无声；一般多声疾并见，故并称咳嗽。

西医学认为，咳嗽是肺系多种疾病均可出现的症状之一，常见于上呼吸道感染、急慢性支气管炎、支气管扩张、肺炎、肺结核等。

【病因病机】

咳嗽的病因，临床分为外感、内伤两类。

1. 外感咳嗽　风寒、风热之邪，从口鼻皮毛而入。肺合皮毛，开窍于鼻，肺卫受邪，肺气壅遏不宣，清肃功能失常，影响肺气出入，而致咳嗽。

2. 内伤咳嗽　多因脏腑功能失调，如肺阴亏损，失于清润，气逆于上；或肺气不足，失于清肃；或脾虚失运，湿聚生痰，上渍于肺，肺气不宣；或肝气郁结，气郁化火，火盛灼肺，阻碍肃降；或肾虚而摄纳无权，肺气上逆。以上均可导致咳嗽。

西医学认为，咳嗽多在受寒或过度疲劳的基础上，遭受病毒或细菌感染而引起，其次为物理、化学性刺激或寄生虫移行于肺，以及年老防御功能退化、自主神经功能失调所致。

【辨证分型】

1. 外感咳嗽

（1）风寒咳嗽　咳嗽声重，咽喉作痒，咳痰稀薄，头痛发热，鼻塞流涕，形寒无汗，肢体酸楚，苔薄白，脉浮紧。

（2）风热咳嗽　咳痰黏稠，身热头痛，汗出恶风，苔薄黄，脉浮数。

（3）燥热咳嗽　干咳无痰，咽痛喉痒，舌红苔黄，脉浮数。

2. 内伤咳嗽

（1）痰湿阻肺　咳嗽痰黏，胸脘痞闷，神疲纳差，苔白腻，脉濡滑。

（2）肝火烁肺　气逆咳嗽，引胁作痛，面赤咽干，苔黄少津，脉弦数。

（3）肺虚阴亏　干咳少痰，或痰中带血，潮热盗汗，形体消瘦，两颊红赤，神疲乏力，舌红少苔，脉细数。

【治疗】

1. 外感咳嗽

治则：疏风解表，宣肺止咳。

处方：肺俞、尺泽、列缺。

方义：肺主皮毛，司一身之表，取肺之背俞宣肺止咳；尺泽乃肺之合穴，"合治内腑"，宣降肺气，化痰止咳；列缺为肺之络穴，散风祛邪，宣肺解表。

随证配穴：风寒者配风门，风热者配大椎，咽喉痛配少商放血，鼻塞配迎香，燥热者配曲池。

操作：外感咳嗽以泻邪为主，毫针刺，每日1次，每次留针20～30分钟，10次为1个疗程。寒邪重者可艾灸或拔火罐。

2. 内伤咳嗽

治则：肃肺理气，止咳化痰。

处方：肺俞、太渊、三阴交。

方义：内伤咳嗽，肺阴损耗，肺失清肃，取肺俞调理肺气，清肃之令自行；太渊为肺经原穴，本脏真气所注，取之肃理肺气；三阴交疏肝健脾，滋阴润燥，化痰止咳。

随证配穴：痰湿者配丰隆、阴陵泉；肝火灼肺配行间；肺阴亏损配膏肓，咯血配孔最。

操作：毫针刺，补虚泻实，每日1次，每次留针20～30分钟，10次为1个疗程。

七、胃痛

胃痛，又称胃脘痛，是指上腹胃脘部经常反复发作性疼痛为主的症状。由于疼痛位近心窝部，古人又称作"心痛""胃心痛""心腹痛""心下痛"。

西医学的急慢性胃炎、消化性溃疡、胃肠神经官能症、胃黏膜脱垂等引起的胃脘疼痛，均属中医学"胃痛"范畴。

【病因病机】

1. 实证　寒邪客于胃中，寒凝不散，阻滞气机，可致胃气不和而疼痛；或因饮食不节，饥饱无常，或过食肥甘，食滞不化，气机受阻，胃失和降而引起胃痛；忧思恼怒，气郁伤肝，肝失条达，横逆犯胃，亦可发胃痛；气郁日久，瘀血内结，气滞血瘀阻碍中焦气机，而致胃痛发作。

2. 虚证　劳倦内伤，久病脾胃虚弱，可导致脾阳不振，胃失温养，内寒滋生，中焦虚寒而痛；胃阴不足，胃络失养而致胃痛。

【辨证分型】

胃痛辨证，首辨虚实。实证起病急，痛剧，进食加重，发病前多有明显诱因；虚证痛缓，病程长，饥饿时加重，多伴有脾胃虚弱。

1. 实证

（1）寒邪犯胃　症见胃痛暴作，恶寒喜暖，泛吐清水，口不渴喜热饮，或伴恶寒，苔薄白，脉弦紧。

（2）饮食停滞　症见胃脘胀满疼痛，嗳腐吞酸，嘈杂不舒，呕吐或矢气后疼痛减轻，大便不爽，苔厚腻，脉滑。

（3）肝郁气滞　症见胃脘胀满，脘痛连胁，嗳气频频，吞酸，心烦易怒，喜太息，大便不畅，每因情志因素而诱发，苔薄白，脉弦。

（4）气滞血瘀　胃痛拒按，痛有定处，食后痛甚，或见呕血便黑，舌质紫暗甚或有瘀斑点，脉细涩。

2. 虚证

（1）脾胃虚弱　症见胃痛隐隐，泛吐清水，喜温喜按，纳差神疲，甚或手足不温，大便溏薄，舌淡苔薄，脉虚弱或迟缓。

（2）胃阴不足　症见胃痛隐隐，胃内嘈杂、烧灼感，似饥非饥，舌红少津，脉细数。

【治疗】

1. 实证

治则：疏通瘀滞，和胃止痛。

处方：中脘、内关、足三里。

方义：中脘为胃之募穴，腑之所会，可以健运中州，调理气机；内关宽胸解郁，行气止痛；足三里乃足阳明胃经合穴，"合治内腑"，可疏调胃气，导滞止痛。

随证配穴：寒邪犯胃配胃俞，饮食停滞配梁门，肝气犯胃配太冲，气滞血瘀配膈俞、公孙。

操作：毫针刺，用泻法，每日1次，每次留针20～30分钟，10次为1个疗程。寒气凝滞可温针灸，或背俞穴拔火罐。

2. 虚证

治则：温中健脾，和胃止痛。

处方：中脘、脾俞、胃俞、足三里。

方义：脾胃虚弱，中阳不振，运化失职，升降失常，取胃之募穴中脘，健运中州，理气止痛；配胃俞，俞募相合，和胃健脾；脾俞乃脾经背俞穴，温运中焦；足三里为胃之合穴，调理脾胃，理气止痛。

随证配穴：虚寒甚，配气海、关元；胃阴不足、虚火上炎，配内庭。

操作：毫针刺，用补法，亦可温针灸，每日1次，每次留针20～30分钟，10次为1个疗程。

【注意事项】

1. 针灸治疗胃痛效果良好，但其证候有时可与肝胆疾患及胰腺炎相似，须注意鉴别。

胃痛视频

2. 对溃疡出血、穿孔等重症，应及时采取措施或外科治疗。

3. 平时注意饮食规律，忌食刺激性食物。

八、泄泻

泄泻是指大便次数增多，粪便稀薄或完谷不化，甚至泄如水样。古人将大便溏薄者称为"泄"，大便如水注下者为"泻"。

西医学的急慢性肠炎、胃肠功能紊乱、过敏性肠炎、溃疡性结肠炎、肠结核等引起的腹泻，可参阅本病辨证施治。

【病因病机】

1. **急性泄泻** 多因饮食不节，进食生冷不洁之物，损伤脾胃，运化失常；或因感受寒湿暑热之邪，客于肠胃，脾受湿困，邪滞交阻，气机不利，肠胃运化和传导功能失常，以致清浊不分，水谷夹杂而下，发生泄泻。

2. **慢性泄泻** 多因脾胃素弱，或久病气虚，或外邪迁延日久，脾胃虚弱，受纳运化失职，水湿谷滞内停，清浊不分而下；亦有肝失疏泄，横逆乘脾；或肾阳不振，命门火衰，不能温煦脾阳、腐熟水谷，而致下泄。

【辨证分型】

1. **急性泄泻** 发病急骤，大便次数增多，偏于寒湿者大便清稀，水谷掺杂，肠鸣腹痛，身寒喜温，苔白滑，脉迟缓；湿热甚者，便稀有黏液，肛门灼热，口渴喜冷饮，腹痛，小便赤，苔黄腻，脉濡数；食滞胃肠，则腹痛肠鸣，大便恶臭，泻后痛减，伴未消化之物，苔厚腻，脉滑。

2. **慢性泄泻** 发病势缓，病程较长。如属脾虚，迁延反复，大便溏薄，腹胀肠鸣，面色萎黄，神疲肢软，纳差，喜暖畏寒，舌淡苔白，脉濡缓；如肝郁侮脾，则胸胁胀满，嗳气频频，苔白，脉弦；如属肾虚，每于黎明之前，脐腹作痛，肠鸣即泻，泻后痛减，腰膝酸软，形寒肢冷，舌淡苔白，脉沉细。

【治疗】

1. 急性泄泻

治则：除湿导滞，疏调肠胃。

处方：天枢、阴陵泉、上巨虚。

方义：天枢为大肠募穴，调理胃肠传导功能；阴陵泉乃脾经合穴，疏调脾气，健脾利湿；上巨虚为大肠下合穴，通调胃肠气机，运化湿滞。

随证配穴：热甚配内庭，食滞配中脘。

操作：毫针刺，用泻法，每日1次，每次留针20～30分钟，10次为1个疗程。

2. 慢性泄泻

治则：健脾调肠，温肾止泻。

处方：脾俞、天枢、足三里、三阴交。

方义：脾俞为脾之背俞穴，有健脾益气的作用；天枢为大肠募穴，调理胃肠气机；

足三里乃胃之合穴，健理脾胃，消胀止痛；三阴交乃足三阴之交会穴，健脾化湿，温养脾肾。

随证配穴：肝郁配太冲；肾虚配肾俞、命门；腹胀配公孙。

操作：毫针刺，脾肾虚弱用补法，肝郁泻太冲，每日1次，每次留针20～30分钟，10次为1个疗程。

九、便秘

便秘是指大便秘结不通、粪便干燥艰涩难解，可见于多种疾病。其主要是因大肠传导功能失常，粪便在肠内停留时间过久，水液被吸收，而致便质干燥难解。

【病因病机】

便秘偏实者，多由素体阳盛或过食辛辣厚味，以致胃肠积热；或误服药石，毒热内盛；或热病后余热留恋，肺热移于大肠，耗伤津液，导致肠道燥热，大便干结；或忧思过度，久坐少动，肺气不降，大肠气机郁滞，通降失常，传导失职，糟粕内停而成便秘。

便秘偏虚者，多由病后、产后，气血两伤未复，或年迈体弱，气血亏耗，气虚则大肠传运无力，血虚则津亏肠失滋润，而成便秘；或下焦阳气不充，阴寒凝结，腑气受阻，糟粕不行，凝结肠道而为便秘。

西医学认为，便秘是一种症状，引起便秘的原因较多，主要分结肠便秘和直肠便秘两种。前者指食物残渣在结肠中运行迟缓，而引起便秘；后者则指食物残渣在直肠滞留过久，故也称排便困难。

【辨证分型】

1.实证　症见大便干结，经常三五日1次或更长时间，临圊努责，干燥难下。如属热邪壅盛，则见身热烦渴，口干口臭，喜冷饮，苔黄燥，脉滑实；若气机郁滞，症见便秘胁痛，胀满不舒，嗳气纳差，苔黄腻，脉弦。

2.虚证　症见大便干燥，数日不行。若因气血虚者，则见面色㿠白，神疲气怯，头晕心悸，汗出气短，舌淡苔薄，脉虚弱；若阴寒内结，则腹中冷痛，喜热畏寒，四肢不温，舌淡苔白，脉沉迟。

【治疗】

1.实证

治则：清热理气，通导肠腑。

处方：天枢、支沟、曲池、内庭。

方义：天枢乃大肠募穴，疏通大肠腑气，腑气通则传导功能复常；支沟宣通三焦气机，三焦气顺则腑气通调；曲池清泄大肠热邪；内庭乃胃经荥穴，宣散肠胃积热。

随证配穴：气滞者配太冲。

操作：毫针刺，用泻法，每日1次，每次留针20～30分钟，10次为1个疗程。

2. 虚证

治则：健脾益气，温阳通便。

处方：大肠俞、天枢、支沟、上巨虚。

方义：大肠俞乃大肠腑气转输之处，配其募穴天枢，调理气血，疏通腑气；支沟宣通三焦气机，通调腑气；上巨虚是大肠下合穴，有"合治内腑"之意，调理腑气，恢复大肠传导功能。

随证配穴：气血虚配足三里，阴寒盛灸神阙穴。

操作：毫针刺，用平补平泻法，每日 1 次，每次留针 20 ～ 30 分钟，10 次为 1 个疗程。

十、腹部术后胃肠功能紊乱

腹部术后胃肠功能紊乱是指腹部术后 24 小时后，患者仍出现以腹胀腹痛、无排气排便或排气排便时间延迟、呃逆、恶心、腹部不适、发热等为主要症状的疾病。本病是在腹部手术后，因麻醉药物作用、手术刺激、伤口刺激、术中脏器牵拉、炎症等多种因素，使胃肠运动功能受到抑制而发生。另外，术后卧床、疼痛等导致活动减少，更易发生腹胀、腹痛、排气排便延迟等胃肠功能紊乱的症状。

本病属于中医学"关格""肠结"范畴。

【病因病机】

本病常因手术操作及麻醉等造成支配肠管运动的神经受到抑制，导致胃肠道有效的推进性蠕动消失，从而导致肠麻痹的发生。

中医学认为，腹部手术及术前病损损伤脉络，气滞血瘀，导致脾胃受损，脾失健运，胃失和降，不能升清降浊，气机运行受阻，腑气不通，使胃肠运动功能受到抑制，临床以腹胀、腹痛、恶心、呕吐、肛门不排便排气等一系列胃肠功能紊乱的表现为主。

【辨证分型】

1. 实证　症见腹胀，腹部膨隆，腹痛，排便困难，发热，呕吐，呃逆，口干口臭，舌质红，苔黄燥，脉滑数。

2. 虚证　症见腹胀，腹部不适，排气排便延迟，患者少气懒言，神疲乏力，口淡无味，不思饮食，舌淡苔白腻，脉沉细。

【治疗】

1. 实证

治则：疏通清热，通导肠腑。

处方：天枢、足三里、上巨虚、支沟、曲池、内庭、公孙、内关。

方义：天枢为大肠经募穴，局部取穴，治疗局部病变；足三里、上巨虚分别为胃经、大肠经下合穴，有"合治内腑"之意，两穴合用，治疗胃肠道的疾病；支沟宣畅三焦气机，三焦气顺则腑气通调；曲池清泄大肠热邪；内庭乃胃经荥穴，宣散肠胃积热；公孙通冲脉，内关通阴维脉，两穴合用，治疗胃、心、胸部疾病，且具有止呃、止呕等功效。诸穴合用，共起疏通清热、通导肠腑之效。

随证配穴：呕吐、呃逆重加攒竹、中脘。

操作：毫针刺，用泻法，每日 1 次，每次留针 20 ~ 30 分钟，10 次为 1 个疗程。

2. 虚证

治则：健脾益气，润肠通腑。

处方：天枢、大肠俞、足三里、上巨虚、阴陵泉、三阴交、气海。

方义：大肠俞乃大肠腑气转输之处，配其募穴天枢，调理气血，疏通腑气；足三里为胃经下合穴，上巨虚是大肠下合穴，有"合治内腑"之意，两穴合用，调理腑气，恢复大肠传导功能；阴陵泉、三阴交、气海三穴具有健脾益气之功效。

随证配穴：发热加曲池、外关。

操作：毫针刺，用平补平泻法，每日 1 次，每次留针 20 ~ 30 分钟，10 次为 1 个疗程。

十一、呃逆

呃逆是以胃中之气上冲喉间，呃呃连声，声短而频，不能制止为主要表现的病证，俗称打嗝。中医学认为，呃逆一症有虚实寒热之异，实者多气痰火郁所致，虚者有脾肾阳虚和胃阴不足之别。常因饮食不节、情志不遂或正气亏虚而引起，胃失和降，气逆动膈是呃逆发生的主要病机。

本病相当于西医学的膈肌痉挛。

【病因病机】

根据病因可将呃逆分为器质性和非器质性两类，器质性又分为中枢性和周围性两类。

1. 非器质性呃逆 吸入冷空气、吞咽过猛、冷饮冷食等各种原因引起胃扩张，大笑、体位改变使肋间肌或膈肌承受的压力骤然改变，自主神经功能紊乱，癔症发作或精神过度紧张等，均可导致呃逆的发生。

2. 器质性呃逆

（1）中枢性呃逆 由疾病累及第 5 颈髓以上的脑脊髓引起，包括颅内压增高、脑脊髓炎症、脑血管疾病等。

（2）周围性呃逆 颈胸部病变刺激相关周围神经，包括颈部疾病、纵隔疾病、心血管疾病、肺部疾病、腹部疾病，以及横膈直接受刺激所引起的呃逆等。

【辨证分型】

1. 实证 以呃声响亮或沉缓，气冲有力，持续不止为主症。伴口臭烦渴，脘腹满闷，大便秘结，小便短赤，苔黄燥，脉滑数为胃火上逆；呃声沉缓有力，胸膈及胃脘不舒，得热则减，遇寒加重，食少纳呆，口淡不渴，舌苔白，脉迟缓，为胃中寒冷；呃逆连声，常因情志不畅而诱发或加重，脘腹胀满，嗳气，肠鸣，脉弦为肝气郁滞。

2. 虚证 以呃声低弱、气冲无力、时断时续为主症。兼见脘腹不舒，喜温喜按，四肢不温，食少便溏，舌淡苔白，脉细弱为脾胃阳虚；口干咽燥，饥不欲食，或食后饱胀，大便干结，舌红少苔，脉细数为胃阴不足。

【治疗】

治则：宽胸利膈，和胃降逆。以任脉及手厥阴经脉为主。

处方：天突、足三里、膈俞、膻中、中脘、内关。

方义：膈俞利膈止呃；膻中局部取穴，且为气会，功擅理气降逆，使气调则呃止；内关通阴维，宽胸利膈，畅通气机，为降逆要穴；中脘、足三里和胃降逆；天突为降气利膈止呃之要穴。

随证配穴：胃火上逆加胃俞、内庭；胃寒积滞加胃俞、建里；胃阴不足加胃俞、三阴交；脾胃阳虚加命门、脾俞；肝气郁滞加期门、太冲。

操作：毫针刺，用平补平泻法，每日1次，每次留针20～30分钟，10次为1个疗程。

十二、腹痛

腹痛指胃脘以下，耻骨毛际以上部位发生的疼痛症状。腹痛可见于多种脏腑疾患，如痢疾、泄泻、肠痈、妇科经带病证等，可参照施治。腹部内有肝、胆、脾、胃、肾、大小肠、膀胱等脏腑，体表为足阳明、足少阳、足三阴经及冲、任、带脉所过，若外邪侵表，或内有所伤，以致上述经脉气血受阻，或气血不足以温养，均能导致腹痛。

腹痛多见于内、妇、外科等疾病，而以消化系统和妇科病更为常见。

【病因病机】

寒湿暑热之邪侵入腹中，使脾胃运化功能失调，邪滞于中，气机阻滞，不通则痛。若外感寒邪，或过食生冷，寒邪内阻，气机壅滞，可引起腹痛。若感受湿热之邪，恣食辛热厚味，湿热食滞交阻，导致传导失职，气机不和，腑气不通，亦可引起腹痛。或情志抑郁，肝气横逆，气机阻滞，或因腹部手术后、跌仆损伤，导致气滞血瘀，络脉阻塞而引起腹痛。若素体阳虚，脾阳不振，气血不足，脏腑经脉失于温养，而作腹痛。尤其是足太阴经、足阳明经别入腹里，足厥阴经抵小腹，任脉循腹里，因此，腹痛与这四条经脉密切相关。

【辨证分型】

1. 急性腹痛

主症：胃脘以下、耻骨毛际以上部位疼痛，发病急骤，痛势剧烈，伴发症状明显，多为实证。

兼见腹痛暴急，喜温怕冷，腹胀肠鸣，大便自可或溏薄，四肢欠温，口不渴，小便清长，舌淡，苔白，脉沉紧，为寒邪内积；腹痛拒按，胀满不舒，大便秘结或溏滞不爽，烦渴引饮，汗出，小便短赤，舌红，苔黄腻，脉濡数，为湿热壅滞；脘腹胀闷或痛，攻窜，痛引少腹，得嗳气或矢气则腹痛酌减，遇恼怒则加剧，舌紫暗，或有瘀点，脉弦涩，为气滞血瘀。

2. 慢性腹痛

主症：胃脘以下、耻骨毛际以上部位疼痛，病程较长，腹痛缠绵，多为虚证，或虚实兼夹。

兼见腹痛缠绵，时作时止，饥饿劳累后加剧，痛时喜按，大便溏薄，神疲怯冷，舌淡，苔薄白，脉沉细，为脾阳不振。

【治疗】

治则：通调腑气，缓急止痛。

处方：下脘、关元、天枢、足三里、太冲。

方义：足三里为胃之下合穴，"肚腹三里留"；下脘位于上腹部，关元、天枢位于下腹部，又分属小肠、大肠之募穴，三穴为局部选穴，可通调腹部之腑气；肝经原穴太冲，疏肝而通调气机，通则不痛。

随证配穴：寒邪内积加神阙、公孙；湿热壅滞加阴陵泉、内庭；气滞血瘀加膻中、血海；脾阳不振加脾俞、肾俞。

操作：关元虚证用补法，实证用平补平泻法；太冲用泻法，其余主穴用平补平泻法。配穴按虚补实泻法操作；寒证可用艾灸。每日1次，每次留针20～30分钟，10次为1个疗程。腹痛发作时，足三里持续强刺激1～3分钟。

【注意事项】

针灸治疗腹痛效果较好，如属急腹症，在针灸治疗的同时应严密观察病情变化，凡适应手术的急腹症，应转外科治疗。

十三、呕吐

呕吐是临床常见病证，既可单独为患，亦可见于多种疾病。古代文献以有声有物谓之呕，有物无声谓之吐，有声无物谓之干呕。因两者常同时出现，故称呕吐。

呕吐可见于西医学的急慢性胃炎、胃扩张、贲门痉挛、幽门痉挛、胃神经官能症、胆囊炎、胰腺炎等。

【病因病机】

胃主受纳、腐熟水谷，以和降为顺，若气逆于上则发为呕吐。导致胃气上逆的原因很多，如风、寒、暑、湿之邪或秽浊之气侵犯胃腑，致胃失和降，气逆于上则发呕吐；或饮食不节，过食生冷肥甘，误食腐败不洁之物，损伤脾胃，导致食滞不化，胃气上逆而呕吐；或因恼怒伤肝，肝气横逆犯胃，胃气上逆，或忧思伤脾，脾失健运，使胃失和降而呕吐；或因劳倦内伤，中气被耗，中阳不振，津液不能四布，酿生痰饮，积于胃中，饮邪上逆，也可发生呕吐。

【辨证分型】

1. 实证

主症：发病急，呕吐量多，吐出物多酸臭味，或伴寒热。

兼见呕吐清水或痰涎，食久乃吐，大便溏薄，头身疼痛，胸脘痞闷，喜暖畏寒，苔白，脉迟者，为寒邪客胃；食入即吐，呕吐酸苦热臭，大便燥结，口干而渴，喜寒恶热，苔黄，脉数者，为热邪内蕴；呕吐清水痰涎，脘闷纳差，头眩心悸，苔白腻，脉滑者，为痰饮内阻；呕吐多在食后精神受刺激时发作，吞酸，频频嗳气，平时多烦善怒，苔薄白，脉弦者，为肝气犯胃。

2. 虚证

主症：病程较长，发病较缓，时作时止，吐出物不多，腐臭味不甚。

兼见饮食稍有不慎，呕吐即易发作，时作时止，纳差便溏，面色㿠白，倦怠乏力，舌淡，苔薄，脉弱无力者，为脾胃虚寒。

【治疗】

治则：和胃降逆，理气止呕。

处方：中脘、胃俞、内关、足三里。

方义：中脘乃胃之募穴，胃俞为胃之背俞穴，二穴俞募相配，理气和胃止呕；内关为手厥阴经络穴，宽胸利气，降逆止呕；足三里为足阳明经合穴，疏理胃肠气机，通降胃气。

随证配穴：寒吐者加上脘、公孙；热吐者加商阳、内庭，并可用金津、玉液点刺出血；食滞加梁门、天枢；痰饮者加膻中、丰隆；肝气犯胃加肝俞、太冲；脾胃虚寒加脾俞、神阙；肠鸣加脾俞、大肠俞；泛酸干呕加建里、公孙。

操作：足三里平补平泻法，内关、中脘用泻法。配穴按虚补实泻法操作；虚寒者，可加用艾灸。每日 1 次，每次留针 20～30 分钟，10 次为 1 个疗程。呕吐发作时，可在内关穴行强刺激并持续运针 1～3 分钟。

【注意事项】

1. 针灸治疗呕吐效果良好，因妊娠或药物反应引起的呕吐，亦可参照治疗。但上消化道严重梗阻、癌肿引起的呕吐及脑源性呕吐，只能做对症处理，应重视原发病的治疗。

2. 注意饮食调节和情绪稳定。

十四、癃闭

癃闭是指排尿困难，点滴而下，甚至小便闭塞不通的一种疾患。"癃"是指小便不利，点滴而下，病势较缓；"闭"是指小便不通，欲溲不下，病势较急。癃与闭虽有区别，但都是指排尿困难，只是程度上的不同，故常合称癃闭。

癃闭可见于西医学的膀胱、尿道器质性或功能性病变及前列腺疾患等所造成的排尿困难和尿潴留。

【病因病机】

本病由膀胱湿热互结，导致气化不利，小便不能，而成癃闭；或肺热壅盛，津液输布失常，水道通调不利，热邪闭阻而成癃闭；或跌仆损伤，以及下腹部手术，引起经脉瘀滞，影响膀胱气化而致小便不通，此属实证。或脾虚气弱，中气下陷，清阳不升，浊阴不降，则小便不利；或年老肾气虚惫，命门火衰，不能温煦鼓舞膀胱气化，使膀胱气化无权，形成癃闭，此属虚证。

【辨证分型】

1. 实证

主症：发病急，小便闭塞不通，努责无效，小腹胀急而痛，烦躁口渴，舌质红，苔黄腻。

兼见口渴不欲饮，或大便不畅，舌红，苔黄腻，脉数，为湿热内蕴；呼吸急促，咽干咳嗽，舌红，苔黄，脉数，为肺热壅盛；多烦善怒，胁腹胀满，舌红，苔黄，脉弦，为肝郁气滞；有外伤或损伤病史，小腹满痛，舌紫暗或有瘀点，脉涩，为外伤血瘀。

2. 虚证

主症：发病缓，小便滴沥不爽，排出无力，甚则点滴不通，精神疲惫，舌质淡，脉沉细而弱。

兼见气短纳差，大便不坚，小腹坠胀，舌淡，苔白，脉细弱，为脾虚气弱；若面色㿠白，神气怯弱，腰膝酸软，畏寒乏力，舌淡，苔白，脉沉细无力，为肾阳虚。

【治疗】

1. 实证

治则：清热利湿，行气活血。

处方：中极、膀胱俞、秩边、阴陵泉、三阴交。

方义：中极为膀胱募穴，配膀胱之背俞穴，俞募相配，促进气化；秩边为膀胱经穴，可疏导膀胱气机；三阴交穴通调足三阴经气血，消除瘀滞；阴陵泉清热利湿而通小便。

随证配穴：湿热内蕴加曲池、委阳；邪热壅肺加肺俞、尺泽；肝郁气滞加肝俞、太冲；瘀血阻滞加曲骨、血海。

操作：毫针泻法。秩边穴用芒针深刺 2.5 ~ 3 寸，以针感向会阴部放射为度。针刺中极等下腹部穴位之前，应首先叩诊，检查膀胱的膨胀程度，以便决定针刺的方向、角度和深浅；不能直刺者，则向下斜刺或透刺，使针感能到达会阴并引起小腹收缩、抽动为佳。每日 1 次，每次留针 20 ~ 30 分钟。

2. 虚证

治则：温补脾肾，益气启闭。

处方：关元、膀胱俞、脾俞、肾俞、秩边。

方义：秩边为膀胱经穴，可疏导膀胱气机；关元为任脉与足三阴经交会穴，能温补下元，鼓舞膀胱气化；脾俞、肾俞补益脾肾；膀胱俞促进膀胱气化功能。

随证配穴：中气不足加气海、足三里；肾气亏虚加阴谷、太溪；无尿意或无力排尿加气海、曲骨。

操作：秩边用泻法，操作同上；其余主穴用毫针补法，亦可用温针灸。每日 1 次，每次留针 20 ~ 30 分钟，10 次为 1 个疗程。配穴用补法。

【注意事项】

1. 针灸治疗癃闭有一定的效果，可以避免导尿的痛苦和泌尿道感染，尤其对于功能性尿潴留，疗效更好。

2. 膀胱过度充盈时，下腹部穴位应斜刺或平刺。

3. 如属机械性梗阻或神经损伤引起者，须明确发病原因，采取相应措施。

十五、阳痿

阳痿是指青壮年时期，由于虚损、惊恐或湿热等原因，使宗筋失养而弛纵，引起阴茎痿弱不起，临房举而不坚的病证。

西医学的性神经衰弱和某些慢性疾病表现以阳痿为主者，可参考本篇施治。西医学认为，阳痿是男子性功能障碍的一种，常与早泄、遗精、性欲低下或无性欲等成为一组临床症候，多由大脑皮层功能紊乱、脊髓性中枢功能紊乱和生殖器官器质性病变等原因引起。

【病因病机】

本病由房劳纵欲过度，久犯手淫，以致精气虚损，命门火衰，引起阳事不举；或思虑忧郁，伤及心脾，惊恐伤肾，使气血不足，宗筋失养而导致阳痿；亦有湿热下注，宗筋受灼而弛纵者，但为数较少。

【辨证分型】

1. 虚证　阴茎勃起困难，时有滑精，头晕耳鸣，心悸气短，面色　白，腰酸乏力，畏寒肢冷，舌淡白，脉细弱，为虚证。

2. 实证　如阴茎勃起不坚，时间短暂，每多早泄，阴囊潮湿、臊臭，小便黄赤，舌苔黄腻，脉濡数，为实证。

【治疗】

治则：补益肾气。

处方：关元、肾俞、三阴交。

方义：本病主要为肾气虚衰，肾虚宗筋弛缓，阳事不举。关元为元气所存之处，补之使真元得充，恢复肾之作强功能；三阴交为足三阴经交会穴，补益肝肾，健运脾土；肾俞培补肾气。

随证配穴：肾阳不足加命门、腰阳关；肾阴亏虚加膏肓、太溪；心脾两虚加心俞、脾俞、足三里；惊恐伤肾加志室、胆俞；湿热下注加中极、阴陵泉；气滞血瘀加膈俞、血海、太冲；失眠或多梦加内关、神门、心俞；食欲不振加中脘、足三里；腰膝酸软加志室、阳陵泉。

操作：主穴用毫针补法，可用灸；针刺关元针尖略向下斜刺，使针感向前阴放散。配穴按虚补实泻法操作。每日 1 次，每次留针 20 ~ 30 分钟，10 次为 1 个疗程。

【注意事项】

1. 针灸对原发性阳痿可获得满意的疗效，对继发性者，应治疗原发病。

2. 配合心理治疗，予以精神疏导，消除其紧张心理。

十六、心悸

心悸是指患者自觉心中悸动，甚则不能自主的一类症状，本病证可见于多种疾病过程中，多与失眠、健忘、眩晕、耳鸣等并存，凡各种原因引起心脏搏动频率、节律发生异常，均可导致心悸。

西医学中某些器质性或功能性疾病，如冠心病、风湿性心脏病、高血压性心脏病、肺源性心脏病、各种心律失常，以及贫血、低钾血症、心脏神经官能症等出现心悸，均可参照治疗。

【病因病机】

本证的发生常与平素体质虚弱、情志所伤、劳倦、汗出受邪等有关。平素体质不强，心气怯弱，或久病心血不足，或忧思过度，劳伤心脾，使心神不能自主，发为心悸；或肾阴亏虚，水火不济，虚火妄动，上扰心神而致病；或脾肾阳虚，不能蒸化水液，停聚为饮，上犯于心，心阳被遏，心脉痹阻，而发本病。

【辨证分型】

主症：自觉心跳心慌，时作时息，并有善惊易恐，坐卧不安，甚则不能自主。

兼见气短神疲，惊悸不安，舌淡，苔薄，脉细数，为心胆虚怯；头晕目眩，纳差乏力，失眠多梦，舌淡，脉细弱，为心脾两虚；心烦少寐，头晕目眩，耳鸣腰酸，遗精盗汗，舌红，脉细数，为阴虚火旺；胸闷气短，形寒肢冷，下肢浮肿，舌淡，脉沉细，为水气凌心；心痛时作，气短乏力，胸闷，咳痰，舌暗，脉沉细或结代，为心脉瘀阻。

【治疗】

治则：调理心气，安神定悸。

处方：厥阴俞、膻中、内关、郄门、神门。

方义：心包经穴内关及郄穴郄门可调理心气，疏导气血；心经原穴神门，宁心安神定悸；心包之背俞厥阴俞配其募穴膻中，可调心气、宁心神，调理气机。诸穴配合，以收宁神定悸之效。

随证配穴：心胆虚怯加心俞、胆俞；心脾两虚加心俞、脾俞；阴虚火旺加肾俞、太溪；水气凌心加三焦俞、水分；心脉瘀阻加心俞、膈俞；善惊加大陵；多汗加膏肓；烦热加劳宫；耳鸣加中渚、太溪；浮肿加水分、阴陵泉。

操作：毫针平补平泻法。每日1次，每次留针20～30分钟，10次为1个疗程。

【注意事项】

1. 针灸治疗心悸效果较好，尤其对功能性心悸效果更好。

2. 心悸可发生于多种疾病，治疗前必须明确诊断。

十七、痴呆

痴呆又称呆病，是以呆傻愚笨为主要临床表现的神志病。痴呆有从幼年起病者，多渐成白痴之证；也有因老年精气不足，发为痴呆之证；或由精神因素及外伤、中毒引起者。

先天性痴呆或血管性痴呆、早老性痴呆（阿尔茨海默病）及一氧化碳中毒后痴呆等，可参照治疗。血管性痴呆是脑血管病后损伤神经元所继发的痴呆，早老性痴呆则是脑细胞过早的退变所致，以淀粉样变、神经缠结和老年斑痕为病理特点。

【病因病机】

本病由禀赋不足、痰浊阻窍、肝肾亏虚等引起。自幼痴呆者多与先天禀赋不足有关，也有由于出生时产伤，损及脑髓，使瘀血阻滞清窍而成痴呆。中老年人多由于五脏皆虚，尤其是肝肾亏虚，精血不足，使髓海空虚，神明失用；或脾虚失运，痰浊内生，上蒙清窍；或脏气虚衰，运血无力，使瘀血阻滞脑络所致。本病病位在脑，涉及五脏，尤与肾、脾、心、肝有关，病变多见虚实夹杂证。

【辨证分型】

主症：轻者可见神情淡漠、寡言少语、善忘、迟钝等症；重者可表现为终日不语，或闭门独处，或口中喃喃，或言辞颠倒，举动不经，或忽哭忽笑，或不欲食，数日不知饥饿。此类患者多数生活不能自理，甚至不能抵御伤害。

兼见头晕耳鸣，怠惰思卧，智能下降，神情呆滞愚笨，记忆力、判断力降低，或半身不遂，肢体不用，步履艰难，语言謇涩，齿枯发落，骨软萎弱，舌瘦质淡红，脉沉细尺弱，为肝肾不足，髓海空虚；表情呆滞，智力衰退，或哭笑无常，倦怠思卧，不思饮食，脘腹胀满，口多涎沫，头重如裹，舌淡，苔白腻，脉濡滑，为痰浊阻窍；神情呆滞，智力减退，语言颠倒，善忘易惊恐，思维异常，行为怪僻，口干不欲饮，或肢体麻木不遂，肌肤甲错，皮肤晦暗，舌质暗或有瘀点，脉细涩，为瘀血阻络。

【治疗】

治则：调神益智，补肾通络。

处方：印堂、百会、四神聪、神庭、风池、足三里、太溪、悬钟。

方义：督脉入络脑，百会、神庭、奇穴印堂可通督脉，调脑神；风池通脑络，促进脑络气血运行；足三里健脾胃，益气血；太溪、悬钟可补益脑髓；四神聪为健脑益聪之效穴。

随证配穴：肝肾不足加肝俞、肾俞；痰浊上扰加丰隆、中脘；瘀血阻络加内关、膈俞。

操作：足三里、太溪、悬钟用补法，余穴用平补平泻法，头部穴位间歇捻转行针，或加用电针。配穴按虚补实泻法操作。每日1次，每次留针20～30分钟，10次为1个疗程。

【注意事项】

1.针灸治疗痴呆有一定的效果。本病较为顽固，针灸疗程一般较长。

2.应加强优生教育，分娩时防止可能造成不利于胎儿的有害因素，避免产伤。

3.注意情志调节，防止头部外伤及中毒。

4.轻症进行耐心训练和教育，合理安排生活和工作；重症要注意生活护理，防止跌倒、迷路、褥疮及感染等异常情况发生。

第三节　五官科病证

一、近视

近视是以视近清楚、视远模糊为主症的眼病，又称"能近怯远症"。

本病即西医学的近视眼，为屈光不正疾病之一。

【病因病机】

近视的发生多因先天禀赋不足、后天发育不良、劳心伤神等，使心肝肾气血阴阳受损之全身因素，致睛珠形态异常而成本病；或因过近距离夜读、书写姿势不当、照明不足等，使目络瘀阻，目失所养而致。本病多发于青少年时期。

【辨证分型】

目为可视之窍，五脏六腑之精气皆上注于目而能视。若肝肾阴虚则视物昏花，能近怯远，伴失眠、健忘、腰酸、目干涩，舌红，脉细。

【治疗】

治则：滋补肝肾，益气明目。

处方：睛明、攒竹、承泣、光明、风池、肝俞、肾俞。

方义：睛明、攒竹、承泣为治疗眼疾常用穴，有清肝明目的作用；风池为手足少阳与阳维脉之交会穴，有通经活络、养肝明目之功；肝俞、肾俞配光明可调补肝肾，益气明目。

随证配穴：脾胃虚弱配四白、足三里、三阴交。

操作：毫针刺，平补平泻，肝俞、肾俞、足三里、三阴交可施补法，每日1次，每次留针20～30分钟，10次为1个疗程。

【注意事项】

1.针刺治疗本症有一定效果，尤以假性近视为佳；如因先天异常而近视者，则非针刺适应证。

2.科学用眼，坚持做眼保健操，以辅助治疗。

二、耳鸣、耳聋

耳鸣、耳聋都是听觉异常。耳鸣是指耳内鸣响，如蝉如潮，妨碍听觉；耳聋是指听力不同程度地减退或失听。两者虽有不同，但往往同时存在，后者多由前者发展而来。

对少数听觉器官发育不良所致的先天性耳聋、中耳炎、听神经病变、高血压和某些药物中毒引起的耳聋，可参照治疗。

【病因病机】

1. 气机郁结　情志不舒，气郁化火或暴怒伤肝，逆气上冲，循经上扰清窍。

2. 痰郁化火　饮食不节，水湿内停，聚而为痰，痰郁化火，以致蒙闭清窍，发为本病。

3. 肾气不足　素体不足或病后精气不充、恣情纵欲等，可使肾气耗伤，髓海空虚，导致耳窍失聪。

4. 气血亏虚　饮食劳倦，损伤脾胃，使气血生化之源不足，经脉空虚不能上承于耳，发为本病。

【辨证分型】

1. 实证　因情志不舒，郁怒伤肝，肝胆之火上攻者，发病突然，耳内有雷鸣或闻潮声，可自行缓解，常于恼怒后发生或加重，可突然丧失听力而出现"暴聋"；若痰热郁结日久，则双耳呼呼作响，耳内闭塞憋气感明显，兼见头昏头痛，口苦咽干，烦躁不宁，舌红苔黄，脉弦数。

2. 虚证　禀赋不足，脾、胃、肾经失养，耳鸣常在劳累后加重，耳内常有蝉鸣之声，时作时止，或昼夜不息，以夜为重，听力逐渐减退；兼见虚烦失眠，头晕目眩，食欲不振，面色萎黄，舌红或淡，少苦，脉细。

【治疗】

治则：清肝泻火，豁痰开窍，健脾益气。

处方：翳风、听会、侠溪、中渚。

方义：手足少阳经脉循耳之前后，取翳风、听会以疏导少阳经气；侠溪清泻肝胆之火；中渚泻三焦火而清窍。诸穴相配，通上达下，通经活络。

随证配穴：肝胆火盛配太冲；肾虚配肾俞。

操作：毫针刺，补虚泻实，每日 1 次，每次留针 20 ~ 30 分钟，10 次为 1 个疗程。

三、牙痛

牙痛是指牙齿因某种原因引起的疼痛，为口腔疾病中最常见的症状之一，遇冷、热、酸、甜等刺激时发作或加重，属中医学"牙宣""骨槽风"范畴。

西医学的龋齿、牙髓炎、根尖炎、牙周炎和牙本质过敏等多有本症状出现，任何年龄和季节均可发病。

【病因病机】

1.实证 肠胃火盛，或过食辛辣，或风热邪毒外犯，引动胃火，循经上蒸牙床，伤及龈肉，损伤络脉为病。

2.虚证 平素体虚和先天不足，或年老体弱，肾元亏虚，肾阴不足，虚火上炎，灼烁牙龈，骨髓空虚，牙失荣养，致牙齿松动而痛。

【辨证分型】

1.风热牙痛 牙痛阵发性加重，龈肿，遇风发作，患处得冷则减，受热则痛重，形寒身热，口渴，舌红苔白干，脉浮数。

2.胃火牙痛 牙痛剧烈，齿龈红肿，或出脓血，甚则痛连腮颊，咀嚼困难，口臭，便秘，舌红苔黄而燥，脉弦数。

3.肾虚牙痛 牙痛隐隐，时作时止，牙龈微红肿，久则龈肉萎缩，牙齿松动，咬物无力，午后加重，腰脊酸软，手足心热，舌红少苔，脉细数。

【治疗】

治则：疏风清热，通络止痛。

处方：合谷、颊车、下关。

方义：手足阳明经脉循行上、下齿，阳明郁热，循经上扰而发牙痛。取合谷清手阳明之热，颊车、下关疏泄足阳明经气，通经止痛。

随证配穴：风火配外关、风池；阴虚配太溪；胃火配内庭。

操作：毫针刺，用泻法，每日 1 次，每次留针 20 ~ 30 分钟。

第四节　妇儿科病证

一、痛经

妇女行经期间或行经前后，出现周期性小腹或腰骶部疼痛或胀痛，甚则剧痛难忍，甚或恶心呕吐等，称为"痛经"。本病以青年妇女较为多见。

西医学分为原发性痛经和继发性痛经两类，前者生殖器官无器质性病变，后者常见于子宫内膜异位症、急慢性盆腔器官炎症或子宫颈狭窄阻塞、子宫内膜增厚、子宫前倾或后倾等。

【病因病机】

1.寒湿凝滞 经期受寒饮冷，坐卧湿地，冒雨涉水，寒邪客于冲任。

2.肝郁气滞 经血滞于胞宫。

3.气血亏虚 脾胃素弱，化源不足，或大病久病，气血亏虚，以致冲任气虚血少，胞脉失养。

4.肝肾亏损 禀赋素弱，肝肾不足，精血亏损，加之行经之后精血更虚，以致冲任不足，胞脉失养而发痛经。

【辨证分型】

发病以经期或行经前后少腹疼痛为主症，可根据发病原因、痛势、腹诊等以辨别虚实。

1. 实证　经行不畅，少腹胀痛较剧，腹痛拒按，经色紫红而夹有血块，下血块后疼痛缓解，脉沉涩，为血瘀；胀甚于痛或连两胁，胸闷泛恶，脉弦，为气滞。

2. 虚证　腹痛多在经后，痛势绵绵不休，少腹柔软喜按，经量少，伴有腰酸肢倦、纳食减少、头晕心悸、舌淡、脉弦细等。

【治疗】

1. 实证

治则：散寒通瘀，通经止痛。

处方：中极、次髎、地机。

方义：本方通调冲任，通瘀止痛。中极为任脉经穴，可通调冲任脉之气，散寒行气；次髎为治疗痛经之经验效穴；地机乃脾经部穴，可疏调脾经经气而止痛。三穴合用，以达通经散瘀、温经止痛之功效。

随证配穴：寒痛配归来艾灸，气滞配太冲，腹胀配天枢。

操作：毫针刺，用泻法，寒邪甚者可艾灸。每日1次，每次留针20～30分钟。

2. 虚证

治则：调补气血，温养冲任。

处方：关元、气海、足三里、三阴交。

方义：关元、气海为任脉经穴，可暖下焦，温养冲任；三阴交为肝、脾、肾三经之交会，调理气血；足三里为胃经合穴，补益同气，以资气血生化之源。气血充足，胞脉得养，冲任自调。

随证配穴：肾气虚配肾俞、太溪。

操作：毫针刺，用补法，可温灸。每日1次，每次留针20～30分钟，10次为1个疗程。

【注意事项】

1. 针刺治疗痛经有很好的作用，但痛经原因较多，必要时做妇科检查，以明确诊断。

2. 注意经期卫生，避免精神刺激，防止受冻或过食生冷。

二、绝经前后诸症

妇女在绝经前后，出现一系列的不适证候如盗汗、烦躁易怒、五心烘热、眩晕、不寐、心悸、心绪不宁等，称为绝经前后诸证，本证散见于古代医籍之"老年血崩""脏躁"等证。

西医学的更年期综合征（后称为围绝经期综合征）属于本证范畴，可按照本病调理治疗。

【病因病机】

本病以肾虚为本，肾的阴阳平衡失调，累及五脏，尤以心、肝、肾为主，从而发生一系列变化，出现诸多证候。因妇女"经、带、胎、产"的特殊生理特性，尤在经、孕、产、乳的过程中，数伤于血，易处于"阴常不足，阳常有余"的状态，经断前后肾气虚衰，天癸先竭，临床以肾阴虚居多；由于体质或明阳转化等因素，亦可表现为肾阳虚或阴阳两虚，并常兼夹气郁、血瘀等证。

【辨证分型】

1. 肾阴虚证　绝经前后，经乱无期，头晕目眩，耳鸣，五心烦热，腰膝酸软，口干，大便秘结，舌红少苔，脉沉细。

2. 肾阳虚证　绝经前后，经乱无期，面色晦暗，腰膝冷痛，小便清长，夜尿频数，舌淡胖，或有齿痕，脉沉弱。

3. 肾阴阳俱虚证　绝经前后，经乱无期，乍热乍寒，头晕耳鸣，健忘，腰膝酸软冷痛，舌淡苔白，脉沉弱。

【治疗】

1. 肾阴虚证

治则：滋阴潜阳。

处方：肾俞、太溪。

方义：肾俞穴内合于肾，太溪穴为肾经原穴，共奏滋肾阴之效。

随证配穴：头晕目眩配百会、风池穴，耳鸣配耳门、听会、听宫穴。

操作：毫针刺，补法，每日1次，每次留针20～30分钟，10次为1个疗程。

2. 肾阳虚证

治则：温肾扶阳。

处方：肾俞穴、命门穴、关元穴。

方义：共奏培补元阳之效。

操作：毫针刺，补法，每日1次，每次留针20～30分钟，10次为1个疗程，可加灸法。

3. 肾阴阳俱虚证

治则：阴阳双补。

处方：肾俞穴、命门穴、关元穴、太溪穴。

方义：肾俞穴内合于肾，太溪穴为肾经原穴，命门穴可培补元阳，关元穴补虚，共奏阴阳双补之效。

随证配穴：头晕目眩配百会、风池穴，健忘配四神聪穴。

操作：毫针刺，补法，每日1次，每次留针20～30分钟，10次为1个疗程。

三、崩漏

崩漏是指经血非时暴下不止或淋沥不尽，前者谓之崩中，后者谓之漏下。崩与漏出血情况虽不同，但二者常互相转化，或交替出现，因二者病因病机基本相同而概称崩漏。本病属妇科常见病，可发生于从月经初潮后至绝经，也是疑难急重病证。

西医学的无排卵性功能性子宫出血属于中医学"崩漏"范畴。

【病因病机】

崩漏的发病是由于肾－天癸－冲任－胞宫轴的失调。主要病机是冲任损伤，不能制约经血，使子宫藏泄失常。脾虚、肾虚、血热和血瘀皆可导致崩漏，其病因概括为虚、热、瘀。

1.脾虚 脾虚血失统摄，冲任不固，不能制约经血，发为崩漏。

2.肾虚 先天不足，或少女天癸未充，或后天失养，肾气虚则封藏失司，冲任不固，不能制约经血，发为崩漏。

3.血热 素体阳盛或阴虚内热，或七情内伤化热，或内蕴湿热，热伤冲任，迫血妄行，发为崩漏。

4.血瘀 七情内伤，或热、寒、虚滞致瘀，或经期、产后余血未净而内生瘀血，瘀阻冲任、子宫，血不归经而妄行，遂成崩漏。

【辨证分型】

1.脾虚证 经血非时暴下不止，或淋沥不尽，血色淡，面色㿠白，神疲乏力，四肢不温，纳呆便溏，舌淡胖有齿痕，苔白，脉沉弱。

2.肾虚证 经乱无期，经血淋沥不尽。偏肾气虚、肾阳虚者经血量多、色淡；偏肾阴虚者经血量少、色鲜红；偏肾气虚、肾阳虚者面色晦暗，腰膝酸软，舌淡苔白，脉沉；偏肾阴虚者头晕耳鸣，腰膝酸软，五心烦热，舌红少苔，脉细数。

3.血热证 经血非时暴下不止，或淋沥不尽，经血色红，咽干口燥，虚热者舌红少苔、脉细数，实热者舌红苔黄、脉数。

4.血瘀证 经血非时而下，或淋沥不断，经血色暗，时有血块，舌质暗或有瘀点，脉涩。

【治疗】

古代医家的治疗经验，经后世医家继承及发展，形成治疗崩漏的"塞流""澄源""复旧"大法。

1.出血期治疗

治则："塞流""澄源"为主。

处方：百会、大敦、隐白、三阴交。

方义：百会升阳举陷，助恢复胞宫藏泄；大敦、隐白为治疗崩漏经验效穴；三阴交主治泌尿生殖系统疾病，可调节三条阴经经气。

随证配穴：脾虚证配太白，肾气虚、肾阳虚配肾俞，肾阴虚配太溪，血热配膈俞，血瘀配血海、委中。

操作：百会、大敦、隐白行灸法；余穴行毫针刺，实证用泻法，虚证用补法。每日1次，每次留针20～30分钟，10次为1个疗程。

2. 止血后治疗

治则:"复旧"为主,结合"澄源"。

处方:血海、三阴交、关元。

方义:血海调血治血;三阴交调理肝脾肾经气;关元属任脉,调理月经。

随证配穴:脾虚证配太白、脾俞,肾气虚、肾阳虚配气海、肾俞,肾阴虚配太溪,血热配膈俞,血瘀配血海、委中。

操作:毫针刺,主穴用平补平泻法,配穴实证用泻法、虚证用补法。每日 1 次,每次留针 20 ~ 30 分钟,10 次为 1 个疗程。

四、遗尿

遗尿是指年满 5 周岁以上,具有正常排尿功能的小儿,在睡眠中小便不能自行控制,称遗尿。偶见疲劳或临睡前饮水过多而尿床者,不作病态论。

【病因病机】

多因肾气不足,不能固摄,致膀胱约束无权而发生遗尿;或因肺脾气虚,气不化水,脾失健运,以致水湿不行,渗入膀胱,水道无以制约而发生遗尿。

【辨证分型】

1. 肾阳不足 睡中遗尿,醒后方觉,面色㿠白,小便清长而频数,手足发凉,腰腿酸软,舌淡,脉沉迟无力。

2. 肺脾气虚 睡中遗尿,醒后方觉,尿频而量不多,神疲乏力,食欲不振,气短声怯,大便大便溏薄,舌淡,脉缓或沉细。

【治疗】

治则:健脾益肺,温肾固摄。

处方:中极、膀胱俞、三阴交。

方义:中极为膀胱募穴,配膀胱之背俞穴,俞募相配,能振奋膀胱气化功能;三阴交为足三阴经交会穴,可通调肝、脾、肾三经之经气而止遗尿。

随证配穴:肾气不足配肾俞,尿频者配百会。

操作:毫针刺,用补法,可灸。每日 1 次,每次留针 20 ~ 30 分钟,10 次为 1 个疗程。

第五节 皮肤科病证

一、风疹

风疹是以异常瘙痒,皮肤出现成片、成块的风团为主症的常见的过敏性皮肤病,又名"瘾疹"。其特征是皮肤上出现淡红色或苍白色瘙痒性疹块,时隐时现。急性者短期发作后多可痊愈;慢性者常反复发作、缠绵难愈。

风疹相当于西医学的荨麻疹。

【病因病机】

风疹多由腠理不固，风邪乘虚侵袭，遏于肌肤而成；或体质素虚；或食用鱼虾荤腥食物，以及肠道寄生虫等，导致胃肠积热，复感风邪，使内不得疏泄，外不得透达，郁于肌肤之间而发。

西医学认为，本病致病原因甚多，发病机制复杂，但其主要因素是机体敏感性增强，皮肤真皮表面毛细血管炎性病变、出血和水肿所致。

【辨证分型】

1. 风邪外袭　发病迅速，全身瘙痒，皮疹形状、大小不等，呈淡红色或白色，边界清楚，此起彼伏，兼见身热、口渴、咳嗽、肢体酸楚等症。

2. 胃肠积热　在发皮疹的同时，伴有发热、脘腹胀痛、神疲纳呆、大便秘结或腹泻等症。

【治疗】

治则：疏风清热，活血和营。

处方：曲池、合谷、血海、三阴交、膈俞。

方义：本病为风邪遏于肌表，曲池、合谷同属阳明，善于疏风清热；血海、三阴交属足太阴，主血分病，调营活血；膈俞为血之会穴，活血祛风。诸穴合用，共奏疏风和营之功。

随证配穴：呼吸困难配天突，胃肠不适配天枢、大肠俞。

操作：毫针刺，用泻法，每日 1 次，每次留针 20 ~ 30 分钟，10 次为 1 个疗程。

二、痤疮

痤疮是青春期常见的一种毛囊皮脂腺炎症，中医学称为"肺风粉刺"。本病好发于青年男女，多见于颜面、胸背等处，多数青春期过后自然痊愈，少数严重者终生留有瘢痕。

【病因病机】

本病多由肺经风热，熏蒸肌肤；或过食辛辣油腻之物，脾胃湿热蕴积，侵蚀肌肤；或因冲任不调，肌肤疏泄功能失畅而发。

【辨证分型】

本病多见于 15 ~ 30 岁的青年男女，损害主要发于前额、双颊部，其次为胸背部。初起为粉刺，有的为黑头丘疹，可挤出乳白色粉质样物，可对称分布，也可散在分布。在发展过程中可演变为炎性丘疹、脓疱、结节、囊肿，甚至瘢痕等，往往数种同时存在。病程缓慢，常持续到中年才逐渐缓解而痊愈，遗留或多或少的凹坑状萎缩性疤痕或瘢痕疙瘩。

1. 肺经风热　多以丘疹损害为主，可有脓疱、结节、囊肿等，苔薄黄，脉数。

2. **脾胃湿热**　多有颜面皮肤油腻不适，皮疹有脓疱、结节、囊肿等，伴有便秘，苔黄腻，脉濡数。

3. **冲任不调**　病情与月经周期有关，可伴有月经不调、痛经，舌暗红，苔薄黄，脉弦细数。

【治疗】

治则：宣肺、清热、化湿。

处方：合谷、曲池、内庭、阳白、四白。

方义：本方取合谷、曲池清泄阳明之热；阳明多气多血，其经脉上走于面，故配内庭荥穴以清泄阳明经气；阳白、四白疏通局部气血，使肌肤疏泄功能得以调畅。

随证配穴：肺经风热配少商、风门；脾胃湿热配阴陵泉、天枢；冲任不调配血海、三阴交。

操作：毫针刺，用泻法，每日1次，每次留针20～30分钟，10次为1个疗程。

三、蛇串疮

蛇串疮是以突发单侧簇集状水疱呈带状分布的皮疹，并伴有烧灼刺痛为主症的病证。本病又称为"蛇窠疮""缠腰火丹""火带疮"等，多发于腰腹、胸背部及颜面部。

本病相当于西医学的带状疱疹，西医学认为是由水痘－带状疱疹病毒所致的皮肤病，成簇的水疱沿一侧的周围神经或三叉神经的分支分布，多伴有神经痛。

【病因病机】

本病多为情志内伤，肝郁气滞，久而化火，肝经火毒外溢肌肤而发；或饮食不节，脾失健运，湿邪内生，蕴而化热，湿热内蕴，外溢肌肤而生；或感染毒邪，湿热火毒蕴结于肌肤而成。年老体虚者，常因血虚肝旺，湿热毒盛，气血凝滞，以致疼痛剧烈，病程迁延。

【辨证分型】

初起时先觉发病部位皮肤灼热疼痛，皮色发红，继则出现簇集性粟粒大小丘状疱疹，多呈带状排列，多发生于身体一侧，以腰、胁部最为常见，疱疹消失后可遗留疼痛感。

兼见疱疹颜色鲜红，灼热疼痛，疱壁紧张，口苦，心烦，易怒，脉弦数，为肝经火毒；疱疹颜色淡红，起黄白水疱，疱壁易于穿破，渗水糜烂，身重腹胀，苔黄腻，脉滑数，为脾经湿热；疱疹消失后遗留疼痛者，证属余邪留滞，血络不通。

【治疗】

治则：泻火解毒，清热利湿。以局部阿是穴和相应夹脊穴为主。

处方：局部阿是穴、夹脊穴。

方义：局部阿是穴围刺或点刺拔罐，可引火毒外出；相应夹脊穴，直针毒邪所留之处，可泻火解毒，通络止痛。

随证配穴：肝经郁火加行间、侠溪；脾经湿热加内庭、阴陵泉。

操作：毫针刺，用泻法，留针 20 ～ 30 分钟。疱疹局部用围刺，向疱疹中央沿皮平刺。或用三棱针点刺疱疹及周围，拔火罐，每罐拔出血 3 ～ 5mL。

四、斑秃

斑秃是指头皮部毛发突然发生斑状脱落的病证，严重者头发可全部脱落。中医学称为"头风"，俗称"鬼剃头"。

西医学对本病的病因认识并不十分清楚，可能与精神因素、遗传、自身免疫或内分泌功能失调有关，部分患者有家庭史。

【病因病机】

发为血之余，肾主精，其华在发，故毛发全赖精血充养而生长。本病多由肝肾不足，精血亏虚，或脾胃虚弱，气血生化乏源，致血虚生风，或风邪乘虚入中毛孔，风盛血燥，发失所养；或肝气郁结，气机不畅，气滞血瘀，瘀血不去，新血不生，血不养发而脱落。

【辨证分型】

患部头发突然间成片脱落，呈圆形或不规则形，边界清楚，小如指甲，大如钱币，一个至数个不等，皮肤光滑而有光泽。少数患者可出现头发全秃，甚至眉毛、胡须、腋毛、阴毛亦有脱落。

兼见患部发痒，头晕，失眠，唇白，舌淡，苔薄，脉细弱，为血虚风燥；头晕，失眠，耳鸣，目眩，腰膝酸软，遗精阳痿，舌淡红少苔，脉细数，为肝肾不足；病程日久，面色晦暗，舌质暗或有瘀点瘀斑，脉弦涩，为气滞血瘀。

【治疗】

治则：养血祛风，活血化瘀。以督脉穴和患部阿是穴为主穴。

处方：局部阿是穴、百会、风池、肝俞、肾俞、膈俞。

方义：头为诸阳之会，百会为足太阳经与督脉交会穴，风池为足少阳经与阳维脉交会穴，二穴合用可疏通患部气血，疏散风邪；血会膈俞，补能益气养血，泻能活血化瘀；肝俞、肾俞补益肝肾，养血生发；再用梅花针叩刺局部阿是穴，更可疏导患部气血，促进新发生长。

随证配穴：血虚风燥加足三里、血海；肝肾不足加三阴交、太溪、关元；气滞血瘀加太冲、血海、内关；头晕加上星、足三里；失眠加神门、三阴交；腰酸耳鸣加太溪、命门。

操作：阿是穴用梅花针叩刺；膈俞虚证用补法、实证用泻法；肝俞、肾俞用补法；其余予以毫针泻法；配穴按虚补实泻操作。每 1 次，每次留针 20 ～ 30 分钟，10 次为 1 个疗程。

第六节　头面躯体痛证

一、颈椎病

颈椎病是指颈椎间盘退行性变及其继发性椎间关节退行性变，刺激或压迫了邻近的脊髓、神经根、血管及交感神经，并由此产生头、颈、肩、上肢等一系列临床表现的疾病。

人类脊柱中，颈椎体积最小，强度最差，活动度大，活动频率高，单位面积承重大；年龄增长及各种急慢性劳损的累积效应，逐渐导致颈椎间盘髓核脱水，退变，纤维环膨出、破裂，颈椎间隙变窄，椎间韧带损伤、松弛，造成椎体不稳，骨膜受到牵拉和挤压，产生局部微血管破裂与出血，血肿。随着血肿机化及钙盐沉着，最后形成骨赘。骨赘刺激或压迫邻近的脊神经根、椎动脉或脊髓，使其产生损伤、无菌性炎症或修复后反应等，就出现了颈椎病的临床症状。西医学将颈椎病分为颈型、神经根型、脊髓型、椎动脉型、交感型、混合型及其他型等7型。这里主要介绍颈型、神经根型、椎动脉型的针灸治疗。

【病因病机】

中医学认为，感受外邪或跌仆损伤、动作失度，可使颈部经络气血运行不畅，故出现颈部疼痛、僵硬、酸胀等不适；肝肾不足，气血亏损，脉络空虚，筋骨失养，气血不能养益脑窍，而出现头痛、头晕、耳鸣、耳聋；经络受阻，气血运行不畅，导致上肢麻木疼痛等症状。

【分型】

1. 颈型颈椎病　颈肌的痉挛、劳累或肌力不平衡而出现颈椎生理曲线的改变，造成颈椎关节囊及韧带的松弛，颈椎小关节失稳，此类改变刺激了颈神经根背侧支及副神经而致发病。主要临床表现：颈部不适感，颈部疼痛、酸胀、发僵；晨起、劳累、姿势不正及寒冷刺激后突然加剧；活动颈部有"嘎嘎"响声；颈部肌肉板滞、僵硬；用手按压颈部有疼痛点，颈部活动不够灵活等。

2. 神经根型颈椎病　因单侧或双侧脊神经根受刺激或受压所致，表现为与脊神经根分布区相一致的感觉、运动及反射障碍。本型临床较多见，各种有针对性的非手术疗法均有明显的疗效，其中尤以头颈持续（或间断）牵引、颈围制动及纠正不良体位有效。临床症状主要为一侧颈、肩、上肢反复发作的疼痛、麻木，仰头、咳嗽时症状加重，手指麻木、活动不灵活等。

3. 椎动脉型颈椎病　主要是因为钩椎关节增生及椎体不稳，关节松动，使横突孔出现移位，刺激或压迫椎动脉，出现椎基底动脉供血不足而发病。临床症状以头痛、头晕、视觉障碍、耳鸣耳聋等为主要表现。

【治疗】

治则：活血通经。以颈夹脊穴及手足太阳、足少阳经穴为主。

处方：风池、颈夹脊、天柱、肩井、后溪、合谷、外关。

操作：毫针刺，用泻法或平补平泻法，每日 1 次，每次留针 20 ~ 30 分钟，10 次为 1 个疗程。

二、漏肩风

漏肩风是以肩部长期固定疼痛，活动受限为主症的疾病。风寒为本病的重要诱因，故常称为漏肩风；本病多发于 50 岁左右的成人，故俗称"五十肩"。

本病相当于西医学的肩关节周围炎。

【病因病机】

因体虚、劳损、风寒侵袭肩部，使经气不利所致。肩部感受风寒，痹阻气血，或劳作过度、外伤，损及筋脉，气滞血瘀，或年老气血不足，筋骨失养，皆可使肩部脉络气血不利，不通则痛。肩部主要归手三阳经所主，内外因素导致肩部经络阻滞不通或失养，是本病的病机。

【辨证分型】

手太阳经"出肩解，绕肩胛，交肩上"，其病"肩似拔"，当肩后部压痛明显时，为手太阳经证；手阳明经"上肩，出髃骨之前廉"，其病"肩前臑痛"，当肩前部压痛明显时，为手阳明经病证；手少阳三焦经"上肩"，其病"肩、臑、肘、臂……外皆痛"，当肩外侧压痛明显时，为手少阳经证。

兼有明显的外感风寒史，遇寒痛增，得热则减，畏风恶寒，为外邪内侵；肩部有外伤或劳作过度史，疼痛拒按，舌暗或有瘀斑，脉涩，为气滞血瘀；肩部酸痛，劳累加重，或伴头晕目眩，四肢无力，舌淡苔薄，脉细弱，为气血虚弱。

【治疗】

治则：通经活血，祛风止痛。以阿是穴、手三阳经经穴为主。

处方：肩髃、肩髎、肩前、肩贞、阿是穴。

配穴：手太阳经证加后溪、昆仑；手阳明经证加合谷、条口；手少阳经证加外关、阳陵泉。外邪内侵加风池、合谷；气滞血瘀加内关、合谷；气血虚弱加足三里、气海。

方义：肩髃、肩髎、肩贞分别为手阳明经、手少阳经、手太阳经穴，加阿是穴和奇穴肩前，均为局部取穴，可疏通肩部经络气血，活血祛风而止痛。

操作：足三里、气海用补法，其余穴位均用泻法。先刺远端穴位，予以较强刺激，行针时鼓励患者活动肩关节，肩部穴位要求有强烈针感，直达病变部位，可加灸法。每日 1 次，每次留针 20 ~ 30 分钟，10 次为 1 个疗程。

三、头痛

头痛是临床常见的一种自觉症状，可见于多种急慢性疾病，其病因多端，涉及范围很广。这里介绍的是以头痛作为主要病证者，若为某一疾病过程中出现的兼症，可参照治疗。

头痛的发生，常见于高血压、偏头痛、神经功能性头痛、感染性发热等疾患和眼、耳、鼻等病中。

【病因病机】

头为"诸阳之会""清阳之府"，凡六淫之邪外袭或内伤诸疾，皆可导致头痛。

1. 外感风邪　若风邪侵袭，上犯颠顶，经络阻遏，或夹湿邪蒙蔽清窍，可发头痛。

2. 肝失疏泄　情志所伤，气滞不畅，郁而化火，上扰清窍，而致头痛。

3. 肾水不足　脑海空虚，水不涵木，而致头痛。

4. 气血亏虚　禀赋虚弱，营血亏虚，不能上荣于脑，而致头痛。

5. 脾虚痰湿　恣食肥甘，脾失健运，湿痰上蒙，而致头痛。

6. 气血瘀滞　外伤跌仆，脉络被阻，而致头痛。

【辨证分型】

1. 外感头痛　一般发病较急，头痛连及项背。如风寒重，兼见恶风畏寒，口不渴，苔薄白，脉浮紧；风热重，则头痛而胀，发热，口渴欲饮，便秘溲黄，苔黄，脉浮数；若风湿重，则见头痛如裹，痛有定处，肢体困倦，苔白腻，脉濡。

2. 内伤头痛　一般发病较缓。若因肝阳上亢，症见头痛目眩，心烦易怒，面赤口苦，舌红苔黄，脉弦数；若因肾虚髓不上承，症见头痛眩晕，耳鸣腰痛，神疲乏力，遗精带下，舌红苔少，脉细无力；若因气血虚弱，症见头痛昏重，神疲乏力，面色不华，劳则加甚，舌谈，脉细弱；若因痰浊上蒙清窍，症见头痛昏蒙，胸脘痞闷，呕吐痰涎，苔白腻，脉滑；若因血瘀阻络，则头痛迁延日久，或头有外伤史，痛有定处如锥刺，舌质暗，脉细涩。

【治疗】

1. 外感头痛

治则：祛风散寒，化湿通络。

处方：百会、太阳、风池、合谷

方义：风为百病之长，"巅高之上，唯风可到"。外感头痛多以风邪为主，百会位于颠顶，太阳祛风通络，两穴相配，通络止痛；风池为足少阳与阳维脉交会穴，功长祛风止痛；合谷通经止痛。

随证配穴：前头痛配印堂，偏头痛配外关，后头痛配天柱，头顶痛配四神聪；风热配曲池，风寒配风门拔火罐，风湿配头维、阴陵泉。

操作：毫针刺，用泻法，风寒可配合灸法。每日1次，每次留针20～30分钟，10次为1个疗程。

2. 内伤头痛

（1）肝阳上亢

治则：平肝潜阳，滋水涵木。

处方：百会、风池、太冲、太溪。

方义：肝阳偏亢，循经上扰清窍而发头痛。百会属督脉，位于颠顶，风池为足少阳与阳维脉之交会穴，太冲为肝经原穴，三穴合用，平肝潜阳，清利头目，疏经止痛；太溪为肾经原穴，滋水涵木，育阴潜阳。

随证配穴：胁痛、口苦配阳陵泉。

操作：毫针刺，用泻法，每日 1 ~ 2 次，每次留针 20 ~ 30 分钟，10 次为 1 个疗程。

（2）肾虚头痛

治则：滋阴补肾。

处方：百会、肾俞、太溪、悬钟。

方义：脑为髓海，肾虚脑海空虚，督脉入络于脑，取百会调气血以荣脑髓；肾俞、太溪俞原相配，补肾益脑；悬钟为髓之会，益髓健脑。

随证配穴：遗精带下配关元、三阴交；少寐配心俞。

操作：毫针刺，用补法，每日 1 次，每次留针 20 ~ 30 分钟，10 次为 1 个疗程。

（3）血虚头痛

治则：益气养血，活络止痛。

处方：百会、心俞、脾俞、足三里。

方义：督脉入络于脑，百会调补经气，和络止痛；心主血，脾统血，取心脾背俞穴以补益心血，健脾养血；取足三里资气血生化之源。

随证配穴：纳差配中脘；心悸配大陵。

操作：毫针刺，用补法，每日 1 次，每次留针 20 ~ 30 分钟，10 次为 1 个疗程。

（4）痰浊头痛

治则：健脾涤痰，降逆止痛。

处方：头维、太阳、丰隆、阴陵泉。

方义：痰阻经脉，经气不通，取头维、太阳通络止痛；丰隆调理中气，降逆化痰；阴陵泉健脾利湿，理气化痰，通络止痛。

随证配穴：胸闷配膻中；呕恶配内关。

操作：毫针刺，用泻法，每日 1 次，每次留针 20 ~ 30 分钟，10 次为 1 个疗程。

（5）瘀血头痛

治则：活血化瘀，行气止痛。

处方：阿是穴、合谷、血海、三阴交。

方义：瘀血阻滞，经脉不通，根据"以痛为腧"和"血实者决之"的治疗原则，取阿是穴泻之，祛瘀通络；合谷行气通络，祛瘀止痛；血海行气活血；三阴交健脾舒肝，行气通络。

随证配穴：肝郁配太冲。

操作：毫针刺，用泻法，每日 1 次，每次留针 20 ~ 30 分钟，10 次为 1 个疗程。

附：三叉神经痛

三叉神经痛，是指三叉神经分布区内反复出现阵发性短暂的剧烈疼痛，无感觉缺损等神经功能障碍，病理检查亦无异常的一种病症。本病多发于 40 岁以上，女性较为多见，临床上以第 2 支和第 3 支发病较多。

本病病因目前尚不明了，一般可分为原发性和继发性两种。疼痛发作呈阵发性闪电、刀割、针刺、烧灼样剧烈疼痛，一般持续时间为数秒，发作次数不定，间歇期无症状，痛时面部肌肉抽搐，伴颜面潮红、目赤流泪或流涎等，常因说话、吞咽、刷牙、洗脸等诱发疼痛。本病迁延，可出现局部皮肤粗糙，眉毛脱落，睡眠不佳，以致影响全身状况。

【治疗】

治则：疏风通络，活血止痛。

处方：太阳、四白、下关、合谷、太冲。

方义：太阳、四白、下关属局部取穴，旨在和络止痛；阳明为多气多血之经，合谷疏调气血，通经止痛；太冲疏肝通络，活血止痛。

随证配穴：上颌痛配颧髎；下颌痛配颊车；风寒配风池；肝胃火盛配内庭；阴虚配三阴交。

操作：毫针刺，用泻法，每日 1 次，每次留针 20 ~ 30 分钟，5 次为 1 个疗程。

四、腰痛

腰痛是指腰部疼痛，为临床常见的一种症状，可表现为腰部的一侧或两侧疼痛。腰为肾之府，肾经经脉循行"贯脊属肾"，腰痛除与肾关系密切外，腰脊部经脉、经筋、络脉的病损，亦可产生腰痛。

西医学认为，腰痛是一种由多种疾病引起的证候，诸如腰部的肌肉、韧带和关节发生损伤或病变，任何原因导致的姿势失衡和某些内脏疾病都可引起腰痛，如风湿病、肾脏疾患和腰部肌肉、骨骼的劳损，以及外伤、腰椎增生乃至盆腔疾患等。

【病因病机】

腰痛之因，不外外感、内伤。

1. 寒湿腰痛　感受风寒或久居寒冷湿地，涉水冒寒，风寒水湿之邪浸渍经络，经络阻滞，气血运行不畅，发为腰痛。

2. 瘀血腰痛　长期从事较重的体力劳动，或腰部闪挫撞击伤未愈，经筋、络脉受损，发生腰痛。

3. 肾虚腰痛　素体禀赋不足，或年老精血亏衰，或房劳伤肾，精气耗损，肾气虚惫，发为腰痛。

西医学认为，脊柱外周肌肉群是带动骨关节运动的动力源，又是加强骨关节稳定的重要因素，其体位关系易受外力作用和自然环境的影响，故外伤、炎症常为腰痛的直接致病因素，腰部软组织易受牵拉、受压、退变等外力作用点的影响发生疼痛，外周肌肉失调，姿势不当，年老、重力、暴力可直接作用于腰部关节，引起脊柱小关节周围韧带撕裂、关节损伤而产生腰痛。

【辨证分型】

1. **寒湿腰痛** 腰部冷痛重着、酸麻，活动转侧不利，拘急不可俯仰，或腰脊痛连臀腿。如迁延日久，则时轻时重，患部发凉，遇阴雨天疼痛发作或加剧，苔白腻，脉沉而迟缓。

2. **瘀血腰痛** 腰部有劳伤或陈旧伤，劳累、晨起或久坐后加重，腰部两侧肌肉触之有僵硬感，痛处固定不移，唇舌暗淡，苔少脉涩。

3. **肾虚腰痛** 起病缓慢，腰部隐隐作痛，或酸多痛少，腰腿酸软无力，喜按喜揉，劳则更甚。如兼神倦肢冷，滑精，面色㿠白，四肢不温，舌淡，脉沉细者，为肾阳虚；如伴有虚烦咽干，手足心热，舌红，脉细数者，为肾阴虚。

【治疗】

治则：除湿散寒，补益肾气，通经止痛。

处方：肾俞、腰眼、委中。

方义：腰为肾之府，肾俞乃肾经经气转输之处，可补益肾气，灸之可祛湿散寒；腰眼疏理局部筋脉，通经止痛；委中通调足太阳经气，通络活血止痛。

随征配穴：寒湿重者配腰阳关；血瘀者配水沟；肾虚者配命门、三阴交。

操作：毫针刺，根据病情虚实，酌情应用补泻或平补平泻，或加艾灸，或拔火罐。每日 1 次，每次留针 20 ～ 30 分钟，10 次为 1 个疗程。

腰痛视频

五、痹证

"痹"，有闭阻不通之义，是由风、寒、湿、热等外邪侵袭人体，闭阻经络，气血不能畅行，引起肌肉、筋骨、关节等酸痛、麻木、重着、屈伸不利，甚或关节肿大灼热等为主要临床表现的病证。临床根据病邪偏胜和症状特点，分为行痹、痛痹、着痹和热痹。

西医学的风湿性关节炎、风湿热、类风湿性关节炎、骨关节炎、肌纤维组织炎和神经痛等病，均属中医学"痹证"范畴。

【病因病机】

痹证的发生多由正气不足，感受风、寒、湿、热之邪所致。如素体虚弱，腠理疏松，营卫不固，外邪乘虚而入，或居处潮湿，涉水冒寒，或劳累之后，汗出当风，以致风、寒、湿邪侵袭人体，注于经络，留于关节，气血痹阻，发为风寒湿痹。《素问·痹论》曰："风、寒、湿三气杂至，合而为痹。"或因素体阳盛或阴虚有热，复感风寒湿邪，郁久化热；或感受热邪，留注关节，出现关节红肿热痛或发热，发为热痹。

【辨证分型】

1. 风寒湿痹 关节疼痛、屈伸不利，为风寒湿痹的共同症状。

（1）行痹 风性善行数变，症见肢体关节疼痛，游走不定，痛无定处，关节屈伸不利，或见恶风发热，苔薄白，脉浮。

（2）痛痹 寒邪偏盛，症见肢体关节疼痛较剧，痛有定处，遇寒痛增，得热则减，关节不可屈伸，局部皮色不红，触之不热，苔薄白，脉弦紧。

（3）着痹 湿邪偏盛，其性黏滞，症见肢体关节酸痛、重着不移，或有肿胀，肌肤麻木不仁，阴雨寒冷每可促其发作，苔白腻，脉濡缓。

2. 热痹 热邪壅滞经络关节，症见关节疼痛，局部灼热红肿，痛不可触，关节活动不利，可累及1个或多个关节，伴发热恶风、口渴烦闷、苔黄燥、脉滑数等症状。

【治疗】

1. 风寒湿痹

治则：温经散寒，祛风通络，除湿止痛。

处方：根据风寒湿邪的偏盛不同和发病部位，进行分部循经取穴：行痹取膈俞、血海；痛痹取肾俞、关元；着痹取阴陵泉。

分部：肩部取肩髃、肩髎；肘部取曲池、天井；腕部取外关、阳池；背腰部取身柱、腰阳关；臀部取环跳、髀关；股部取承扶、风市；膝部取犊鼻、鹤顶；踝部取丘墟、申脉。

方义：风邪偏盛为行痹，取膈俞、血海养血活血，含"祛风先活血，血行风自灭"之意；湿盛为着痹，取阴陵泉，健脾利湿；寒盛为痛痹，取肾俞、关元，益火之源，振奋阳气而祛寒邪。局部取穴，旨在疏调局部经络气血，使营卫调和，则风寒湿邪无所依附而痹痛缓解。

操作：毫针刺，用平补平泻法，每日1次，每次留针20～30分钟，可配合艾灸，10次为1个疗程。

2. 热痹

治则：利湿清热，通经止痛。

处方：根据发病部位局部取穴，配大椎、曲池。

方义：局部取穴，疏调气血；大椎清热散风；曲池清热行气消肿。

操作：毫针刺，用泻法，每日1次，每次留针20～30分钟，10次为1个疗程。

【注意事项】

1. 针灸治疗痹证有较好的效果，但类风湿性关节炎病情缠绵反复，非一时能获效。

2. 本症还需与骨结核、骨肿瘤鉴别，以免延误病情。

3. 平时注意保暖，避免风寒侵袭。

第七节 其他

一、减肥

人体脂肪积聚过多，体重超过标准体重的20%以上时即称为肥胖症。肥胖症分为单纯性和继发性两类。前者不伴有明显的神经或内分泌系统功能变化，临床上最为常见；后者常继发于神经、内分泌和代谢疾病，或与遗传、药物有关。针灸减肥，以治疗单纯性肥胖为主。

【治疗】

治则：祛湿化痰，通经活络。

处方：曲池、天枢、阴陵泉、丰隆、太冲。

方义：取曲池、天枢以疏导阳明经气，通调肠胃；阴陵泉、丰隆清热利湿，化痰消脂；太冲调节肝肾之气。

操作：毫针刺，用泻法，每日1次，每次留针20～30分钟，针后按摩，嘱患者适当控制饮食，10次为1个疗程。

二、戒烟

针刺戒烟是应用针刺消除因长期吸含有尼古丁的烟叶制品，当中断吸烟后所出现的全身软弱无力、烦躁不安、呵欠连作、口舌无味，甚至心情不畅、胸闷、焦虑、感觉迟钝等一系麻痹症状。

中医学认为，烟草中所含的有害物质，长期吸入会导致机体阴阳失去平衡，脏腑经络气血失调。针刺相应经穴，可调整脏腑经络气血，协调阴阳，从而消除吸烟所引起的瘾癖。

【治疗】

治则：安神除烦，调和阴阳。

处方：百会、神门、戒烟穴（位于列缺与阳溪之间）。

方义：百会、神门安神除烦；戒烟穴为戒烟的有效穴。

随证配穴：咽部不适配颊车、三阴交；烦躁配泻涌泉；肺气损伤配肺俞；欲眠配劳宫。

操作：毫针刺，用泻法，每日1～2次，每次留针20～30分钟。

三、美容

针灸美容，是以脏腑经络学说为依据，通过刺激穴位，疏通经络，从而调和阴阳，使颜面五官部位气血通畅，面部皮脂腺分泌功能协调，皮肤光洁柔润，达到美容的目的。针灸美容主要用于减少皮肤皱纹和颜面部色素沉着。

【治疗】

治则：活血化瘀，祛斑美容。

处方：阳白、太阳、颧髎、脾俞、肾俞、肝俞、三阴交。

方义：针刺局部穴位可以疏调经气，活血化瘀，改善局部营养，清除堆积废物；取脾俞、肾俞、肝俞、三阴交，滋补肝肾气血。

随证配穴：气滞血瘀配血海，肾阴虚配太溪。

操作：毫针浅刺，补虚泻实，每日1次，每次留针20～30分钟。

主要参考书目

［1］石学敏.针灸学.北京：中国中医药出版社，2018.

［2］沈雪勇.经络腧穴学.北京：中国中医药出版社，2015.

［3］陆寿康.刺法灸法学.北京：中国中医药出版社，2007.

［4］王启才.针灸治疗学.北京：中国中医药出版社，2017.

［5］杨甲三.腧穴学.上海：上海科学技术出版社，2018.